休み時間の
解剖生理学

加藤征治
Seiji Kato

講談社

まえがき

　近年、医療の対象が多様化・高齢化し、より高度な医療に対応できるようチーム医療の重要性が叫ばれています。医療現場で、医療・介護関連のエキスパートとして活躍するための基本として、まず医学・医療に関する確かな知識と技術を習得することが重要です。将来、看護師、理学療法士、作業療法士、診療放射線技師等々の優れた医療技術者を目指して学ぶ皆さんにとって、専門基礎分野の科目の修得が第一となります。正常な人体の構造とその働き、生理的機能を学ぶ「解剖生理学」は、どの学科・コースの履修課程においてもかなりの学習時間数を必要としており、難関科目の1つという学生の印象です。

　解剖学では、広く人体解剖学・組織学・発生学（胎生学）を含み、人体の成り立ち（構造）を形態科学として理解します。生理学では、それらの運動・生理機能を学びます。形態科学という元来静かな記載学問を、動的なものへと展開するためには、「解剖生理学」として、運動や生理的機能と関連させて理解することがきわめて効果的であり重要です。

　本書は、一般の医療技術系の「解剖学」・「生理学」の教科書の内容を基本として、人体構成と機能を系統的に章立て、それぞれの重要課題を取り上げ、基礎的知識を平易にまとめたものです。その記載形式は、既刊の"休み時間"シリーズに基礎づき、12 Chapters（章）、95 Stages（項目）に整理しました。できるだけ内容の充実・深化を図るため、Level Up（advanced）として追加記載し、基本用語の短い説明のmemoを設け、巻末には簡単な練習問題と解答を加えました。また、学習時間の休憩に、Columnとして雑学的な医学情報を記載しましたので、頭休めに利用ください。なお、基礎的知識を項目ごとにまとめるにあたって、記述の粗密や内容の配列等に不足の点もあるかと思われますが、今後ご指摘・教示いただき、一層充実させていきたいと思います。

　本書が上記の医療技術系に留まらず、広く歯学、薬学、食物・栄養学、環境・生物系など多くの学生さんたち、さらに生涯学習の初任者の皆さん方にも、気軽に読まれご活用いただければ幸いです。

　執筆内容に関して、参考にさせて頂いた著書・文献等を記載し深謝するとともに、改めて諸先生方に敬意を表します。また、本書の執筆に際して、ご協力頂いた藤華医療技術専門学校の佐々木寿美子先生に感謝いたします。

平成22年4月　　加藤　征治

参考文献

相磯貞和 編　疾患からみた解剖学　メジカルビュー社　2007
伊藤隆、阿部和厚　組織学 改訂19版　南山堂　2005
伊藤隆、高野廣子　解剖学講義 改訂第2版　南山堂　2001
加藤征治　解剖学の要点 改訂2版　金芳堂　1993
加藤征治　からだの不思議　ナツメ社　2001
加藤征治、三浦真弘　おもしろ解剖学読本 改訂4版　金芳堂　2004
加藤征治　健康と病気にまつわる体の仕組み　金芳堂　2006
境章　新訂目で見るからだのメカニズム　医学書院　2000
坂井建雄、岡田隆夫　系統看護学講座 解剖生理学　医学書院　2009
栃内新　進化から見た病気　講談社　2009
新見嘉兵衛　神経解剖学　朝倉書店　1976
藤田尚男、藤田恒夫　標準組織学 各論 第3版　医学書院　1992
星野一正　臨床に役立つ生体の観察 2版　医歯薬出版　1987
山本敏行ほか　新しい解剖生理学 改訂第11版　南江堂　2005
吉岡修一郎、粟屋和彦　解剖学用語とその解説　医学書院　1969
吉川文雄ほか　標準看護学講座2　解剖生理学　金原出版　1991
A. Faller　ひとのからだ（酒井恒 訳）　文光堂　1982
A. Schäffler ほか　からだの構造と機能（三木明徳ほか 訳）　西村書店　1998
B. Herlihy ほか　ヒューマンボディ　からだの不思議がわかる解剖生理学（尾岸恵美子ほか 監訳）　エルゼビア・ジャパン　2004
F. H. Netter　ネッター解剖学アトラス 原書第4版（相磯貞和 訳）　南江堂　2007
G. A. Thibodeau　カラーで学ぶ解剖生理学（コメディカルサポート研究会 訳）　医学書院　1999
G. J. Tortora ほか　トートラ人体の構造と機能 第3版（大野忠雄ほか 共訳）　丸善　2010
K. L. Moore ほか　臨床のための解剖学（佐藤達夫ほか 監訳）　メディカル・サイエンス・インターナショナル　2008
N. Eizenberg et al.　*General Anatomy ; Principles and Applications.*　The McGraw-Hill　2008
R. S. Snell　スネル臨床解剖学 第3版（山内昭雄 訳）　メディカル・サイエンス・インターナショナル　2002
V. W. Kahle ほか　解剖学アトラス 第3版（越智淳三 訳）　文光堂　1990

休み時間の解剖生理学
contents

Chapter 1
からだの構成素材と構築 1

Stage 01　細胞　2
Stage 02　細胞の化学成分とエネルギー産生　5
Stage 03　細胞膜と物質輸送　6
Stage 04　細胞分裂と染色体　8
Stage 05　上皮組織・結合組織　10
Stage 06　筋組織・神経組織　15

Chapter 2
からだの支持と運動 17

Stage 07　人体の部位・区分と骨格　18
Stage 08　筋の形状・作用　20

contents

Stage 09　筋の補助装置　22

Stage 10　骨の結合と関節　24

Stage 11　頭頚部の骨格と骨の連結　26

Stage 12　頭頚部の筋肉・神経　29

Stage 13　顎顔面の骨の連結　30

Stage 14　胸部の骨格と筋・神経　33

Stage 15　腹部・背部の筋・神経　35

Stage 16　上肢の骨格と筋・神経　36

Stage 17　下肢の骨格と筋・神経　38

Stage 18　筋の収縮運動と神経支配　41

Chapter 3

呼吸と血液のはたらき　45

Stage 19　鼻腔・咽頭・喉頭　46

Stage 20　発声　48

Stage 21　気管・気管支と肺　50

Stage 22　呼吸　52

Stage 23　血液の組成と凝固　55

Stage 24　赤血球と白血球　57

Stage 25　血液型　59

Chapter 4
血液の循環とその調節 61

Stage 26　心臓の位置と構造　62

Stage 27　心臓の拍出機能　64

Stage 28　全身の動脈系　66

Stage 29　全身の静脈系　68

Stage 30　脳を養う血管系　72

Stage 31　血管　74

Stage 32　血圧　76

Chapter 5
外部環境からの調節・生体防御 79

Stage 33　皮膚　80

Stage 34　皮膚の付属器官　83

Stage 35　リンパ管　85

Stage 36　リンパ液と毛細リンパ管　88

Stage 37　胸腺　90

Stage 38　リンパ節　92

Stage 39　脾臓　93

Stage 40　粘膜付属リンパ組織　95

Stage 41　微生物と感染症　98

Chapter 6
栄養の消化と吸収 101

Stage 42　口腔　102

Stage 43　歯と歯周組織　104

Stage 44　咽頭・食道　106

Stage 45　胃　108

Stage 46　小腸　110

Stage 47　大腸　112

Stage 48　胃腸の運動　114

Stage 49　肝臓　116

Stage 50　胆嚢と胆道　119

Stage 51　膵臓　120

Stage 52　腹膜・腸間膜と腹膜腔　122

Chapter 7

物質・エネルギー代謝と体温調節 125

Stage 53　炭水化物の代謝　126

Stage 54　タンパク質・脂質の代謝　128

Stage 55　熱の産生と損失　132

Stage 56　発熱と解熱　134

Chapter 8

体液の調節と尿の生成 137

Stage 57　腎臓とその働き　138

Stage 58　腎臓の濾過作用と尿の生成　140

Stage 59　排尿路——尿管・膀胱・尿道　143

Stage 60　体液の組成と調節　146

Stage 61　腎臓から分泌される生理活性物質　147

contents

Chapter 9

内臓機能の調節 149

Stage 62　自律神経系　150

Stage 63　内分泌系　153

Stage 64　ホルモンの分泌調節　156

Stage 65　視床下部―下垂体系　158

Stage 66　甲状腺・上皮小体　160

Stage 67　副腎　162

Stage 68　性腺と松果体　164

Stage 69　膵島　165

Chapter 10

生殖・発生と老化のしくみ 167

Stage 70　男性生殖器　168

Stage 71　陰嚢と陰茎　171

Stage 72　女性生殖器　173

Stage 73　子宮と腟　176

Stage 74　胎盤と臍帯　178

Stage 75　発育と老化　180

Chapter 11
神経系 183

- Stage 76　神経系の基本構造と発生　184
- Stage 77　興奮の伝達　186
- Stage 78　髄膜・脳室・脈絡叢　190
- Stage 79　脊髄　192
- Stage 80　脳幹　194
- Stage 81　間脳　196
- Stage 82　小脳　197
- Stage 83　終脳（大脳半球）　198
- Stage 84　大脳辺縁系と大脳基底核　200
- Stage 85　睡眠・記憶　202
- Stage 86　感覚機能の伝導路　205
- Stage 87　運動機能の伝導路　207
- Stage 88　脳神経　208
- Stage 89　脊髄神経と神経叢　210

contents

Chapter 12

感覚器 213

Stage 90　味覚・嗅覚　214

Stage 91　聴覚　216

Stage 92　聴覚・平衡覚　218

Stage 93　視覚　220

Stage 94　視野と視力　224

Stage 95　触覚・圧覚・温覚・冷覚・痛覚　227

練習問題　229

索引　239

［ブックデザイン］安田あたる

［カバーイラスト］Martine

この章で学ぶこと

- □ 細胞の構造と機能
- □ 細胞膜と物質輸送
- □ 細胞を構成する物質
- □ 細胞・組織の種類
- □ 細胞分裂
- □ 細胞のエネルギー産生
- □ 組織・器官を包む膜

Chapter 1
からだの構成素材と構築

　人間は自然界で人間社会を構築し、さまざまな生物と共存しています。人体は、構造および機能上の最小単位である約60兆個の「細胞」から構成され、基本的にはそれらの代謝・成長・感覚・運動・生殖などにより活動しています。細胞は無秩序に集まっているのではなく、同じ種類の細胞が集まって「組織」を構成し、さらにいくつかの組織が集まって肉眼で見ることができるような「器官」を構成しています。

Chapter 1　からだの構成素材と構築

Stage 01　細胞

からだの素材、生命体の基本単位

核

　通常の**細胞** cell では**核** nucleus は1個ですが、2個（肝細胞・軟骨細胞）や数個（破骨細胞・巨核球・骨格筋細胞）の場合もあります。核の形は原則として球形、楕円形ですが、細胞によっては分葉形、馬蹄形、紡錘形とさまざまです。核の大きさは一定でなく、細胞の種類や分化の程度で異なります。核の**細胞質** cytoplasm に対する比率（細胞のなかで核の占める割合）は、幼若な細胞や活動のさかんな細胞ほど大きくなります。

　核は内外2枚の膜から構成されている核膜により、細胞質と隔てられています。2枚の膜はところどころ癒合して核膜孔とよばれる小さなあなをつくり、核と細胞質のあいだの物質交換の道となっています。核内には**デオキシリボ核酸**（deoxyribonucleic acid, **DNA**）と**塩基性タンパク質ヒストン**（精子の核では**プロタミン**）を含むデオキシリボ核タンパク（DNP）からなる染色体があります。また、**リボ核酸**（ribonucleic acid, **RNA**）とタンパク質の結合したリボ核タンパク（RNP）を含む**核小体**（nucleolus）が1個から数個あり、活動のさかんな細胞でよく発達しています。

細胞内小器官

　細胞にあって、ある一定の働きをする構造を細胞内小器官といいます（図1-1）。

- **リボソーム** ribosome：RNPを多量に含む顆粒で、タンパク質の合成を行います。
- **小胞体** endoplasmic reticulum：タンパク質合成に関する物質輸送に働きます。リボソーム付着の有無（粗面か滑面か）により、合成や分泌の機能が異なります。限界膜とよばれる基本的に均一な構造を持つ膜に囲まれています。限界膜には小胞体膜のほか、ミトコンドリア膜、リソソー

図1-1 細胞内小器官の模式図

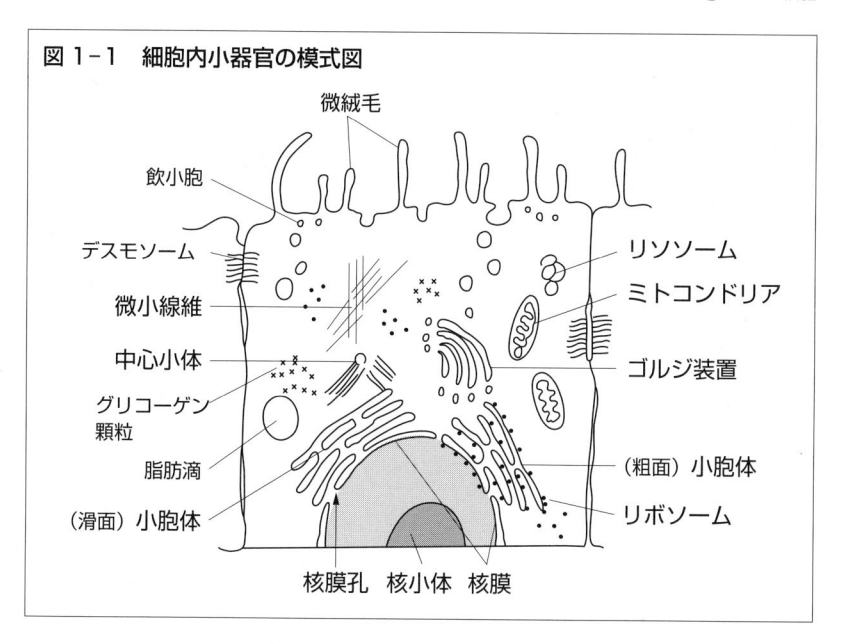

微絨毛／飲小胞／デスモソーム／微小線維／中心小体／グリコーゲン顆粒／脂肪滴／（滑面）小胞体／核膜孔　核小体　核膜／（粗面）小胞体／リボソーム／ゴルジ装置／ミトコンドリア／リソソーム

ム膜、細胞膜などが含まれます。
- **ミトコンドリア** mitochondria：内外二重の膜からなる糸状、球状などの小粒子で、酸素を用いてATPを合成します。
- **ゴルジ装置** Golgi apparatus：限界膜に囲まれた小胞（嚢・空胞）の集まり（ゴルジ複合体 Golgi complex）で、分泌物における糖の合成・結合に働きます。
- **リソソーム**（水解小体）lysosome：加水分解酵素を含む顆粒です。食細胞に多くみられ、細胞内消化と深い関係があります。
- **中心小体** centrosome：細胞分裂のときにだけ現れる小球体で、有糸分裂のときに紡錘糸を出し、染色体が両極へ移動する際に働きます。

細胞骨格

細胞骨格 cytoskeleton は、細胞質内の微小線維（マイクロフィラメント、径5 nm）、中間径線維（径10 nm）、微小管（マイクロチューブ、径25 nm）とよばれる細長い線維状の構造体をいいます。細胞骨格は、細胞の運動を起こしたり、細胞の動きにより変化する細胞の形の保持に働きます。微小線維はアクチン、微小管はチューブリンというタンパク質か

Chapter 1　からだの構成素材と構築

らなり、細胞の突起（鞭毛や線毛など）や収縮装置（筋細胞など）をつくります。

からだの構成段階

からだは微小な原子・分子から複雑な個体（人体）へと組織化されます。原子・分子は**細胞**という生命体の基本的な単位へと組織化され、特殊化した細胞はグループで**組織** tissue をつくり、組織が統合されて**器官** organ が形成されます。さらに器官がグループ化して**器官系** organ system がつくられます。

主な器官系は、外皮系（感覚器）、骨格系、筋系、神経系、循環器系、呼吸器系、消化器系、泌尿器系、生殖器系、内分泌系に分けられます。このうち、呼吸器・消化器・泌尿器・生殖器・内分泌器など体腔内にある臓器をひとまとめにして内臓といいます。

Column ● 人体の地理学

「解剖」の「解」は「刀で牛を解体する」「解く」で、音をあらわす「角」と、意味を表す「刀」と「牛」からできています。「剖」は「刀で二つに剖く」の意味です。「解剖」は中国の古語だといわれ、江戸時代は「観臓」や「解体」、あるいは俗語として「腑分け」が使われました。一方、欧米では"anatomy"といい、ギリシャ語の"ana-temnein"に由来し、"ana"は"up"、"termnein"は"cut"の意味で、合わせて"cut-up"切り尽くすの意味です。

解剖学では生命体を解体し、個々の構成体である臓器（機器であれば部品）の成り立ちからその働き（機能）を学び、研究します。ヒトのからだの仕組みは、その臓器の構造と機能の緻密さ・神秘さと厳格性・調和性から、神の創造を思わせ、小宇宙にみたてられます。

からだの仕組みを知るためには、野山の地理の探検に東西南北の方向性を示す指標となる地図が必要であるように、人体の構造の探索に三次元的構造を示す上下、左右、前後の方向性の確定が重要であり、立体的な記載（解剖図）が必要です。地図には多数の名称・記号があるように、人体の形態・構造を正確に表現するために、臓器・部位・形の名称などおびただしい数の「解剖学用語」（国際用語・ラテン語名）が決められています。したがって、それらを記載した解剖図は「からだの地図帳」ともいえます。また、それらの多くの用語は「医学の会話のことば」として役立っているわけです。解剖学はヒトのからだの三次元的な構造と機能を学ぶ学問であり、「人体地理学」（Geography of Human Bodies、造語）ともいえましょう。

Stage 02 細胞の化学成分とエネルギー産生
細胞を機能させる物質とエネルギー

細胞の化学成分

　細胞のおもな化学成分は、**タンパク質** protein、**核酸** nucleic acid、**脂質** lipid、**糖質** glucide です。タンパク質は**アミノ酸** amino acid が結合した長い分子で、原形質の大部分を占めています。また、さまざまな酵素の素材でもあります。アミノ酸の組み合わせによって非常に多くの種類のタンパク質があります。脂質はおもに細胞膜、核膜、ミトコンドリア膜など膜の構成に利用されています。人体に最も多い脂質はトリグリセリドで、リン酸化されたリン脂質が膜につかわれます。糖質は生体活動のエネルギー源です。多くの細胞では**グルコース** glucose（ブドウ糖）の形でエネルギーとなり、肝細胞や筋細胞では**グリコーゲン** glycogen として蓄えられます。

同化と異化

　細胞内で新しい物質を合成するのが**同化** anabolism で、たとえばタンパク質の合成があります。遺伝子の本体である DNA の４種類の塩基配列が、記号化された遺伝情報として RNA に伝えられ、タンパク質がつくられます。一方、**異化** catabolism は大きく複雑な物質を単純な物質に分解する反応で、生命活動に必要なエネルギーを得ることができます。

エネルギー産生と蓄積

　体外から取り込んだ物質を分解してエネルギーを得る過程を代謝といいます。得られたエネルギーは**アデノシン三リン酸**（adenosine triphosphate, **ATP**）となり、エネルギーの必要なときに**アデノシン二リン酸**（adenosine diphosphate, **ADP**）に分解され、その際のエネルギーがさまざまな活動に使われます。ATP は化学的に不安定なので、細胞は ATP より安定な化合物であるグリコーゲンや脂肪の形でエネルギーを蓄えておき、必要に応じてグリコーゲンや脂肪から ATP を産生しています。

関連項目　アミノ酸、脂質（Stage 54）、糖質（Stage 53）

Chapter 1　からだの構成素材と構築

Stage 03 細胞膜と物質輸送

物質の輸送はどのようにして行われるか

細胞膜の構造

　細胞膜 cell membrane は、細胞内部と細胞外部に環境をわける半透膜です。内外 2 層のタンパク質（親水性）の層と中間の脂質分子層（疎水性）の 3 層からなります。主成分はリン脂質ですが、リン脂質以外の脂質として膜の流動性を高めるコレステロールがあります。また、細胞膜のところどころにはタンパク質がはさまっており、**酵素**、**受容体**、**輸送体**のいずれかの機能を担っています。

細胞膜の特殊分化

　細胞膜の構造は、機能に応じてさまざまに分化しています。たとえば細胞の表面では、尿細管上皮には刷子縁、気管上皮には線毛がみられます。ほかの細胞と接触する部分では、タイト結合、アドヘーレンス、デスモゾーム、ギャップ結合がみられます。細胞基底部では基底翻入、物質の取り込みと排出のための飲作用小胞、分泌小胞がある場合もあります。

細胞膜による物質輸送の調節

　いろいろな物質が細胞膜で隔てられた細胞内外を移動しています。物質の移動には、電気化学ポテンシャルの勾配（濃度差、電位差、静水圧など）にしたがって物質が勾配の高いほうから低いほうへと移動する受動輸送 passive transport と、電気化学ポテンシャルの勾配にさからって物質が移動する能動輸送 active transport があります。食物や液体の取り込みに関与する輸送系で、食作用 phagocytosis や飲作用 pinocytosis を**エンドサイトーシス**といい、細胞外に物質を運搬する輸送系で、細胞内の分泌顆粒を細胞外に排出する輸送系を**エクソサイトーシス**といいます。

受動輸送

拡散 diffusion：単純拡散と促進拡散に分かれます。アルコール、O_2、CO_2 などは、単純拡散により脂質二重層を移動します。一方、極性の高い水や、Na^+、K^+、Ca^+ などのイオンは脂質二重層を通過できないので、促進拡散により膜にあるチャネル（小孔）を移動します。

濾過 filtration：水や小さい分子のみの移動です。たとえば腎小体の細動脈では、水や小さい分子は濾過されますが、タンパク質は濾過されません。

浸透 osmosis：半透膜を通る水の移動です。膜を通して水を引き入れる力を浸透圧といいます。温度が一定であれば、浸透圧は溶けている物質の濃度に比例して大きくなります。

能動輸送

電気化学ポテンシャルの勾配にさからうため、細胞はエネルギーを使って物質を移動させます。たとえば Na^+-K^+ 変換ポンプは、Na^+ を細胞外に排出し、K^+ を細胞内に取り込んでいます。

生体内・細胞内の情報伝達

細胞と細胞とのあいだの情報伝達には、**ギャップ結合** gap junction を介する方法と化学物質を介する方法があります。

化学物質を介する方法には、以下の3つの方法があります。

傍分泌 paracrine：細胞から分泌されたヒスタミン、エンドセリン、セロトニン、一酸化窒素（NO）などの生理活性物質が近くの細胞に作用して情報を伝えます。

内分泌 endocrine：内分泌細胞から分泌されたホルモンが、血流を介して標的細胞まで運ばれます。

神経内分泌 neuroendocrine：視床下部や下垂体後葉などで、神経末端から分泌されたホルモンが血流を介して情報を伝えます。

一般に、細胞外からの情報は、自律神経の神経伝達物質、水溶性ホルモン、サイトカインなどのメッセンジャーが細胞膜表面の受容体タンパクと特異的に結合することにより細胞内へ伝えられます。

> **memo　ギャップ結合**
> ギャップ結合は、ボタンやホックのような構造をした細胞膜に点在するユニークな結合装置で、**コネキシン**と呼ばれる接着分子の1つでつくられています。臓器や組織の恒常性の維持に重要な働きをしています。

関連項目　内分泌系（Stage 63）

Chapter 1　からだの構成素材と構築

Stage 04　細胞分裂と染色体

細胞はどのようにして増える？

細胞分裂

　成長細胞では、細胞数の増加、つまり**細胞分裂** cell division がみられます。細胞分裂には**無糸分裂** amitosis と**有糸分裂** mitosis の2つの様式があります。**染色体** chromosome を形成することなく核と細胞質が二分する無糸分裂（直接分裂）は、変性した細胞や老化した細胞のほか、癌（がん）細胞など病的な細胞でみられます。一方、正常細胞でみられるのは有糸分裂で、有糸分裂には体細胞分裂と、生殖細胞にみられる**減数分裂**があります。減数分裂の「減」は、染色体が半減することを表し、分裂の前後で染色体の数が変わらない体細胞分裂と異なります。

　細胞分裂は、分裂期（前・中・後・終期）とそれよりもずっと長い間期からなる一定の**細胞周期** cell cycle のなかで起こり、分裂に要する時間は動物や細胞の種類などの条件で異なります。

染色体と遺伝情報

　染色体は染色糸とそれを取り巻く染色体基質とから構成されています。ヒトの染色体は22対の**常染色体**（44本）と**性染色体** 2本（**男性XY、女性XX**）の合計46本です。染色体のそれぞれには1本の長いDNAが二重らせんで含まれており、そこに遺伝子がのっています。遺伝子の情報の全体はゲノム genome といわれます。

性の決定

　両性の核の癒合により性別が決まります。女性の生殖細胞（卵子）にある性染色体はX、男性の生殖細胞（精子）にある性染色体はXまたはYであり、それらが合体・癒合することにより、性が決定します。これら2本の染色体に含まれる異質染色体の融合したものが性染色体です。

染色体異常

　染色体異常のほとんどは、減数分裂時の配偶子（卵子や精子）の形成過程と受精後の分裂の異常によって起きることが知られています。

常染色体異常の例

- ダウン Down 症候群：染色体数が 1 本多く（21-トリソミー、染色体総数 47 本）、知能発育遅延、特有な顔貌を示します。
- D-トリソミー症候群：染色体の D 群 No. 13 ～ 15 に過剰な染色体を持つもので、多くは先天性異常（奇形）を示します。

性染色体異常の例

- ターナー Turner 症候群：性染色体の X が 1 本少なく（モノソミー、染色体数合計 45 / XO）、卵巣発育不全があります。
- クラインフェルター Klinefelter 症候群：性染色体数が 1 本多く、総数 47 / XXY となり、精巣発育・精子形成不全、知能障害などがみられます。
- トリプロ-X 症候群 super female：47 / XXX や半陰陽 intersex など、性染色体 XX の配偶子形成の際の不分離現象に起因すると考えられています。

Column ● 染色体を観察する

　染色体を観察するには、細胞分裂の活発な細胞や組織を細胞分裂阻止剤であるコルヒチン（紡錘体形成障害）で処理して、細胞分裂の進行を染色体が赤道面に配列する細胞分裂中期で停止させます。

　1956 年に Tjio と Leven がヒトの白血球（リンパ球）の細胞分裂像を観察し、ヒトの染色体が 46 本であることを初めて明らかにしました。1960 年には Nowell が、マメ科植物の種子から抽出したレクチンの一種である血球凝集物質フィトヘムアグルチニン（PHA）がリンパ球の細胞分裂を促進することを報告しました。今日では、少量の末梢血を PHA とともに約 3 日間培養し、観察の数時間前にコルヒチン処理すれば、細胞分裂中期の染色体像を容易に観察することができます。

Chapter 1　からだの構成素材と構築

Stage 05　上皮組織・結合組織

からだをくくり、包む組織

　細胞が集まり多細胞生物になると、それぞれの細胞はほかの細胞と違った機能を営むことが初めて可能となります。同じような性質をもち、同じような働きをする細胞は通常多数集まっており、その集まりを組織といいます。

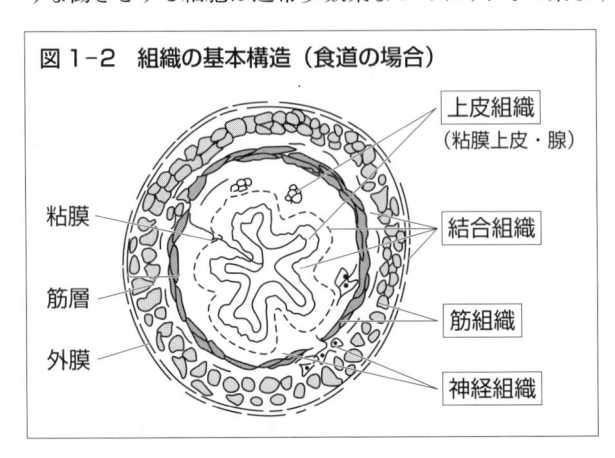

図1-2　組織の基本構造（食道の場合）

- 上皮組織（粘膜上皮・腺）
- 結合組織
- 筋組織
- 神経組織

粘膜
筋層
外膜

　組織はそれぞれ**分化** differentiation した機能を持つようになります。共通点でまとめてみますと、**上皮組織、結合組織、筋組織、神経組織**の4つに分類されます（図1-2）。

上皮組織

　細胞を集めて一定の形に配置して結び付けておく、いわゆる連結装置の役目を果たすのが上皮組織 epithelial tissue で、皮膚や粘膜、漿膜などにあります。皮膚の場合、表皮細胞が連結して膜状になり、体内の全構造を包み込んでいます。消化管・呼吸器・泌尿生殖器の管腔内面をおおう**粘膜**や、胸腔や腹腔をおおう**漿膜**、肺の**胸膜**、脈管（血管やリンパ管）の**内皮**などの場合、細胞が器官に直接結合して膜をつくっています。一定機能に分化した細胞群をまとめるのが4種類の細胞間結合装置(タイト結合、アドヘーレンス、デスモソーム、ギャップ結合) です。

・組織発生：外胚葉性（表皮）、内胚葉性（胃腸粘膜）、中胚葉性（漿膜中皮）、間葉性（血管内皮）
・機能：被蓋(保護)上皮、腺（分泌）上皮、吸収上皮、感覚上皮、胚芽上皮

・配列・形態：単層扁平（肺胞上皮、血管内皮）、単層立方（角膜内皮）
単層円柱（胃腸の粘膜上皮）、多列（気管粘膜上皮・鼻腔粘膜上皮）
・特殊分化：透明化（角膜上皮・角膜内皮）、石灰沈着（歯牙エナメル質）
脂肪沈着（脂腺の腺上皮）、粘液化（胃の粘液上皮）、角化（表皮）、表皮色素沈着（網膜色素上皮）、含気（白髪）
・外分泌腺の分泌：漿液腺（耳下腺・涙腺・汗腺）、粘液腺（喉頭・食道）

結合組織（広義の結合組織＝支持組織）

　上皮組織以外の組織の細胞には連結装置はありません。そのため結合組織（線維）が細胞を集めたり配置したりして、からだを支持しています（表1-1）。結合組織は、4つの組織のなかでもっとも豊富に、皮膚、骨・筋肉の周辺、血液などに存在します。ほとんどの結合組織に共通なことは、①血液の供給が豊富であること（ただし、靱帯、腱、軟骨は例外）と、②細胞間基質が多いことの2つです。

表1-1　結合組織の種類

種　　類	存　在　部　位
膠様（胎生）結合組織	胎生初期の器官、臍帯、歯髄、肉芽
細網組織	リンパ節や脾臓などリンパ組織、骨髄
線維性結合組織 ・疎性結合組織 ・密性結合組織 ・弾性組織 ・色素性結合組織 ・脂肪組織	 間質液（組織液），皮下・粘膜上皮の下、筋肉のあいだ 皮膚（真皮）腱、靱帯、被膜 動脈壁の弾性板 虹彩、脈絡膜 皮膚（皮下組織）、眼窩脂肪体、腎臓・心臓の周囲
軟骨組織 ・硝子軟骨 ・線維軟骨 ・弾性軟骨	 肋軟骨、関節軟骨、気管軟骨、鼻軟骨 椎間円板、膝関節パッド、恥骨結合部 耳介軟骨、喉頭蓋軟骨
骨組織	全身の骨
血液・リンパ	血管・血液、リンパ管・リンパ

Chapter 1　からだの構成素材と構築

表1-2　膜の種類

種類		存在部位
上皮性膜	皮膚膜	皮膚（表皮の層）
	粘膜	中空性器官の内壁
	漿膜・胸膜	胸腔
	・心膜	心臓周辺
	・腹膜	腹腔
結合組織性膜	滑膜	関節腔内に接する薄層
	軟骨膜	軟骨を栄養する血管を含む軟骨表層
	骨膜	骨を栄養する血管を含む骨表層
	髄膜	脳と脊髄の表層
	筋膜	筋肉の被膜
	神経膜	神経の被膜

◆ 膜の種類

　膜は、薄い組織のシートで身体の表面や腔所の内壁をおおい、器官を囲みます。上皮組織と結合組織からなる**上皮性膜**と、結合組織のみからなる**結合組織性膜**の2つに大別されます（表1-2）。

◆ 軟骨組織

　軟骨組織 cartilage tissue は線維性結合組織の特殊分化したもので、**軟骨細胞**と細胞間基質の**軟骨基質**からなります。軟骨細胞は間葉細胞由来で、軟骨基質は膠原線維と軟骨質（線維間質）からなります。軟骨基質にはコンドロイチン硫酸などを含む多糖類とタンパク質の結合したプロテオグリカンがあります。軟骨組織は骨格の一部や骨の関節面にみられ、骨を支持しています。

◆ 骨組織

　骨組織 bone tissue を輪切りにすると、最外層に骨膜、その内側に**緻密質**、さらに内側に**海綿質**がみられます。骨膜はおもに膠原線維からなり、血管や知覚神経が豊富に分布していて、骨を保護して養っています。緻密質には骨質がぎっしり詰まっており、同心円状に何層にも重なった**骨層板（ハバース層板）**が配列し、骨単位を構成しています。海綿質には骨質のあいだに無数の小さい隙間があってスポンジのような構造をしています。

　骨組織には縦横に管（ハバース管・フォルクマン管）が走り、そのなかを骨に栄養を運ぶ血管が通っています。骨の中心部は髄腔とよばれる空洞

があり、その中に血液をつくる**骨髄**がつまっています。

◆ **骨の発生の2つのしくみ**

軟骨性骨化：軟骨組織から二次的に骨組織ができるもので、**置換骨**といわれます（体幹・四肢の骨）。

結合組織性骨化：結合組織内で**骨芽細胞**ができ、その細胞が骨基質をつくるので**付加骨**といわれ、骨化の途中で軟骨がつくられません（前頭骨・後頭骨・顔面骨の大部分と鎖骨）。

◆ **骨の成長とホルモン作用**

骨の成長の仕方には、骨端軟骨が増殖して骨化し、縦方向に伸びる**骨の増長**と、骨の表面をおおう軟骨膜（のちの骨膜）が骨化し、内面に新しい物質が付加され厚くなる**骨の増厚**があります。骨の増長と増厚と同時に、骨髄腔に**破骨細胞**といわれる特殊な細胞が出現し、周囲の骨質を壊して骨髄腔を広げていきます。思春期を過ぎると、**成長ホルモン**の分泌が低下して骨端軟骨が消失し、その部位が骨端線となり成長が止まります。しかし、成人後も破骨細胞による破骨（骨吸収）と骨芽細胞による造骨（骨新生）の繰り返しによって、古い部分が新しい骨に生まれ変わっていきます（再構築、リモデリング）。

骨はカルシウムの貯蔵庫としての役目も果たしており、カルシウムの代謝には多くのホルモンが関係します（表1-3）。なかでも重要なのは**パラソルモン**（上皮小体ホルモン）です。パラソルモンは、骨の中にある破骨細胞に働いて骨を壊し吸収したり、腎臓におけるリンの排泄を促して血中のカルシウム濃度を上昇させます。また、ビタミンDの作用を助け、腸からのカルシウムの吸収を促進します。一方、甲状腺から分泌される**カルシトニン**は、破骨細胞による骨の吸収を抑え、血中のカルシウム濃度を下

表1-3 骨の代謝に関与するホルモンとその作用

	内分泌器官	ホルモン	作　用
骨新生	下垂体前葉 甲状腺 精　巣 卵　巣	成長ホルモン カルシトニン テストステロン エストロゲン	体内へのカルシウムの蓄積増加 血中のカルシウム濃度低下（骨形成促進） 男子の二次性徴の促進 ビタミンDの活性化、骨芽細胞に作用
骨吸収	副腎皮質 上皮小体	糖質コルチコイド パラソルモン	カルシウムの腸管吸収低下、腎臓におけるリンの排出促進（骨吸収の促進） 血中のカルシウム濃度上昇、骨吸収促進

関連項目 パラソルモン、カルシトニン（Stage 66）

げます。閉経すると、女性ホルモンのエストロゲンの欠乏により、骨吸収が促進されて骨量が減少します。

骨折と骨の再生

骨にかかる力（強さ・向き・速さ）や年齢、骨の弾力性、骨の種類などは**骨折** fracture のタイプや重症度に影響します。骨組織には再生能力がないので、骨折の修復には、まず骨折部周辺に血腫が形成され、やがてマクロファージによって凝血や骨折小骨片などが貪食されます。その後、結合組織形成と血管新生による肉芽組織が形成され、多数の骨芽細胞で類骨組織ができます。そこへカルシウムなどの無機物が沈着して仮骨（カルス）が形成され、やがて骨組織へと置換されます。

Level Up ◆ 骨組織の変化―骨軟化症と骨粗鬆症

骨の構成成分のおおよその割合は、無機質（カルシウムやリンなど）45％、タンパク質30％、水分25％です。骨はタンパク質などの有機質を含むので一定の弾力性がありながら、無機質を含むので体を支え、激しい運動にも耐えることができるのです。しかし、カルシウムやリンが不足すると石灰化が起きないので、「骨が軟らかく」なります。これを**骨軟化症**といいます。

年をとると骨の主成分である無機質（骨量）の減少が著しくなり、ちょうど軽石のように骨質にたくさんの孔があいて全体として軽く、弱くなっていきます。孔のたくさん空いた大根に例えられることもあります。これが**骨粗鬆症**（**骨多孔症** osteoporosis）です。本症は骨量の減少と骨の微細組織構築の変化を特徴とし、その結果、骨の脆弱性が増し、全身で骨折を起こしやすくなります。年とともに運動量が減少すると、食生活の問題を伴って骨粗鬆症を引き起こす原因となります。若い人でも、体脂肪が極度に減少してカルシウム代謝に関連する女性ホルモンが欠乏したり、カルシウム摂取不足が関係したりして症状が出ることもあります。タバコに含まれるニコチンは腸からのカルシウムの吸収を阻害し、カルシウムが尿中に排出することを促進するので喫煙も骨粗鬆症を誘発することがあります。その他、妊娠、嗜好品過剰摂取なども原因となります。

骨量や骨質は生活習慣や遺伝によって異なります。同時に、同じ人でも部位や骨の種類によって骨量には少し違いがあります。骨が大きく変化する3つの年代（思春期・更年期・老年期）で、骨のアンチエイジングや骨粗鬆症の発症の予防を考える必要があります。日光にあたるとビタミンDが合成されるので、日光浴は骨量減少の防止に有効です。また、運動も骨を機械的に刺激して骨新生やリモデリングを促すので有効です。

Stage 06 筋組織・神経組織

線維状の筋と神経

筋組織

　筋組織 muscular tissue は、**筋細胞** muscle cell と間質からなります。筋細胞は細長い線維状をしているので**筋線維** muscle fiber とよばれ、**骨格筋線維、心筋線維、平滑筋線維**の3種類があります（表1-4）。筋線維はさらに細い**筋原線維** myofibril からできていて、筋原線維を電子顕微鏡で観察すると、微細な**アクチン** actin と**ミオシン** myosin の筋細糸（筋フィラメント）からなっていることがわかります。アクチンの上にはトロポニンとトロポミオシンというタンパク質が一定の間隔で付着しています。

表1-4　3つの筋線維の特徴

特徴	骨格筋線維	心筋線維	平滑筋線維
形態	円柱状	円柱状	紡錘状
核の数	複数（多核）	1つ（単核）	1つ（単核）
核の位置	辺縁部	中軸部	ほぼ中央
横紋の有無	あり（横紋筋）	あり（横紋筋）	なし
存在部位	骨格	心臓壁	内臓壁、血管壁
神経支配	運動神経	自律性	自律性
運動性	随意的	不随意的（不随意筋）	不随意的（不随意筋）

神経組織

　神経系を構成する組織を**神経組織** nervous tissue といい、神経機能を営む神経細胞とそれを支持する神経膠細胞、そして血管や結合組織からなります。

　神経細胞 nerve cell は1個の核と大きく明瞭な核小体をもち、細胞質には神経細胞に特有なニッスル小体や**神経線維**のもとになる神経原線維があ

関連項目　心筋線維（Stage 27）

Chapter 1 　からだの構成素材と構築

ります。神経線維は神経細胞の突起のことです。細胞体からのびる多数の**樹状突起** dendrite と 1 本の**神経突起** neurite（軸索 axon）は、途中で側枝を出し、末端は多数の枝に分かれます。細胞体と神経線維を合わせて**ニューロン** neuron（神経元）といい、神経組織の機能単位（神経単位）です。神経突起がつぎのニューロンと連絡するところ、すなわち軸索に伝わってきた**インパルス**（興奮）がつぎのニューロンに伝えられる神経の接点は**シナプス**（神経接合）と呼ばれます。

　神経線維は髄鞘（ミエリン鞘）の有無により、有髄・無髄線維、シュワン鞘の有無により、有鞘・無鞘線維に分類されます。さらに、機能的に中枢から末梢へと興奮を伝える遠心性神経線維と、末梢から中枢へ興奮を伝える求心性神経線維に分類され、生理的に神経線維の伝達速度と感覚神経線維の種類で分類されます。

　神経膠組織は、神経細胞を支持するための組織です。中枢神経の神経組織では、神経膠組織（グリア）と結合組織が、末梢神経系では、**シュワン細胞**と外套細胞が神経細胞を支持しています。中枢神経系でニューロンや血管のあいだを満たす神経膠組織を構成するものに、**星状膠細胞、稀突起膠細胞、小膠細胞**の 3 つがあります。また、外胚葉に由来する神経管から中枢神経系ができるとき、神経膠細胞として、脳室や脊髄中心管の内面をおおう**上衣細胞**があります。

関連項目　興奮の伝達（Stage 77）

この章で学ぶこと

☐ 人体の部位・区分
　（解剖学的体位）
☐ 筋肉・腱の形状と作用
☐ 筋肉の補助装置
☐ 骨の結合と関接
☐ 頭頸部の骨格と筋肉
☐ 頭蓋と頚椎の連結
☐ 胸部・腹部・背部の骨格と筋肉
☐ 上肢・下肢の骨格と筋肉
☐ 筋の収縮運動と神経支配

Chapter 2
からだの支持と運動

　からだを支え、重要な器官を保護し、活動するのに働く運動機能を司るのが骨格・筋系です。骨と骨あるいは軟骨や結合組織などの連結（関節）により骨格は形成されています。骨格筋は骨と骨をつなぎ、筋の両端は結合組織性の紐状の腱となり、筋と腱には補助装置もあります。筋には骨格筋以外に、腸・血管の壁や子宮などの収縮運動を行う平滑筋や心臓の壁をつくる心筋などもあります。この章では人体の骨格の中軸をなす体幹とそこから突き出た体肢のつくりと働き（構造と機能）を関連づけて学びましょう。

Chapter 2 | からだの支持と運動

Stage 07 人体の部位・区分と骨格
人体はどのように方向づけられるか

人体の部位と区分

人体は、基本的に左右対称で体幹と体肢（上肢と下肢）に分かれます。人体を樹木に例えると、幹にあたるのが胴体部分の体幹で、枝にあたるのが手や足などの体肢です（図2-1）。

体幹：頭、頸、胸、腹の4部に区分されます。頸の後ろを項、頸・胸・腹の後ろを背、胸と腹を胴といい、腹の後外側部で脊柱の両側を腰といいます。

体肢（上肢）：上腕、前腕、手の3部に区分されます。体幹と上腕との移行部を肩、肩の下面で胸壁と上腕のあいだのへこみを腋窩、上腕と前腕の移行部を肘、肘の前面を肘窩といいます。手は、手根（手首）、中手、指に分けられ、図2-1aのように手のひらを前方に向けたときの手の前面は手掌、後面は手背といいます。

体肢（下肢）：大腿、下腿、足の3部に区分されます。大腿と腰とのあいだを殿部、大腿から下腿の移行部の膝の後面を膝窩といいます。足は足根（足首）、中足、指に分けられ、足の前面を足背、足の後面（足のうら）を足底といいます。

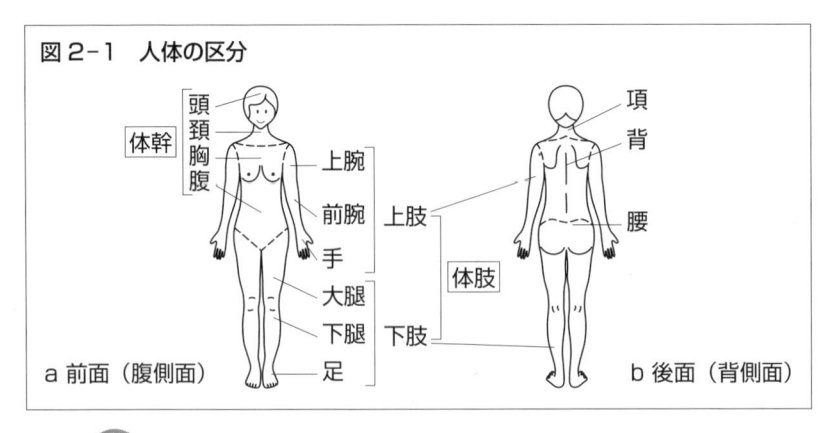

図2-1　人体の区分

体幹：頭・頸・胸・腹
上腕、前腕、手（上肢）
大腿、下腿、足（下肢）
a 前面（腹側面）

項、背、腰
体肢
b 後面（背側面）

関連項目　腋窩（Stage 16）、上肢（Stage 16）、下肢（Stage 17）

Stage 07 人体の部位・区分と骨格

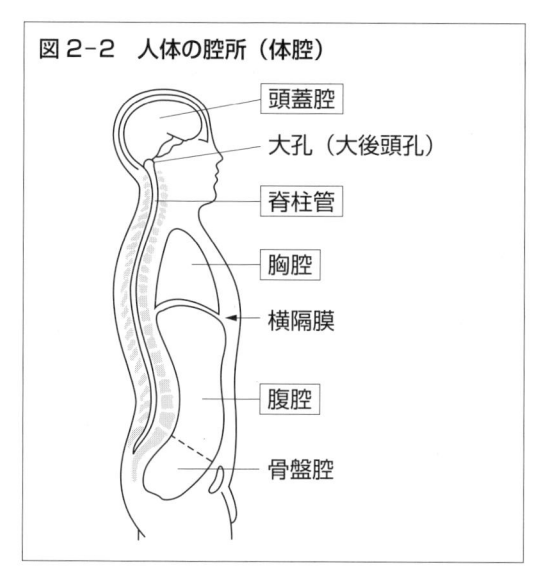

図2-2 人体の腔所（体腔）
- 頭蓋腔
- 大孔（大後頭孔）
- 脊柱管
- 胸腔
- 横隔膜
- 腹腔
- 骨盤腔

体腔：人体の内部には4つの体腔（**頭蓋腔・脊柱管・胸腔・腹腔**）があります（図2-2）。腹腔の一部で小骨盤に囲まれた部分を骨盤腔といい、卵巣・子宮・膀胱・精巣・直腸などが収まっています。

人体の骨格

体幹の骨の数
- 頭蓋骨　23
- 脊柱　　26
- 肋骨　　24
- 胸骨　　 1
- 小計　　74

体肢の骨の数
- 上肢骨　64
- 下肢骨　62
- 小計　126

合計 200*

*最も小さい耳小骨が左右合わせて6個中耳にあるので、全身の骨の数は206個になります。

　生まれたばかりの赤ん坊では成人よりも骨が多くありますが、成長の過程で、寛骨（腸骨と坐骨と恥骨の癒合）や仙骨（5つの仙椎の癒合）のように、骨が癒合していくので個数は少なくなります。

全身の骨の形状

　人体にはいくつかの特徴ある骨があります。たとえば長い管のような長骨（上腕骨・前腕骨・大腿骨・下腿骨など）や短い管のような短骨（手根骨・足根骨・指骨など）、平たい板のような扁平骨（頭蓋骨の一部・肩甲骨・腸骨など）、不規則な形の不規則骨（椎骨・下顎骨など）、空洞をもつ含気骨（篩骨・蝶形骨・上顎骨など）などがあります。

Chapter 2　からだの支持と運動

Stage 08　筋の形状・作用

筋の形態といろいろな動き

筋の基本形と種々の形状

筋 muscle の両端のうち、体幹に近く収縮・弛緩による移動性（変動）の少ないほうの端を**起始**、体幹から遠く移動性の多いほうの端を**停止**といいます。また、起始に近い部分を**筋頭**、停止に近い部分を**筋尾**、そのあいだを**筋腹**とよびます。筋の形は基本的には紡錘状ですが、図 2-3 のようにいろいろな形状がみられ、筋の先端は**腱** tendon となり骨に付きます。

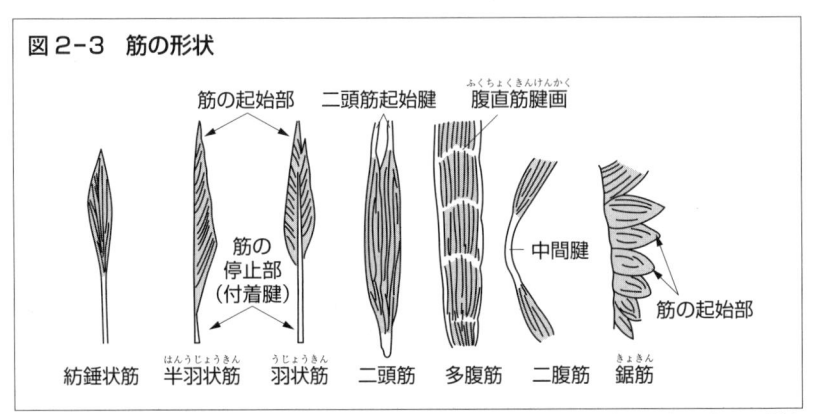

図 2-3　筋の形状

筋の起始部　二頭筋起始腱　腹直筋腱画
筋の停止部（付着腱）
中間腱
筋の起始部

紡錘状筋　半羽状筋　羽状筋　二頭筋　多腹筋　二腹筋　鋸筋

吉川文雄ほか　標準看護学講座2.解剖生理学 人体の構造と機能 第3版 p.82 金原出版（1991）より一部改変

骨格筋の運動―相互作用

骨格を動かして身体の運動を行う筋群を**骨格筋** skeltal muscle といいます。骨格筋の収縮により、付着する骨の位置が動いて関節運動が生じ、歩行・走行、姿勢の維持などができます。関節運動は逆の運動に働く**拮抗筋**とペアで起こります。たとえば肘関節の屈曲運動に働く上腕の筋をみてみましょう。上腕二頭筋と上腕筋は共同して屈曲に働き（2つを共同筋あるいは協力筋といいます）、上腕三頭筋は伸展して拮抗的に働きます（拮抗筋）（図 2-4）。

筋運動の形式

①**屈曲・伸展** 関節の角度を小さくする（屈曲）、大きくする（伸展）
　肩関節：前方挙上（屈曲）、後方挙上（伸展）
　脊椎　：前屈（屈曲）、後屈・背屈（伸展）
　手根　：掌屈（屈曲）、背屈（伸展）　足根：底屈（屈曲）、背屈（伸展）

②**外転・内転** 体肢を正中面より遠ざける（外転）、近づける（内転）
　大腿・股を開く、上腕を側方に挙上する（外転）、手と足の指を広げる（外転）、とじる（内転）

③**外旋・内旋** 手を体幹の外側（外旋）、あるいは前面（内旋）へ移動する

④**回外・回内** 前腕の運動で手掌を上に（回外）、下に（回内）向ける。

⑤**外反（外がえし）・内反（内がえし）** 足関節の運動で、足底を外側（外反）に、内側（内反）に向ける

⑥**挙上・下制** 肋骨や肩甲骨を上方に引き上げる（挙上）、下げる（下制）

⑦**対立・復位** 母指と小指の末節を掌側で向かい合わせる（対立）、元に戻す（復位）

⑧**括約・散大** 開口を狭める（括約）、広げる（散大）

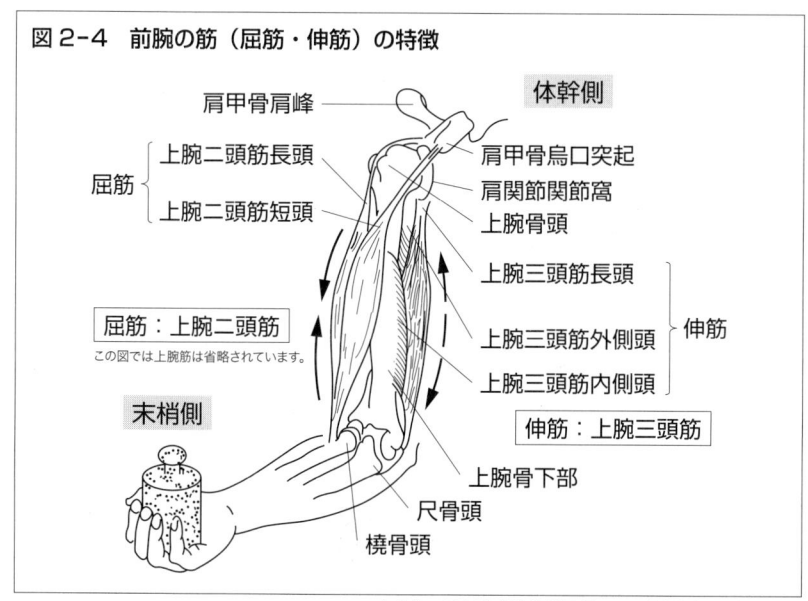

図2-4　前腕の筋（屈筋・伸筋）の特徴

体幹側
肩甲骨肩峰
屈筋 { 上腕二頭筋長頭 / 上腕二頭筋短頭 }
肩甲骨烏口突起
肩関節関節窩
上腕骨頭
上腕三頭筋長頭
上腕三頭筋外側頭　} 伸筋
上腕三頭筋内側頭
屈筋：上腕二頭筋
この図では上腕筋は省略されています。
伸筋：上腕三頭筋
末梢側
上腕骨下部
尺骨頭
橈骨頭

A. Faller　ひとのからだ（酒井恒 訳）p.51 文光堂（1982）一部改変

Chapter 2　からだの支持と運動

Stage 09　筋の補助装置

からだ・骨格を結びつけるもの

　骨格筋を包む筋膜や骨格筋をつなぐ腱など、ここでは骨格筋の働きを助ける構造（図2-5）を紹介します。

筋膜：筋表面にみられる結合組織性の薄膜（線維膜）です。個々の筋線維を直接取り巻く筋内膜、それらの数本の筋線維を束ねる内筋周膜（筋周膜）、肉眼でもよく見える外筋周膜があります。

腱：筋の両端で膠原線維が密に平行に走り、紐状になって骨膜に付着しています。筋と腱は丈夫な結合組織性の靱帯で互いに結ばれ、相互乗り入れてつながっています。

滑液包：滑液をいれた小さな袋です。腱と骨のあいだや、関節付近の腱と骨のあいだ、突出した骨や軟骨と皮膚のあいだにあり、摩擦を減らしています。

腱鞘（滑液鞘）：腱鞘は滑液包が長くなり鞘状に腱を取り巻いたものです。手や足の長い腱の周囲に多くみられ、腱の動きを滑らかにします。

種子骨：腱のなかにある小さな骨です。腱が関節をまたいでいるところにあり、力の作用方向を変える働きがあります。膝蓋骨は、膝の前方で大腿四頭筋の腱の中にある一種の種子骨です。

滑車：筋の腱が方向を転換するための装置です。結合組織（靱帯）や軟骨・骨でつくられ、上斜筋や口蓋帆張筋など腱が曲がるところにあります。

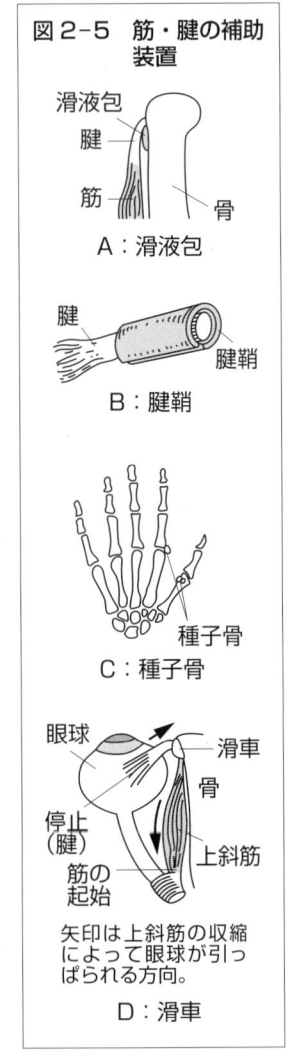

図2-5　筋・腱の補助装置

A：滑液包

B：腱鞘

C：種子骨

矢印は上斜筋の収縮によって眼球が引っぱられる方向。

D：滑車

Level Up ◆ 腱鞘炎と手根管

腱鞘炎

外傷による細菌感染や過度の屈曲運動の繰り返しで腱鞘炎が起こります。一般には腱鞘の内側をおおう滑膜の炎症（腱滑膜炎）ですが、場合によっては腱鞘の線維性壁の慢性肥厚性炎症です。腱鞘炎は、手関節の背側の橈骨茎状突起部や、指の中手指節関節部に多く、いずれの場合も痛みやはれを伴います。

たとえば上腕二頭筋の長頭腱は肩甲骨関節上結節から起こり肩関節包内を滑膜に覆われて走行し、上腕骨の結節間溝を下行しますが、この部分はしばしば長頭腱炎（腱鞘炎）を生じます。

手根管

手根部で手根骨のあいだにはリストバンドのように腱をおおう結合組織性の膜（手の屈筋支帯、横手根靱帯）があり、その屈筋支帯におおわれたトンネルを手根管といいます。手根管の付近には、手指の円滑な屈曲に働く多くの筋や腱、さらに正中神経が通っているため、ここに狭窄や炎症が生じると、正中神経反回枝が麻痺し、運動障害や感覚異常が起きます（手根管症候群）。

手首には痛みを伴わない滑液嚢胞 synovial cyste とよばれる袋状の腫瘤（膨らみ、こぶ）が現れることがあります。嚢胞の中には透明な関節液が濃縮されたゼリー状のムチン液が入っており、太い注射針で吸引して除くと膨らみは縮小します。この嚢胞は手背部で腱と接してでき、短橈側手根伸筋の第3中手骨への停止位置は嚢胞の好発部位です。嚢胞は臨床的には「結節腫ガングリオン ganglion」（ギリシャ語で、ふくらみ、こぶ、英語で knot）といわれ、いわゆる癌とは違います。ちなみに、解剖学ではガングリオンといえば神経節が一般的です（例、脊髄神経節 spinal ganglion）。

memo 手首とは？

手首とは、腕と手の接合部で首のように細くなった手の根元、つまり手根（手根部）をいいます。英語では wrist、ラテン語では carpus といいます。手根部には8つの短骨（手根骨）が橈側（外側）から尺骨（内側）へ順に2列に並びます。
近位列：舟状骨　→ 月状骨　→ 三角骨　→ 豆状骨
遠位列：大菱形骨 → 小菱形骨 → 有頭骨 → 有鈎骨

memo 近位と遠位

手や足などの体肢で2つの部位を比べるとき、体幹に近いほうを近位、遠いほうを遠位といいます。たとえば手首では、指先側の列を遠位列、腕側の列を近位列といいます。

Chapter 2　からだの支持と運動

Stage 10　骨の結合と関節

骨はどのようにつながっているか

　一般に生体内で骨どうしは連結していますが、その連結の仕方は部位により大きく異なります。可動性が大きい場合は可動結合といい、可動性が小さい場合は不動結合といいます。さらに骨をつなぐ組織の種類から、**線維性結合、軟骨性結合、骨性結合、滑膜性結合（関節）**に分類されます。

不動結合―連続的な骨の結合

A. **線維性結合**：おもに膠原線維による結合です。**靱帯結合**（骨間靱帯）、**縫合**（頭蓋骨、骨口蓋）、**釘植**（歯根と歯槽）など。
B. **軟骨性結合**：軟骨による結合で、わずかに動きます。硝子軟骨の結合（幼児の頭蓋底）、線維軟骨の結合（恥骨結合、椎間円板）など。
C. **骨性結合**：癒合による結合です。成人の寛骨や前頭骨など。

可動結合（関節）―非連続的な骨の結合

D. **滑膜性結合**（関節）：関節をつくる骨の一端は凸面（**関節頭**）、もう一端は凹面（**関節窩**）になっていて、この骨の向かい合う部分を関節面、骨の凹凸の間の空間を**関節腔**といいます。それぞれの関節面は**関節軟骨**でおおわれ、関節の周囲は関節包という膜で包まれています。関節腔の内側は滑らかな膜（**滑膜**）で裏打ちされており、**滑液**が分泌されます。滑液は関節の骨どうしの摩擦を少なくする潤滑油の働きをするとともに、関節軟骨への栄養補給にも役立っています。一方、関節包の外側では骨と骨がずれないように固定する強靱な線維からなる靱帯があり、関節を補強しています。

関節の付属装置

　関節腔内には、関節腔を完全に二分する**関節円板**や不完全に分ける**関節半月**があり関節面の接触をよくします。また、関節窩には線維軟骨性の結合組織からなる関節唇があり、関節窩を大きくし関節面を拡大しています。

(肩関節、股関節など)。

関節の分類

関節は、運動の軸性によってまず分類され、さらに関節頭、関節窩の形によって細かく分類されます（かっこ内は具体例を表します）。

- (a) 一軸性
  - 蝶番関節（肘の腕尺関節、膝関節、距腿関節、指節間関節）
  - 車軸関節（正中環軸関節、肘の橈尺関節）
- (b) 二軸性
  - 顆状関節（中手指節関節、中足指節関節）
  - 楕円関節（橈側手根関節、環椎後頭関節）
  - 鞍関節（母指の手根中手関節）
- (c) 多軸性
  - 球関節（肩関節、股関節）
  - 平面関節（椎間関節、仙腸関節）

memo　運動軸とは？

関節の運動軸の数（いくつの方向に運動できるか）は、運動の可動域により決まります。人体の基本的な体性には3つの基準面（水平面・前頭面、矢状面）があり、運動の大部分は関節を運動軸とした体節の回転運動です。運動軸は運動の面に対して常に直角となります。

関節の名称

関節の名称は、人体のどの部位で骨が連結するかによって決まります。

(a)	頭蓋と脊柱の連結（頭の関節）	環椎後頭関節、環軸関節
(b)	脊柱の連結	椎間関節
(c)	頭蓋の連結	顎関節
(d)	胸郭の連結	肋椎関節、胸肋関節、胸鎖関節
(e)	上肢骨の連結	肩鎖関節、肩関節、肘関節、橈骨手根関節、手根間関節、手根中手関節、中手指節間関節、（手の）指節間関節
(f)	下肢骨の連結	仙腸関節、股関節、膝関節、脛腓関節、距腿関節、足根間関節、足根中足関節、（足の）指節間関節

Chapter 2　からだの支持と運動

Stage 11　頭頚部の骨格と骨の連結
頭・顔・首の骨、頭と首のつながり

頭蓋骨(とうがいこつ)の種類と特徴

　頭蓋は、脳をいれる**神経頭蓋（脳頭蓋）**と、おもに顔面を構成する**内臓頭蓋（顔面頭蓋）**から構成されています。神経頭蓋と内臓頭蓋を合わせて頭蓋骨といい、脳をいれる頭蓋腔をドーム状におおう**頭蓋冠**(とうがいかん)と、頭蓋腔の床になる**頭蓋底**(とうがいてい)からなります。外面は、前頭面、後頭面、側頭面、頭頂面、頭蓋底面に区分されます。

神経頭蓋（脳頭蓋）	内臓頭蓋（顔面頭蓋）	
頭頂骨　2	下鼻甲介(かびこうかい)　2	鋤骨(じょこつ)　1
側頭骨　2	涙骨　2	下顎骨(かがくこつ)　1
前頭骨　1	鼻骨　2	舌骨(ぜっこつ)　1
後頭骨　1	頬骨(きょうこつ)　2	
蝶形骨　1	上顎骨(じょうがくこつ)　2	
篩骨　1	口蓋骨　2	
6種　8個	9種　15個	合計 15種 23個

　頭蓋冠を構成する骨にみられるギザギザの縫い目のようなつながり方を、**縫合**(ほうごう)といいます（冠状縫合、矢状縫合、人字(じんじ)縫合、鱗(りん)状縫合）。新生児では骨化が不十分なため、隣接した骨との間に結合組織性の膜が残っています。これを**泉門**(せんもん)といい、下に近接する脳の動脈の拍動が触知され、それが泉の湧き出るような感触から頭蓋泉門、俗に「おどりこ」といいます（図2-6）。冠状縫合と矢状縫合の会合部を**大泉門**、矢状縫合と人字縫合の会合部を**小泉門**といい、ほかに前・後側頭泉門などがあります。胎児の頭蓋骨は大幅に小さくなり、分娩の際に産道を通り抜けることができます。これらの泉門は、しだいに周りから骨が育ってきて完全に癒合し閉じてしまいます。

頭蓋と頚椎(けいつい)の連結

　頚椎のうち、後頭骨と連結して頭を支えているのが**環椎**(かんつい)（axis、第1頚椎）

と**軸椎**(atlas、第2頸椎)です。これらの骨のあいだにある関節は頭関節とよばれ、環椎後頭関節、正中環軸関節、外側環軸関節があります。頭蓋と連結した環椎が軸椎の歯突起を軸として回転します(図2-7, 図2-8)。そこでは環椎横靱帯が回転を調節しています。

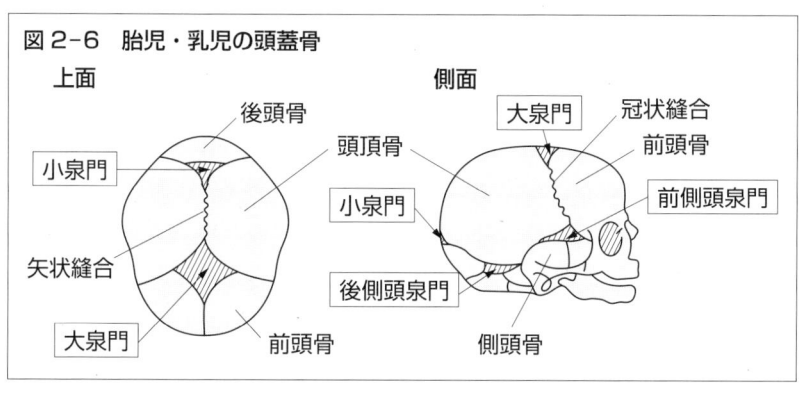

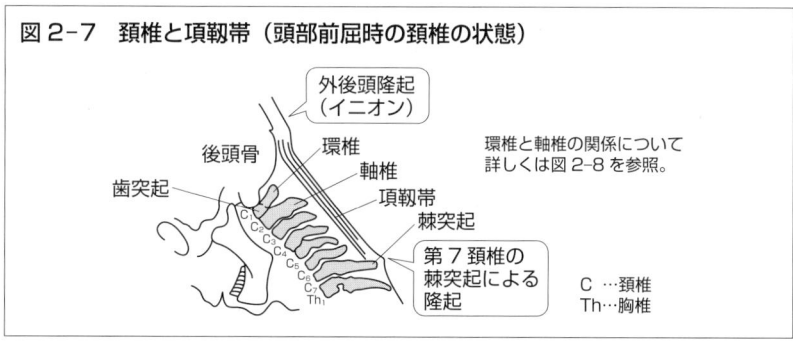

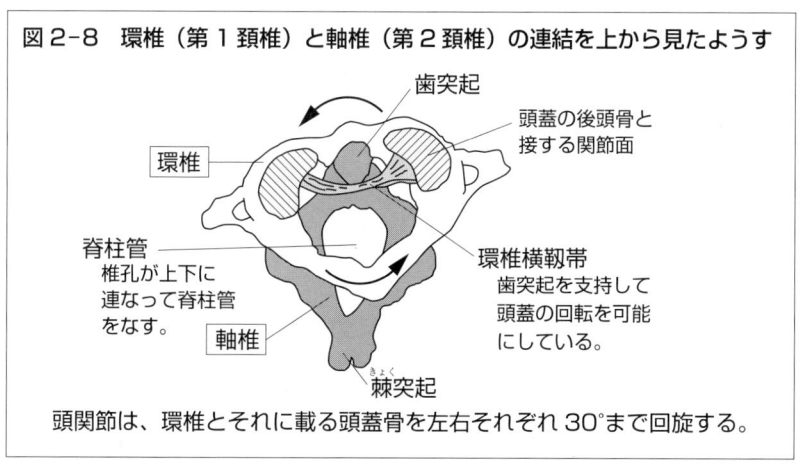

図2-6 胎児・乳児の頭蓋骨

上面
- 後頭骨
- 小泉門
- 頭頂骨
- 矢状縫合
- 大泉門
- 前頭骨

側面
- 大泉門
- 冠状縫合
- 前頭骨
- 小泉門
- 前側頭泉門
- 後側頭泉門
- 側頭骨

図2-7 頚椎と項靱帯(頭部前屈時の頚椎の状態)

- 外後頭隆起(イニオン)
- 後頭骨
- 環椎
- 軸椎
- 歯突起
- 項靱帯
- 棘突起
- 第7頚椎の棘突起による隆起
- 環椎と軸椎の関係について詳しくは図2-8を参照。

C…頚椎
Th…胸椎

図2-8 環椎(第1頚椎)と軸椎(第2頚椎)の連結を上から見たようす

- 歯突起
- 環椎
- 頭蓋の後頭骨と接する関節面
- 脊柱管 椎孔が上下に連なって脊柱管をなす
- 環椎横靱帯 歯突起を支持して頭蓋の回転を可能にしている。
- 軸椎
- 棘突起

頭関節は、環椎とそれに載る頭蓋骨を左右それぞれ30°まで回旋する。

Chapter 2　からだの支持と運動

椎骨が上下に連結して脊柱をつくります。隣接する椎骨は椎間関節をつくり連なりますが、椎体(椎骨の前方部)と椎体のあいだに線維軟骨からなる椎間円板が介在し、前後には靱帯が椎間円板と強く結合しています。脊柱は長軸方向に加わる荷重によって彎曲がみられます(図2-9)。

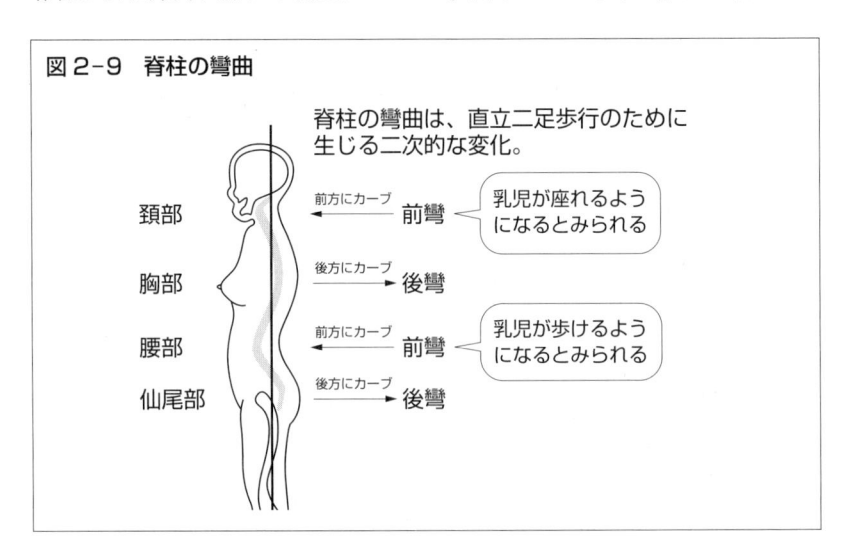

図2-9　脊柱の彎曲

脊柱の彎曲は、直立二足歩行のために生じる二次的な変化。

- 頚部　← 前方にカーブ　前彎　→ 乳児が座れるようになるとみられる
- 胸部　← 後方にカーブ　後彎
- 腰部　← 前方にカーブ　前彎　→ 乳児が歩けるようになるとみられる
- 仙尾部　← 後方にカーブ　後彎

Column ●「頭蓋骨」─「シャレコーベ」

　頭の骸骨が「頭蓋骨」です。読み方は、「とうがいこつ」と「ずがいこつ」の2通りあり、解剖学用語では前者を用いますが、後者の読み方が一般的です。1774年に出版された「解体新書」(杉田玄白、"ターヘルアナトミア"の和訳)では、頭蓋骨と顔面骨からなる骨のことが頭蓋と記載されています。

　頭のことを「こうべ」と読む場合もあります。頭蓋骨が風雨にさらされることを表した「さらされこうべ」という言葉から「サレコーベ」、「シャレコーベ」となりました。有名な中国の詩人李白の詩にも、「頭を挙げて、山月を望み、頭を低れて故郷を思う」とありますね。

　「シャレコーベ」はどくろとも呼ばれ、漢字で「髑髏」と書きます。「シャレコーベ」の音の響きはさほど悪くないと思いますが、実物となると一般に気持ち悪く、忌み嫌われます。しかし、「シャレコーベ」は解剖学、人類学、考古学など人類の歴史と進化を知る学術的研究の対象として重要です。古墳からは赤色顔料(朱)を塗った"赤い人骨"が出土されますし、古代エジプトやチベットなどの「死者の書」では「シャレコーベ」の仏像、彫刻、絵画が人類の死生観を表現しているとされます。

Stage 12 頭頚部の筋肉・神経

浅層の皮筋と深層の筋

皮膚の浅いところに付く**皮筋**には、顔面の表情をつくる顔面筋（**表情筋**）や、首すじにある大変薄い**広頚筋**があります。皮筋には顔面筋と広頚筋のほかに手掌の**短掌筋**があります。

頭部の筋

（←はその筋肉を支配する神経を表します）

A. **浅頭筋**（顔面筋） ← 顔面神経

　　口の筋：口輪筋、口角挙筋、口角下制筋、下唇下制筋、上唇挙筋、

　　　　　　オトガイ筋、頬筋、笑筋、大・小頬骨筋、広頚筋（首）

　　額部および鼻部の筋：前頭筋、皺眉筋、鼻根筋、鼻筋

　　眼の筋：眼輪筋、上眼瞼挙筋（上眼瞼挙筋のみ動眼神経に支配される）

B. **深頭筋**（咀嚼筋） ← 三叉神経の第 3 枝下顎神経

　　咬筋、側頭筋、外側・内側翼突筋…顔面筋に比べて強大

頚部の筋 (図 2-10)

（←はその筋肉を支配する神経を表します）

A. **浅頚筋** 広頚筋 ← 顔面神経、胸鎖乳突筋 ← 副神経
B. **舌骨上筋**

　　顎二腹筋

　　　（前腹） ← 下顎神経の顎舌骨神経

　　　（後腹） ← 顔面神経の顎二腹筋枝

　　茎突舌骨筋 ← 顔面神経

　　顎舌骨筋 ← 下顎神経

　　オトガイ舌骨筋 ← 舌下神経

C. **舌骨下筋** ← 頚神経ワナ

　　胸骨舌骨筋、肩甲舌骨筋、胸骨甲状筋、甲状舌骨筋

D. **深頚筋** ← 頚神経前枝

　　椎前筋（頚長筋・頭長筋・前頭直筋・外側頭直筋）、前・中・後斜角筋

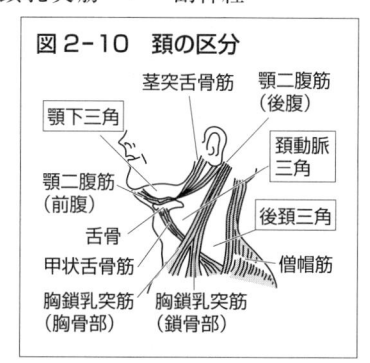

図 2-10 頚の区分

顎下三角　茎突舌骨筋　顎二腹筋（後腹）
頚動脈三角
顎二腹筋（前腹）
後頚三角
舌骨
甲状舌骨筋　僧帽筋
胸鎖乳突筋（胸骨部）　胸鎖乳突筋（鎖骨部）

「ワナ」とは、輪状や弓状を表す解剖学用語です。

Chapter 2　からだの支持と運動

Stage 13　顎顔面の骨の連結

顎関節は「命の要の蝶番」

　顎の運動は、下顎の下顎頭と側頭骨の下顎窩とのあいだにできる**顎関節**が運動の支点となっています。ものを食べるときに噛んだり（咀嚼 chew, mastication）、声を出したり（発声）するときに、口の開閉に働きます。

顎関節の構造

　顎関節は、頭蓋骨のあいだの結合のなかで唯一の滑膜性結合（関節）で、関節円盤を介します（図2-11A、B）。

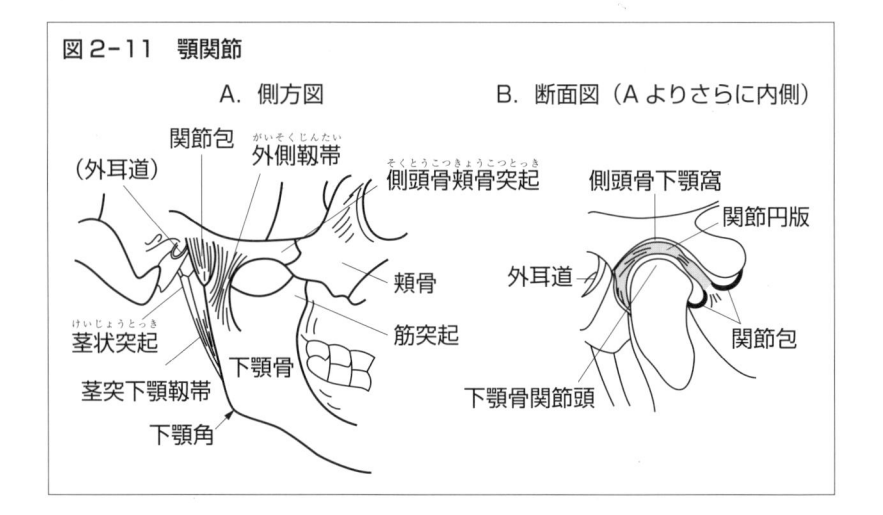

図2-11　顎関節

A．側方図
関節包
外側靭帯
（外耳道）
頬骨
茎状突起
筋突起
茎突下顎靭帯
下顎骨
下顎角

B．断面図（Aよりさらに内側）
側頭骨頬骨突起
側頭骨下顎窩
関節円版
外耳道
関節包
下顎骨関節頭

顎関節の運動

　顎関節は、頭頸部・顎顔面の皮下の深いところで頭蓋骨から下顎骨に付く**咀嚼筋**により動かされます。それぞれの運動に働く咀嚼筋をみていきましょう。

・下顎骨の挙上（歯をくいしばる）― 側頭筋、咬筋、内側翼突筋
・下顎骨を前に出す ― 外側翼突筋　・下顎骨を後に引く ― 側頭筋

関連項目　滑膜性結合（Stage 10）

・オトガイを左右に振る（回旋・臼磨(きゅうま)運動）── 側頭筋、外側翼突筋

◆ **顎関節症**

　上顎と下顎がきちんと左右対称に接触せず噛み合わせが悪いと、顎関節を構成している下顎頭やクッションの働きをしている関節円板、関節包などに障害が起こって、下顎の関節が痛くなり、口が開けにくくなります（図2-12）。これが**顎関節症**です。多くの場合、顎関節を動かすときに「カクン、カクン」「ミシミシ」「ジャリジャリ」などの音がします。

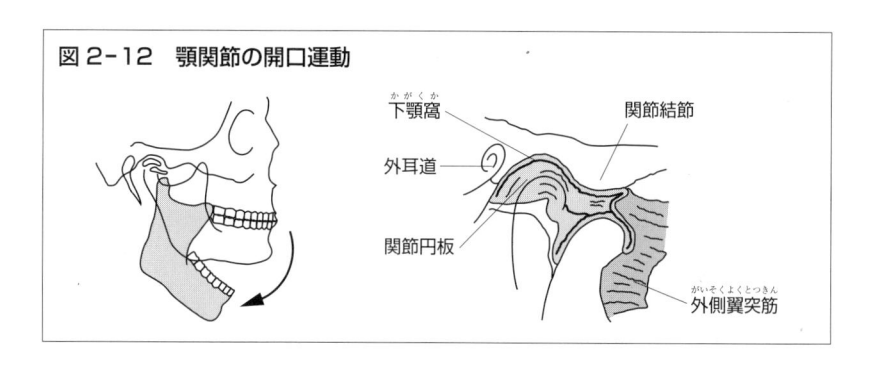

図2-12　顎関節の開口運動

下顎窩(かがくか)
外耳道
関節円板
関節結節
外側翼突筋(がいそくよくとっきん)

顎関節症の原因

① 関節円板のずれ（関節の脱臼）：下顎骨の関節突起が側頭骨の関節結節の前方に行き過ぎると**脱臼**(だっきゅう)が起き、靱帯や腱、関節包などの断裂を伴います。あくびをしたり、大きなものを食べる際に大口を開けたりしたときに起きます。

② 筋肉の異常：咀嚼筋の緊張や外傷性因子、ストレスなどで歯の噛み合わせが悪くなると下顎骨の位置異常が起こります。むし歯や歯周病、また、歯のくいしばりや歯ぎしりによる歯の異常磨耗や、咀嚼筋の過度の緊張などでも起こります。

Chapter 2　からだの支持と運動

Level Up ◆ 捻挫と脱臼

捻挫 sprain：スポーツなどで関節の運動範囲以上の動きが強要された結果、関節を構成する関節包や靱帯が伸びたりねじれたり、部分的に切れてしまう状態をいいます。症状としては、患部が腫れ、押すと痛く、とくにねじった方向へ他動的に曲げると、痛みが一層強くなります。捻挫は多方向に運動できる肩関節や股関節では起こりにくく、可動域の限られた足首の関節（足関節）などでよく起こります。足首の捻挫は関節の外側（腓骨側）から内側に底屈方向に捻って起こります（内がえし）。また、一方向にしか運動できない蝶番関節である指節間関節や腕尺関節なども捻挫がよく起きます。**突き指** sprained finger（thumb）は指節間関節の捻挫のことです。腱が切れているときは、指を引っ張ったり無理やり曲げたり伸ばしたりせず、まず指先の関節を伸ばした位置に固定します。捻挫を起こした部分は完全に治らないと、靱帯が伸びたままの状態となって、関節補強の力が慢性的に弱くなり、捻挫を繰り返すことになります。いわゆる「捻挫ぐせ」です。捻挫の防止には、捻挫を起こしやすい部分にテーピングを施したりサポーターで保護したりして、関節を支持する筋肉の力を強めます。

脱臼 dislocation：捻挫の場合よりさらに強い力が加わり、関節頭と関節窩の関節面が正常な可動域を超えて接触を失った状態をいいます。一部接触を保っているものは**亜脱臼**といわれ、かならず関節包や関節靱帯の損傷を伴います。例えば、肩や上腕に麻痺を起こすと、麻痺した筋の重みが上腕骨を引き、肩関節から離脱させて亜脱臼となります。外傷性脱臼の場合は骨折を伴うことが多く、脱臼が習慣化したり、関節機能が低下したりします。

Level Up ◆ 五十肩（肩関節周囲炎）frozen shoulder

　中高年の人にみられる肩が痛くて動きづらい状態をいいます。これは肩関節を構成する骨・軟骨・関節包・回旋筋腱板滑液包など組織の加齢に伴う退行性変化と考えられています。五十肩は、肩の痛みと運動制限（関節拘縮）を伴い、医学的にはいくつかの病態に分けられます。放っておいても時間がたてば自然に治るようなものもありますが、整形外科で適切な治療とリハビリの必要な病態は、腱板断裂、凍結肩、石灰沈着性腱板炎の3つです。そのほかには以下のようなものがあります。

五十肩の病態とその原因
肩峰下滑液包炎：肩甲骨の肩峰と上腕骨の間にある肩峰下滑液包の炎症が原因。
腱板炎　　　　：腱板の炎症が原因。
烏口突起炎　　：肩甲骨の端にある烏口突起近くの炎症が原因。
二頭筋長頭腱炎：上腕二頭筋長頭腱の炎症が原因。
肩結合織炎　　：肩関節周囲の筋肉や滑液包の炎症が原因。

Stage 14 胸部の骨格と筋・神経

胸周りの骨と肉

胸郭と筋・神経

（←はその筋肉を支配する神経を表します）

　胸郭は、心臓や肺など胸部内臓を入れるカゴ状の骨格で、胸骨（1）、肋骨（12×2）、胸椎（12）から構成されています。胸部の筋は、肋骨の前面にある浅胸筋（胸腕筋）と肋間にある深胸筋（胸壁筋）です。

A. 浅胸筋　大胸筋・小胸筋　←前胸神経、鎖骨下筋　←鎖骨下神経
　　　　　前鋸筋　←長胸神経

B. 深胸筋　外肋間筋・内肋間筋・肋下筋・肋横筋　←肋間神経

　浅胸筋は上肢帯と上腕を動かし、深胸筋は胸郭を動かし、呼吸運動を行います。なお、胸郭を動かす力は肋間筋（図2-13）のほか、頸部の斜角筋があります。斜角筋は頸椎（横突起）と肋骨をつなぐ筋で、肋骨を上げて胸郭を広げて深い呼吸を起こします。

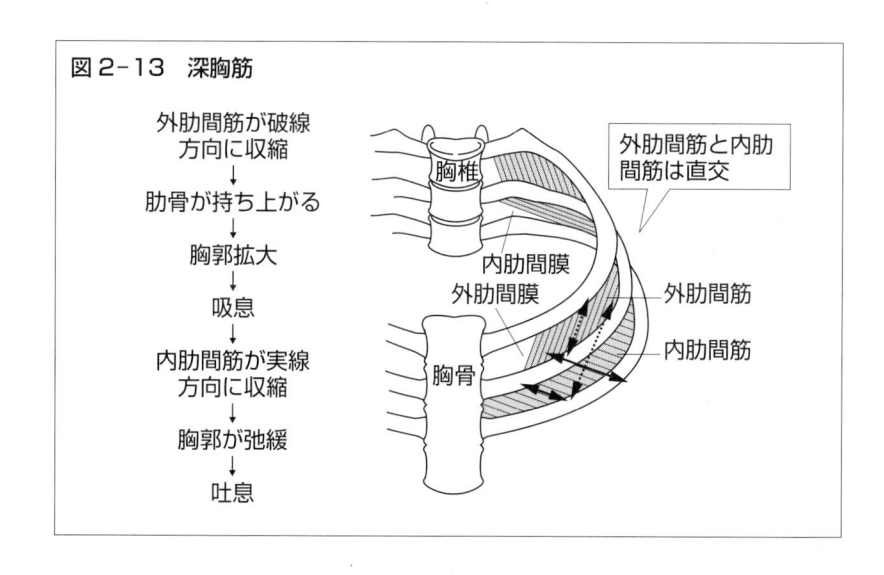

図2-13　深胸筋

外肋間筋が破線方向に収縮
↓
肋骨が持ち上がる
↓
胸郭拡大
↓
吸息

内肋間筋が実線方向に収縮
↓
胸郭が弛緩
↓
吐息

外肋間筋と内肋間筋は直交

胸椎／内肋間膜／外肋間膜／外肋間筋／内肋間筋／胸骨

Chapter 2　からだの支持と運動

横隔膜の構成とその働き

　横隔膜は、胸腔と腹腔とを分ける円蓋（ドーム）状の横紋筋です。胸膜壁の3つの部分（腰椎部・胸骨部・肋骨部）から起こる横紋筋は、円蓋の頂点で合わさって腱中心を形成しています。腱中心の上面は心臓を包む線維性心外膜と一部癒着しています。横隔膜の胸骨部と肋骨部のあいだのせまい間隙を胸肋三角といい、ここは胸膜と腹膜とだけで分かれているので抵抗力が弱く、横隔膜ヘルニアを起こしやすいところです。横隔膜には血管・神経や食道などが貫いて走る裂孔や孔が見られます（表2-1）。このうち、食道裂孔は食道裂孔ヘルニアの好発部位です。

　呼吸は、肋骨の運動（胸式呼吸）と横隔膜の収縮運動（腹式呼吸）によって行われます。横隔膜は呼吸運動の際に呼吸筋として働き、吸息の70%は横隔膜の運動によります。具体的に説明すると、横隔神経（$C_3 \sim C_5$）の興奮によって横紋筋が収縮して横隔膜が引き下げられ、胸腔の容積は拡大して空気が吸い込まれます。なお、横隔膜の収縮と同時に腹壁の筋も収縮するので、腹圧が高くなり腹腔は圧迫・縮小されます。排尿・排便や分娩の際には腹圧を高めるため、横隔膜と腹壁を収縮させて深く吸息します。

表2-1　横隔膜の裂孔と孔

存在部位	名称	裂孔・孔をとおるもの
腰椎部（後）	大動脈裂孔	交感神経叢、胸大動脈、胸管
腰椎部（前）	食道裂孔	迷走神経、食道
腱中心	大静脈孔	横隔神経、下大静脈
腰椎部（後外側）	内側脚・中間脚間 中間脚・外側脚間	大・小内臓神経、 交感神経幹、奇・半奇静脈
胸骨部と肋骨部の境	胸肋三角	上腹壁動静脈
腰椎部と肋骨部の境	腰肋三角	―

Stage 15 腹部・背部の筋・神経

おなかとせなかの筋

腹部の筋

（←はその筋肉を支配する神経を表します）

A. 前腹筋　　腹直筋　←　肋間神経
　　　　　　錐体筋　←　肋下神経

腹直筋は腹直筋鞘というじょうぶな筋膜に包まれ、左右の腹直筋鞘が腹部の正中で合わさって白線になり、臍を取り巻いて臍輪となります。この臍輪を通して腸が皮下に押し出されるものを臍ヘルニアといい、幼児に多くみられます。

B. 側腹筋　　外腹斜筋・内腹斜筋・腹横筋、精巣挙筋
　　　　　　　　　　　　　　　　　←　肋間神経・腸骨下腹神経

C. 後腹筋　　腰方形筋　←　腰神経叢

D. 骨盤の筋　肛門挙筋　←　仙骨神経叢の枝
　　　　　　深会陰横筋（尿生殖隔膜）　←　陰部神経の枝

背部の筋

（←はその筋肉を支配する神経を表します）

A. 浅背筋　　第1層　僧帽筋　←　副神経・頚神経叢の筋枝
　　　　　　　　　　広背筋　←　胸背神経
　　　　　　第2層　小菱形筋・大菱形筋　←　肩甲背神経
　　　　　　　　　　肩甲挙筋　←　頚神経叢の枝と肩甲背神経

B. 深背筋（棘肋筋および固有背筋）
　　第1層　上後鋸筋・下後鋸筋　←　肋間神経
　　第2層　固有背筋

　　　長背筋　板状筋　←　脊髄神経後枝の外側枝
　　　　　　脊柱起立筋（腸肋筋・最長筋・棘筋）　←　脊髄神経後枝
　　　短背筋　横突棘筋（半棘筋・多裂筋・回旋筋）
　　　棘間筋、横突間筋　←　脊髄神経後枝
　　　後頭下筋（大・小後頭直筋、上・下頭斜筋）　←　後頭下神経

「ヘルニア」とは、臓器や組織の一部があるべき場所からはみだしている状態のことです。

Chapter 2　からだの支持と運動

Stage 16　上肢の骨格と筋・神経
腕はよく振り動く

上肢

　上肢は、自由な運動に加えて物をつかんだり動かしたり、とくに繊細な動きができます。胸部と連絡をとりあう上肢帯と、上肢帯の末端に続く自由上肢骨からなります。上肢を体表から観察すると、体幹の一部や頸の下外側部に重なる肩（上肢帯＝鎖骨・肩甲骨）と、自由上肢骨の上腕、前腕、手に分けられます。

上肢の特徴
① 体重の荷重や移動の影響を受けない。
② 上肢帯は前方部でのみ軸骨格（頭蓋骨・脊柱・胸郭）と関節を形成する。
③ 前腕の2本の骨（橈骨と尺骨）はたがいのあいだで動きが可能である。
④ 手は可動性に富む長い指と対向性のある母指をもつ。

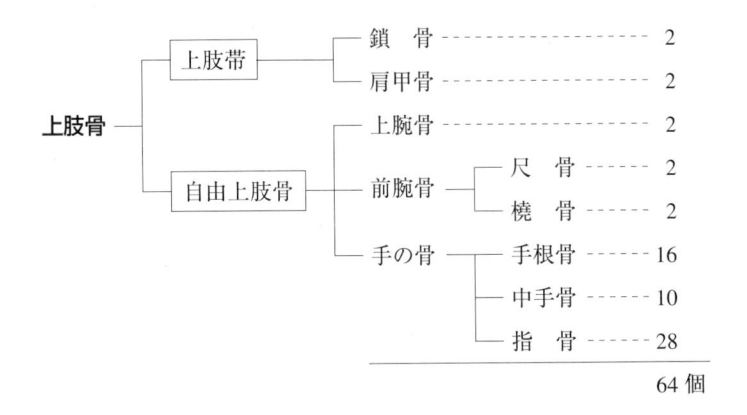

```
                   ┌─ 鎖　骨 ------------ 2
         ┌ 上肢帯 ─┤
         │         └─ 肩甲骨 ------------ 2
         │
上肢骨 ──┤         ┌─ 上腕骨 ------------ 2
         │         │
         │         │           ┌─ 尺　骨 ---- 2
         └ 自由上肢骨 ┼ 前腕骨 ─┤
                     │         └─ 橈　骨 ---- 2
                     │
                     │         ┌─ 手根骨 ---- 16
                     └ 手の骨 ─┼─ 中手骨 ---- 10
                               └─ 指　骨 ---- 28
                                         64個
```

上肢の骨格につく筋と神経　（←はその筋肉を支配する神経を表します）

A. **肩甲骨に付く筋（上肢帯筋）**　肩甲骨から上腕骨につき、上腕の運動を司ります。

三角筋 ← 腋窩神経　　小円筋 ← 腋窩神経
棘上筋・棘下筋 ← 肩甲上神経
大円筋・肩甲下筋 ← 肩甲下神経

B. 上腕に付く筋　　上腕骨と前腕の骨につき、肘関節を動かします。
屈筋群　上腕二頭筋、烏口腕筋、上腕筋 ← 筋皮神経
伸筋群　上腕三頭筋、肘筋、肘関節筋 ← 橈骨神経

C. 前腕に付く筋　　橈骨と尺骨につき、手首を動かします。
屈筋群　円回内筋、長掌筋、橈側手根屈筋、浅・深指屈筋、長母指屈筋、方形回内筋 ← 正中神経　　尺側手根屈筋 ← 尺骨神経
伸筋群　腕橈骨筋、長・短橈側手根伸筋、総指伸筋、小指伸筋、尺側手根伸筋、回外筋、長・短母指伸筋、長母指外転筋、示指伸筋 ← 橈骨神経

D. 手に付く筋（手筋）　　手根や中手部から各指につき手指を動かします。
短母指外転筋、短母指屈筋、母指対立筋 ← 正中神経
母指内転筋、短掌筋、小指外転筋、短小指屈筋
小指対立筋、掌側骨間筋、（手の）背側骨間筋　　← 尺骨神経
（手の）虫様筋 ← 正中神経、尺骨神経

腋窩と肘窩

　腋窩は「ワキの下」ことで、胸壁と上腕のあいだのくぼみの部分です。前方は大胸筋と小胸筋（前腋窩ヒダ）、後方は広背筋（後腋窩ヒダ）で分けられます。上腕骨と大円筋および小円筋のあいだに生じる腋窩隙は上腕三頭筋の長頭によって外側腋窩隙と内側腋窩隙とに分けられます。

外側腋窩隙—腋窩神経、後上腕回旋動静脈
内側腋窩隙—肩甲回旋動静脈

　肘窩は「ひじの内側（前面屈曲部）」のことで前肘部下方の三角形のくぼみの部分です。肘窩を触診すると、その深部に太い索状の上腕二頭筋腱に触れることができます。上腕二頭筋の内側には上腕動静脈が、さらにその内側には正中神経が走っています。肘窩の内側部（尺則）では、上腕動脈の拍動が触知できます。

Chapter 2　からだの支持と運動

Stage 17　下肢の骨格と筋・神経

からだを支え、歩行する

下肢

下肢は体重を支え、円滑な歩行移動と身体のバランスを保っています。殿部、大腿部、膝、脚（下腿部）、足根部（距腿関節部）、足の6つの部位からなります。下肢の骨は機能的に体幹下部の骨格をつくり、腹部・骨盤・会陰を保護する下肢帯と自由下肢の骨に分けられます。

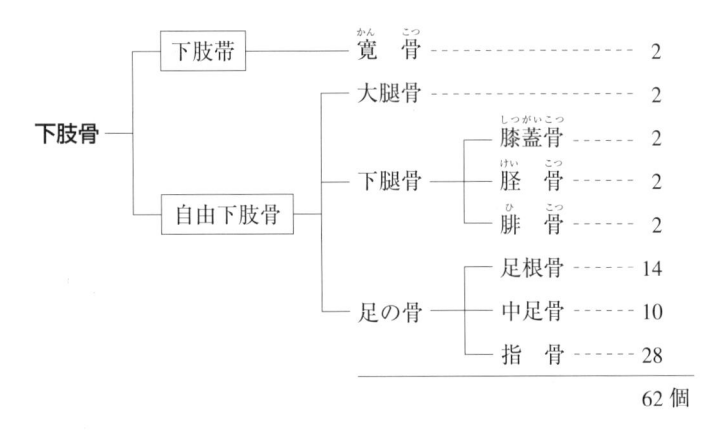

```
             ┌ 下肢帯 ── 寛骨 ───────── 2
             │
             │          ┌ 大腿骨 ─────── 2
             │          │
             │          │        ┌ 膝蓋骨 ── 2
下肢骨 ──────┤          │        │
             │          ├ 下腿骨 ─┤ 脛骨 ── 2
             │          │        │
             │          │        └ 腓骨 ── 2
             └ 自由下肢骨┤
                        │        ┌ 足根骨 ── 14
                        │        │
                        └ 足の骨 ─┤ 中足骨 ── 10
                                 │
                                 └ 指骨 ──── 28
                                            62個
```

下肢の骨格につく筋と神経

（←はその筋肉を支配する神経を表します）

A. 下肢帯筋　寛骨筋（骨盤筋）
　　骨盤内筋　腸腰筋（腸骨筋、大腰筋）、小腰筋　← 　腰神経叢
　　骨盤外筋　大殿筋　← 　下殿神経
　　　　　　　中殿筋、小殿筋、大腿筋膜張筋　← 　上殿神経
　　　　　　　梨状筋、内閉鎖筋、上・下双子筋、大腿方形筋　← 　仙骨神経叢
　　　　　　　尾骨の筋（前仙尾筋、後仙尾筋、尾骨筋）　← 　尾骨神経

B. 大腿筋
　　大腿伸筋　縫工筋、大腿四頭筋、膝関節筋　← 　大腿神経

Stage 17 下肢の骨格と筋・神経

　　大腿内転筋　　恥骨筋、薄筋、長・短内転筋、大内転筋、外閉鎖筋
　　　　　　　　　　　　　　　　　　　　　　　　　　　　　← 閉鎖神経
　　大腿屈筋　　大腿二頭筋　← 腓骨神経、脛骨神経
　　　　　　　半腱様筋、半膜様筋　← 脛骨神経

C. 下腿筋　「ふくらはぎ」
　　下腿伸筋　　前脛骨筋、長母指伸筋、長指伸筋、第三腓骨筋　← 深腓骨神経
　　下腿腓骨筋　長腓骨筋、短腓骨筋　← 浅腓骨神経（せんひこつしんけい）
　　下腿屈筋　　下腿三頭筋、足底筋、膝窩筋、後脛骨筋、長指屈筋、長母指屈筋　← 脛骨神経

D. 足筋
　　足背筋　　短母指伸筋、短指伸筋　← 深腓骨神経（しんひこつしんけい）
　　足底筋　　母指外転筋、短母指屈筋、短指屈筋、虫様筋　← 内側足底神経
　　　　　　　母指内転筋、小外転指筋、短小指屈筋、足底方形筋　← 外側足底神経
　　　　　　　底側骨間筋、背側骨間筋　← 深腓骨神経、外側足底神経

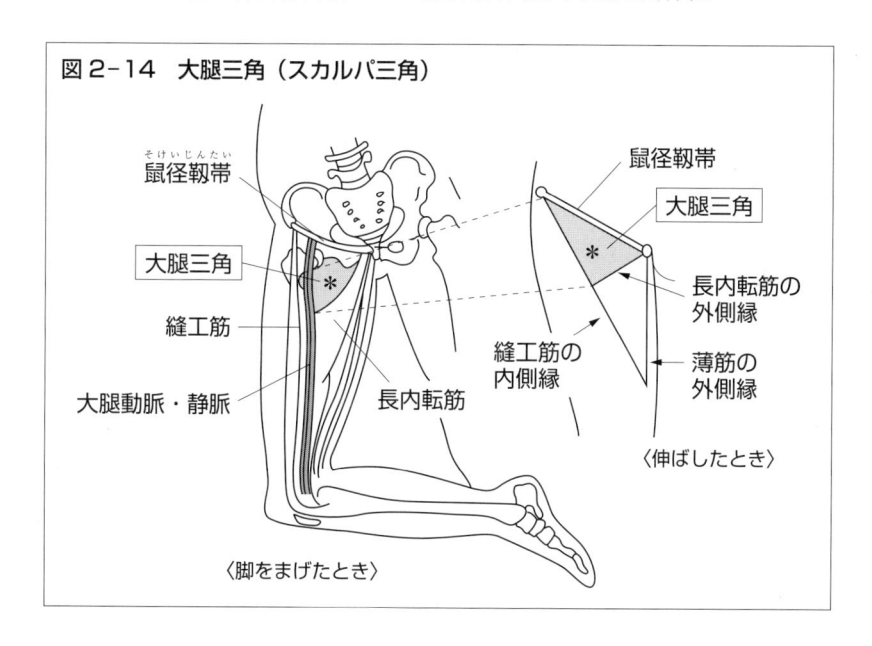

図2-14　大腿三角（スカルパ三角）

鼠径靱帯（そけいじんたい）
大腿三角
縫工筋
大腿動脈・静脈
長内転筋
〈脚をまげたとき〉

鼠径靱帯
大腿三角
長内転筋の外側縁
縫工筋の内側縁
薄筋の外側縁
〈伸ばしたとき〉

Chapter 2　からだの支持と運動

Level Up ● 下肢の損傷

- **寛骨の骨折（骨盤骨折）**—跳んだり跳ねたり、急な加速や減速を必要とするスポーツで起こりやすい骨折です。腱や靱帯の一部が骨とともにはがれることがあります（断裂剥離）。
- **大腿の骨折**—大腿骨頚部は細く、かつ体重の負荷に弱い部分なので、とくに骨粗鬆症の二次的な影響を受けて骨折しやすいところです。大腿骨頚部や大腿骨幹部の骨折は、登山やスキー、自動車運転中の事故などで、転落や打撲など強い外力が加わると起こります。また、大腿骨の遠位部（膝に近いほう）の骨折は、膝関節を損傷したり、膝窩の動脈に出血を起こすと重症になります。
- **膝の損傷**—膝関節の中にある半月板が損傷を受けるものが半月板損傷で、2つの大きな骨に挟まれ、その周辺にしか血液が通っていないので、多くの場合断裂すると自然にはなかなか治りにくいものです。一般には外傷やスポーツ障害で起こることが多いのですが、中年以上では、加齢とともに関節軟骨の変形性磨耗が生じる変形性関節症などの合併症が起こります。
- **脛骨や腓骨の骨折**—脛骨体の中部と下部1/3の境界は細く骨折が起きやすいところです。また、前正面には筋や皮下脂肪がなく、脛骨体が皮膚直下にあるので複雑骨折が起きやすいところです。腓骨の骨折は外果下端から2〜6cm上部で、しばしば足関節の脱臼骨折を伴います。また、よく経験することですが、足を滑らせて過度に内反すると、足関節の外側靱帯が断裂し、距骨が外果に抗して強制的に回転することで外果が引きちぎられます。
- **足の骨の骨折**—踵骨の粉砕骨折は高いところで踵から落ちたりすると起こり、踵骨と距骨の関節運動が障害されます。自動車の衝突で、ブレーキペダルに足首が非常に強い力で押しつけられた場合に、足首の激しい背屈が起こると、距骨頚の骨折が起こります。重い物体が足の上に落下したりすると中足骨の骨折が起こります。

Column ● こむら返り

　朝方、ふとんのなかで何気なく足を伸ばしたとき、または、冷たいプールで泳いでいるときにこむら返りを経験したことはありませんか？「こむら返り」（腓返り、筋クランプ）は、ふくらはぎの筋肉が自分の意思とは無関係にひっくり返ったような痛みを伴うので付けられた名です。健康な人でも、普段使っていないふくらはぎの筋肉の運動神経が何かの拍子に急激に高ぶると起こります。足や骨盤の関節が緩くなり、骨と骨の隙間が長くなると、足の筋肉は引き伸ばされることになります。このストレスに対してふくらはぎの筋が元の長さに戻ろうと急激に縮んだ瞬間、こむら返りが起きると考えられています。
　こむら返りの起こる頻度は、妊娠後期や年齢が高くなると増加するという報告があります。一般的にはカルシウム不足が原因と考えられますが、糖尿病や肝硬変、動脈硬化症、静脈瘤など血管の病気が原因の場合もあります。つまり、「こむら返り」が頻繁に起こる場合に、これらの病気が隠れている可能性があります。

Stage 18 筋の収縮運動と神経支配

骨格筋による収縮運動と相互運動作用

筋紡錘と腱紡錘

　筋紡錘と腱紡錘は、神経終末をもつ特殊筋線維や腱線維の束で、紡錘状の鞘に包まれているのでこの名があります。それぞれ筋や腱の緊張・伸展の度合いをチェックし、中枢神経へ知らせる一種の骨格筋の収縮調節センサーです。筋紡錘や腱紡錘または腱や靱帯中の**ファーテル・パチニ層板小体**は、体の深部の筋・腱・関節に加わる重力や抵抗・振動を感じます（深部知覚）。

骨格筋と神経

　運動神経が筋に接する部位は**神経筋接合部** neuromuscular junction あるいは**神経終板** nerve end plate とよばれています。神経筋接合部は、神経終末部の膜や神経終末と筋細胞膜のあいだのシナプス間隙および筋細胞膜上の受容体からなります。筋細胞膜上の受容部位が損傷を受け、アセチルコリンを結合できなくなると筋収縮が低下し、極端な筋衰弱に陥ります。筋力低下が顕著になると、眼瞼挙上や呼吸運動が困難になります（重症筋無力症）。

筋の種類と収縮の特徴

- **骨格筋の収縮**：筋の収縮は、細いアクチンフィラメントが太いミオシンフィラメントのあいだに滑り込み、筋全体の長さが短くなること（短縮）によります（**滑走説、滑り説**）。つまりフィラメントの長さ自体は変化しません。運動神経の興奮をうけて筋に張力を生じるのが収縮ですが、筋が短縮される場合を求心性収縮といい、筋が緊張しつつ引きのばされる場合を遠心性収縮といいます。筋が張力を出しているが運動が起こらないような収縮を**等尺性収縮**、これに対して、物を持ち上げるときのように、筋が収縮して運動が起こる場合を**等張性収縮**といいます。筋の活動

電位の持続時間は2ミリ秒と短く、1回の刺激で一過性の収縮（**単収縮、れん縮**）が起こります。さらに連続刺激によって、単縮がつぎつぎと重なり（加重）強縮という大きな収縮となります。筋の長時間の収縮のことを**拘縮**といいます。細胞外液のK^+濃度の上昇により、筋細胞膜が長時間にわたり脱分極したり、筋小胞体がCa^{2+}の取り込みを抑制されたりするために生じます。

・**心筋の収縮**：心筋の収縮における活動電位の持続時間は長く、約200ミリ秒です。骨格筋と比べ、収縮速度が遅く、筋細胞に刺激が加えられたときも興奮性が低下している時期（不応期）が長いため強縮を生じません。心筋どおしが同調して、収縮と弛緩を繰り返して血液を充満し拍出するので、長時間の収縮は不要なわけです。収縮の同期・同調は、閉鎖体・デスモソーム・ギャップ結合などの構造を含む介在板（隣接する心筋細胞の境界）によって調節されています。アドレナリンなどのカテコールアミンを投与すると、収縮性の上昇と張力の強化がみられます。

・**平滑筋の収縮**：骨格筋や心筋と同じようにミオシンとアクチンとのあいだの連結橋により収縮が起こりますが、この場合はトロポニンを欠き、カルモジュリン（カルシウム結合タンパク）が収縮を起こします。生体に広く分布する平滑筋（不随意筋）は、自律神経およびホルモンなどの液性因子によって調節されます。また、心筋にくらべてATP分解速度が遅いため収縮速度も遅くなります。そのぶんエネルギー消費が少ないので、疲れにくく長時間の収縮が可能です。

筋の収縮と弛緩の際、重要な役割を果たすのがATPとカルシウムです。ATPはカルシウムが存在するとき、ミオシン頭部がアクチンに架橋を形成したり、解離したりするのに必要です。筋が弛緩したとき、カルシウムはアクチンとミオシンから離れ、筋小胞体に貯蔵されます。つまり筋収縮のためには、収縮タンパクのアクチンとミオシンにカルシウムが有効に作用することが必要です。硬直とは、ATPの枯渇によるアクチンとミオシンの結合（連結橋）がはなれなくなった状態をいいます（死後硬直）。

筋肉の収縮エネルギーと疲労

筋収縮のエネルギー源はATPがADPに分解されるときに生じるものです。たとえば、筋肉100g中に250mgのATPが含まれており、ATP1 mol

の分解で 11 kcal のエネルギーが遊離します。筋肉は持続的な強い運動を行うと、しだいに強い収縮が維持できなくなりますが、これがいわゆる疲労です。酸素が十分供給されている有酸素状態では、グルコースは解糖系によりピルビン酸を経て **TCA 回路（クレブス回路）** で分解されます。しかし、無酸素状態ではピルビン酸から乳酸が生じ、炭酸ガスの濃度増加とともに細胞内の pH の低下やクレアチニン、ケトン体など代謝産物の増加・蓄積が起こり、膜の興奮性の低下や ATP 合成能の低下、興奮-収縮関連の機能の低下などが生じます。肩こりの「こり」は、たとえば針仕事やパソコンなど長時間の肩・背・腕などの筋肉の緊張による筋肉疲労で、血行不良によるものです。

Column ●「大切な 5 本の指の話」5 本の指？

ずいぶん昔、「フィンガー5」という5人兄弟のグループが流行しました。「5本の指」を英訳したグループ名のように思われますが、実際の英語では、5本の指のことを five fingers といわずに、a thumb and four fingers と表現します。5本の指のうち、人差し指・中指・薬指・小指の第2〜第5指までの骨は基節骨・中節骨・末節骨の3つからなっていますが、親指（第1指）の骨には中節骨がないためです。指の骨は合計 15（3×5）本でなく 14（2＋3×4）本となります。

指はどうして動くの？　指を伸ばす筋は？

親指はほかの4本の指と向き合って、そのあいだに物をつかむことができます。これは、親指に特有の母指球（母指球筋）と前腕から分布している長掌筋の働きによります。一方、ほかの4本の指の動きは前腕の伸筋（総指伸筋・示指伸筋・小指伸筋）が関与し、前腕にある1つの筋から4本の腱が出ています。つまり、4本の指の腱は隣同士つながっているのです（腱間結合）。

このことを実感するために、以下の指組み・指離しを試してみましょう。下の絵のように、中指以外の4本の指を伸ばして指の腹の部分がつくように組んでから、残る左右の中指の中節骨をぴったりとあわせます。1組ずつ、指の腹を離すように試してください。離れますか？　親指・人差し指・中指・小指の4指の組は簡単に離れますが、薬指は離れませんね。これは、中指と薬指が共通腱でつながっているためです。

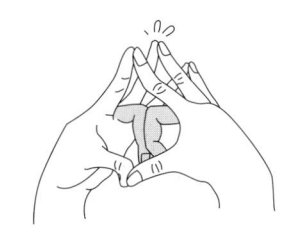

Chapter 2　からだの支持と運動

Column ● 進化医学

　イギリスの自然史・博物学者のチャールズ・ダーウィン（1809〜1882）の生誕から200年を過ぎ、「進化論」の誕生からは150年が経過しました。現在、「ダーウィン進化論」は新しい展開をみせています。1991年にランドルフ・ネシー（医師）とジョージ・ウィリアムズ（進化生物学者）によって提唱された、「進化医学」（ダーウィンの名をとってダーウィン医学ともいう）です。これは人体の病気を進化という視点から捉えるユニークな考え方です。進化医学では、文明や文化が原因で新たに生まれた人災や、病気を引き起こすと考えられている遺伝子は、我々の祖先が生き延びるために有益であったと考え、病気がいまここにあるのも、進化の結果と考えます。そして、ヒトの病気の生物学的意味と、現代の医療の問題点を提起しています。進化というとてつもない長い時間スケールと、現代の余りにも短い時間で発展してきた医学・医療は整合しないことが多いのはむしろ当然でしょう。ダーウィン医学は、ヒトの病気の意味を、生物学的な「進化」の視点から考察するものであり、そのため生物学の知識を必要としています。

この章で学ぶこと

☐ 気道としての鼻腔・副鼻腔
☐ 声門と発声のしくみ
☐ 気管・気管支と肺
☐ 胸膜と各臓器との関係
☐ 呼気・吸気と横隔膜の動き
☐ 呼吸中枢
☐ 異常呼吸
☐ 血液の組成と成分
☐ 血球の種類
☐ 血液型

Chapter 3
呼吸と血液のはたらき

　取り込んだ酸素を利用して、その結果生じる二酸化炭素を排出するのが呼吸です。呼吸の際、吸気として取り入れられた酸素は血液によって全身の組織に運ばれ、細胞はこの酸素を利用してエネルギーを産生します。その過程で発生した二酸化炭素は血液により肺に運ばれ、呼気として体外へ排出され恒常性が維持されています。呼吸器系は、空気を取り入れて運ぶ**気道**である外鼻・鼻腔・副鼻腔・咽頭・喉頭・気管・気管支と、空気と血液とのあいだのガス交換の場である**肺**とで構成されています。

Chapter 3　呼吸と血液のはたらき

Stage 19　鼻腔・咽頭・喉頭

空気の通り道

鼻と鼻腔・副鼻腔

　外鼻（鼻根・鼻背・鼻翼・鼻尖）は鼻骨と鼻軟骨でつくられています。入口の外鼻孔から入った空気は鼻腔、後鼻孔を通って咽頭・喉頭へ向かいます。外鼻孔の続きで鼻翼に囲まれたところを鼻前庭といいます。

　鼻腔 nasal cavity の中央に鼻中隔（篩骨鉛直板＋鋤骨）があり、しばしば側方へ偏位しています（鼻中隔彎曲症）。毛細血管が多く集まるキーゼルバッハ部位は鼻中隔の前端部で外鼻孔の近くの粘膜にあり、よく鼻出血が起こります。また、外側壁には棚状の**上鼻甲介・中鼻甲介・下鼻甲介**があり、その間（上・中・下鼻道）を空気が通り抜けます。

　鼻腔を囲む骨の中にある空洞をまとめて**副鼻腔**といい、**前頭洞**、**上顎洞**、**蝶形骨洞**、**篩骨洞**があります（図3-1）。鼻腔の炎症が副鼻腔の粘膜に及ぶと、腔洞内に粘液や膿が貯留して副鼻腔炎（蓄膿症）になります。

　鼻粘膜は前方の呼吸部と後方の嗅部に分けられます。下鼻甲介の大部分、中鼻甲介の自由縁には**鼻甲介静脈叢**が発達しており、冷たい乾燥した空気が直接気管や肺に入らないように一度温め、湿気（80〜95％）を与えるのに働いています。また、鼻粘膜は、吸い込まれる空気中の塵埃や細菌などさまざまなものを途中で除去して生体の防御にも働いています。

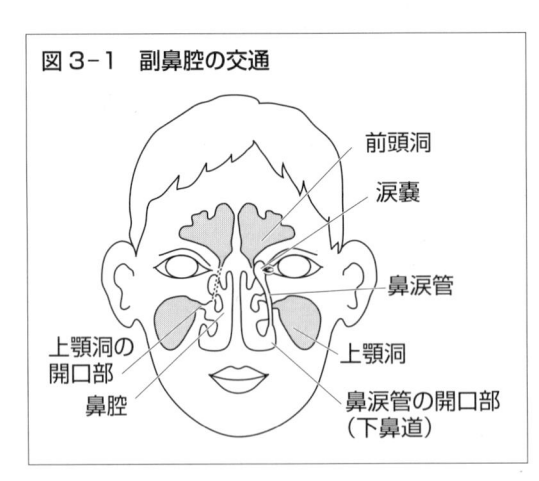

図3-1　副鼻腔の交通

- 前頭洞
- 涙嚢
- 鼻涙管
- 上顎洞の開口部
- 鼻腔
- 上顎洞
- 鼻涙管の開口部（下鼻道）

Stage 19 鼻腔・咽頭・喉頭

咽頭と喉頭のつくり

　咽頭 pharynx は、鼻部（上咽頭）・口部（中咽頭）・喉頭部（下咽頭）の3つの部分に分けられ、途中、食物の通路と気道が交差します（図3-2）。上部の両外側壁に耳管の開口部（耳管咽頭口）があります。さらに、後壁上部には粘膜下リンパ組織である**咽頭扁桃** pharyngeal tonsil があり、小児で腺様増殖（肥大）したものが**アデノイド** adenoid です。咽頭壁は縦走・輪走する内外2層の咽頭筋（骨格筋）からなり、おもに迷走神経によって支配されています。

　喉頭 larynx は咽頭の前で舌の下、第4〜6頸椎の高さにあり、硝子軟骨からなる甲状軟骨（俗にノドボトケ）、その下に輪状軟骨、さらに1対の披裂軟骨があります。また、喉頭の入り口の前壁には弾性軟骨である喉頭蓋軟骨からなる**喉頭蓋**があります。飲み込んだものが気管に入るのを防ぐため、喉頭が反射的に上方に引き上げられ、喉頭口が喉頭蓋に押しつけられてふさがれます。喉頭筋には喉頭と周囲の筋を結ぶ外喉頭筋と発声に働く内喉頭筋があります。

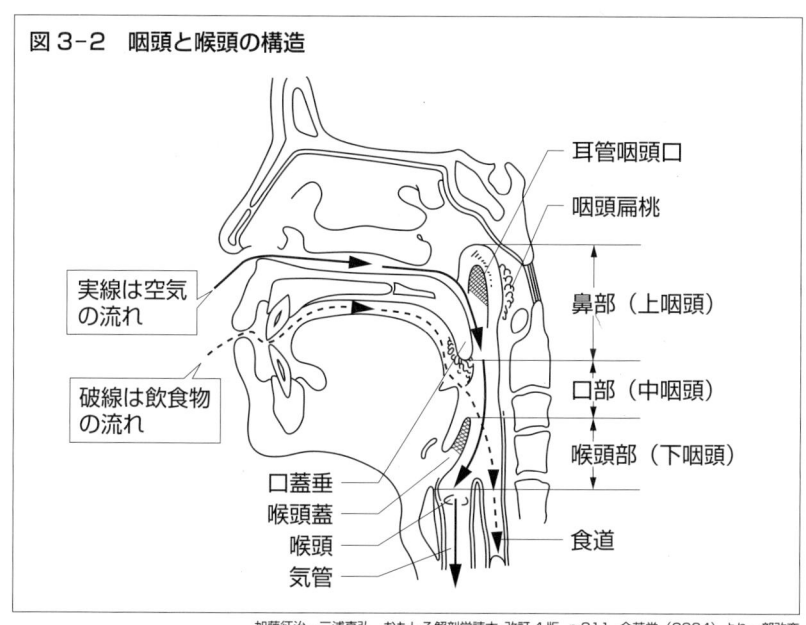

図3-2　咽頭と喉頭の構造

加藤征治・三浦真弘　おもしろ解剖学読本 改訂4版 p.211 金芳堂（2004）より一部改変

関連項目　扁桃（Stage 40）

Chapter 3　呼吸と血液のはたらき

Stage 20　発声

声の出るしくみ

　喉頭は、呼吸器系の一部として空気の通り道となっていると同時に、発声器官として働いています。

声帯と発声のしくみ

　喉頭内腔の壁の両側には**前庭ヒダ**と**声帯ヒダ**という上下に2組の喉頭粘膜のヒダがあります。声帯ヒダ（**声帯** vocal cord）のあいだを**声門裂**といい、声帯ヒダとあわせて**声門**といいます。声帯ヒダには**声帯靱帯**および**声帯筋**があり、後方の披裂軟骨（ひれつなんこつ）を動かし、喉頭の筋の緊張によりこの間隙（幅）を調節しています。声門を狭くしてそこに急激に呼気を通すと声帯ヒダが振動して声が出ます（**発声** phonation）。声の高さは、声帯の長さや太さ、それに声帯筋の緊張ぐあいによる振動数により変化し、声の大きさ（声量）は、声門を通り抜ける気流の強さにより変化します（図3-3）。

　思春期になると男性ホルモン（アンドロゲン）影響で男性の甲状軟骨は前後に大きく発育し喉頭隆起として目立つようになります。一方、声帯は甲状軟骨より少し遅れて発育するので、声帯靱帯が長くなり、いわゆる「声変わり」が起こります。その結果、男性の声帯ヒダは女性より厚く長くなり、声が低くなります。

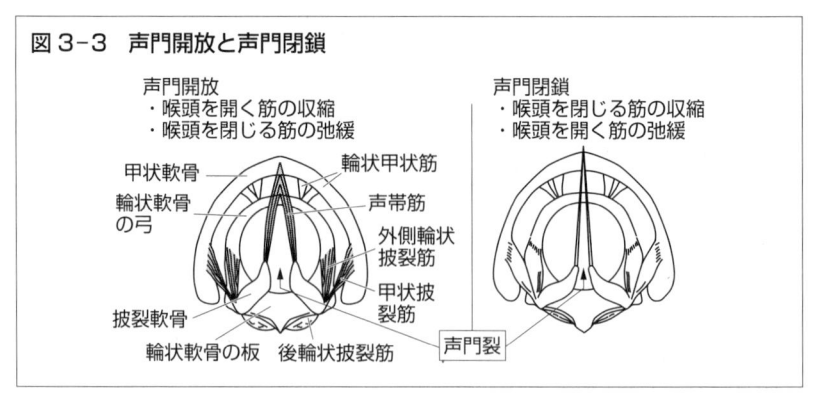

図 3-3　声門開放と声門閉鎖

声門開放
・喉頭を開く筋の収縮
・喉頭を閉じる筋の弛緩

声門閉鎖
・喉頭を閉じる筋の収縮
・喉頭を開く筋の弛緩

甲状軟骨／輪状軟骨の弓／披裂軟骨／輪状軟骨の板／輪状甲状筋／声帯筋／外側輪状披裂筋／甲状披裂筋／後輪状披裂筋／声門裂

喉頭炎と喉頭癌

喉頭炎では声帯ヒダの炎症により、声帯の収縮が妨げられ、喉頭浮腫や嗄声（ささやくような小さな声）の症状がでます。**喉頭癌**では嗄声や嚥下時痛、耳への放散痛などの症状がでます。

声帯を支配する神経

声帯ヒダは迷走神経から分枝した**反回神経** recurrent nerve により支配されます（図3-4）。胸腔上方で右側の神経は右鎖骨下動脈を、左側の神経は**大動脈弓（動脈管索）**をそれぞれ反回して再び気管両側壁に沿って上行し、下喉頭神経として喉頭筋に分布し、発声を支配します。

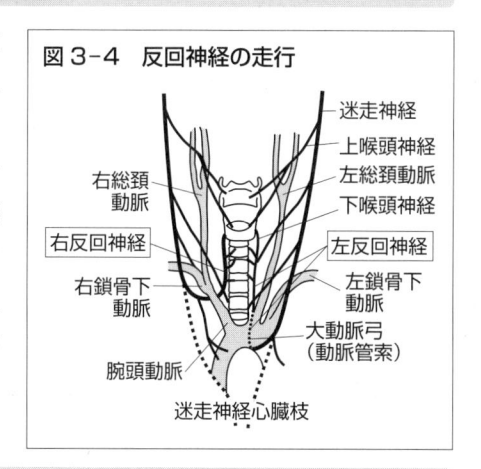

図3-4　反回神経の走行

迷走神経／上喉頭神経／右総頚動脈／左総頚動脈／下喉頭神経／右反回神経／左反回神経／右鎖骨下動脈／左鎖骨下動脈／腕頭動脈／大動脈弓（動脈管索）／迷走神経心臓枝

構音とは？

声帯ヒダの振動によって生じる音は、ことばとして認識できる音に変換しなければなりません。その変換を**構音** articulation といい、舌・下顎・口唇・軟口蓋などを動かして口腔・咽頭鼻腔（共鳴室）の形を変えることによって行います。「構音」は医学用語であり、言語学上は「調音」、一般には「発音の操作」といわれます。したがって、構音はせまい意味では咽頭以上の音声器官の操作をいいます。

構音障害の分類とその原因

構音障害は咽頭以上の音声器官の障害で、喉頭の障害である発声障害とは区別されます。構音障害はその原因によって以下の4つに分けられます。
①器質性構音障害―――（原因）音声器官の形態異常。
②運動障害性構音障害―（原因）音声器官の麻痺。
③聴覚性構音障害―――聴覚の障害による二次的な障害。
④機能性構音障害―――医学的原因の認められない本態性の発音障害。

「反回」とは、本来の方向とは逆方向、つまり反回神経の場合は下行する迷走神経の分枝が上行することを意味します。

Chapter 3 呼吸と血液のはたらき

Stage 21 気管・気管支と肺

呼吸器官としての気管

気管・気管支

　気管 trachea は第6頚椎の高さで喉頭の下から始まり、甲状腺に囲まれています。外側は16〜20個程度の馬蹄形の**気管軟骨**（硝子軟骨）が前方を取り囲み、後方は平滑筋を含む膜性壁で食道に接しています。第5胸椎の高さで左右の**気管支** bronchus に分枝します。気管支は肺に入り、葉気管支→区域気管支→細気管支→小葉間細気管支→終末細気管支→呼吸細気管支と分枝し、肺胞という小さな袋に分かれます。気管や気管支の壁の粘膜下組織には気管腺・気管支腺があり、粘液や漿液を分泌して、通る空気を加湿しています。

肺と胸膜・胸膜腔・縦隔

　肺 lung は胸膜に囲まれ、胸腔内で縦隔を除いた大部分を占めています（図3-5）。右肺は水平裂、斜裂により上葉・中葉・下葉の3葉に、左肺は斜裂により上葉・下葉の2葉に区分され、さらに右肺は10、左肺は8の肺区域に分かれています。両肺の内側面（縦隔面）には肺門があり、気管支、肺動静脈、リンパ管、神経が出入りし、リンパ節も多数あります。
肺胞：肺胞は薄い壁からなる直径約 $200\,\mu m$ の袋で、内腔は扁平な一層の肺胞上皮細胞（呼吸上皮）でおおわれています。肺胞どうし背中合わせの部位を肺胞中隔といいます。肺胞中隔には毛細血管網がよく発達しており、肺胞内の空気と毛細血管内の血液とのガス交換は、肺胞上皮細胞↔基底膜↔毛細血管内皮細胞の3層を通過して行われます。肺胞の毛細血管は肺動脈から静脈血を受け取り、ここでガス交換し、新鮮な動脈血として肺静脈を経て心臓に戻します。ガス交換を行う肺動静脈を**機能血管**といい、肺の組織を養う気管支動静脈は**栄養血管**と呼ばれます。

関連項目　機能血管、栄養血管（Stage 31）

図 3-5 肺と縦隔

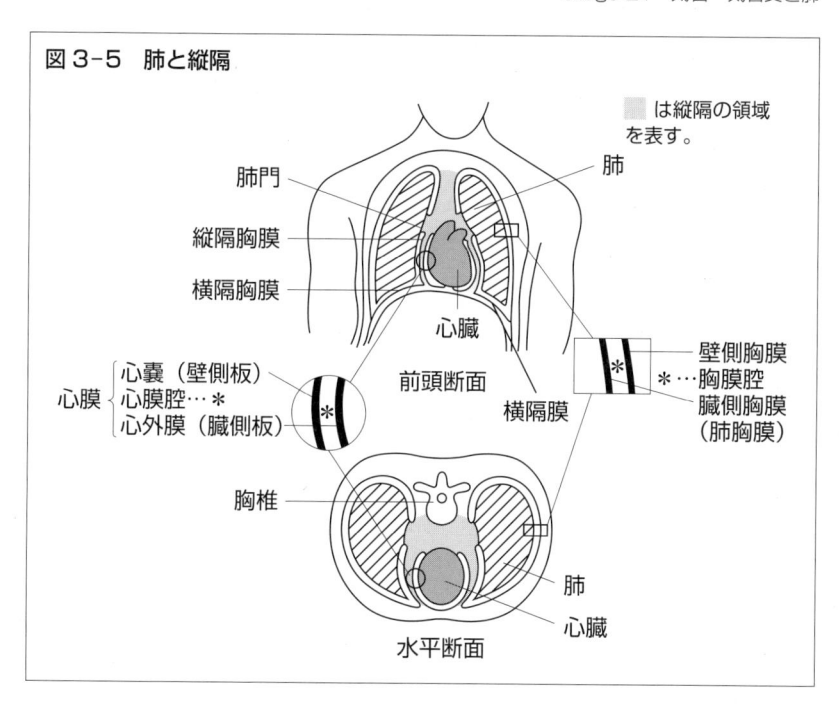

胸膜と胸膜腔：肺は肺門を除いて**肺胸膜**におおわれています。胸膜は内側の臓側胸膜（肺胸膜）と外側の壁側胸膜の2枚の漿膜からなります。両者の間を**胸膜腔**といい、肺や胸膜に炎症がおこると胸膜腔に胸水と呼ばれる滲出液が溜まります。

縦隔 mediastinum：縦隔は、胸腔を左右に分ける間隙です。前方は胸骨、後方は胸椎、側方は肋骨、下方は横隔膜で囲まれます。つまり縦隔は胸腔の中央部にあって左右の胸膜腔に挟まれています（図3-5）。胸骨角と第4胸椎体の下縁を結ぶ線（胸骨角平面）で上部（上縦隔）と下部（前・中・後縦隔）に分けられます。縦隔には、心臓と心臓に出入りする血管、気管、食道、胸管、神経など多くの臓器がおさまっています。

気胸 pneumothorax：胸腔が刺傷した場合、空気が孔から胸膜腔に流入し、胸膜腔内圧の陰圧が失われて（圧力と容積との関係）、肺が萎縮することをいいます。

Chapter 3　呼吸と血液のはたらき

Stage 22　呼吸
血液による O_2・CO_2 の運搬とガス交換

呼吸の3過程

　酸素（O_2）と二酸化炭素（CO_2）は血液に溶けて、O_2 は肺から組織へ、CO_2 は組織から肺へ運ばれます。体外から酸素を取り入れ、体外へ二酸化炭素を放出する呼吸では、1) 換気（呼吸）運動、2) 肺内でのガス交換、3) 血液による O_2 と CO_2 の運搬の3つの過程が重要です。

1) 換気（呼吸）運動

　換気は呼吸器の収縮と弛緩による胸腔の容積の変化に反応して起こります。安静時の吸息におもに働くのが肋間筋と横隔膜で、これらをまとめて呼吸運動筋群といい、非常に強く耐久性があります。胸式呼吸では外肋間筋は肋骨を引き上げ胸腔を広げて息を吸いこむのに働き、内肋間筋は肋骨を引き下げて胸腔を狭くして息を吐くのに働きます。腹式呼吸では横隔膜が働きます。横隔膜は、放尿、排便、分娩にも働き、筋肉を収縮させて腹腔を圧迫させます（腹圧を高めます）。また、深呼吸や呼吸困難の症状にあるときの意識的な吸息では、補助呼吸筋として、胸鎖乳突筋、斜角筋、肩甲挙筋、大胸筋、腹直筋などの筋群も働きます。

2) 肺内でのガス交換

　ガス交換は、肺胞と肺の毛細血管の細胞膜を通しておこなわれます。肺胞内面の肺胞上皮細胞からはリン脂質を主成分とする**表面活性物質** surfactant が分泌されており、肺胞は極めて薄い膜からなる袋ですので、表面張力で押しつぶされないように、表面活性物質が表面張力を下げて肺胞のつぶれを防いでいます。

ガス交換に適する肺胞構造の特徴

①広い表面積…O_2 と CO_2 のガス交換量が増大します。
②薄い肺胞壁…O_2 と CO_2 の移動・拡散が容易になります。
③肺胞と肺の毛細血管の密接…拡散の効率があがります。

関連項目　外肋間筋、内肋間筋（Stage 14）

3) **酸素 O_2 と二酸化炭素 CO_2 の運搬**

　O_2 の大部分（97.5％）は、血液中の赤血球の**ヘモグロビン**（オキシヘモグロビン oxyhemoglobin）により輸送され、残りは血漿に溶解しています。細胞代謝の結果生じた CO_2 は、血液により肺に運ばれ体外へ排出されます。CO_2 の 20％はヘモグロビンと結合してカルバミノヘモグロビンを形成し、10％は血漿に溶解していますが、残りの 70％は重炭酸イオン（HCO_3^-）に変わり、イオンの形で存在します。ヘモグロビンと結合するとき、O_2 はヘモグロビンの鉄の部分とゆるく結合し、CO_2 はヘモグロビン中のグロビンタンパクと結合します。Hb と O_2 の結合・解離の関係を表す曲線を酸素解離曲線といい、特有の S 字状曲線を描きます。

呼吸の調節

1. 神経性呼吸調節：脳の延髄にある呼吸中枢が周期的に興奮することによって呼気と吸気が規則正しく繰り返されます。
2. 化学性呼吸調節：血液中に溶解している化学物質（O_2、CO_2、水素イオン）により調節されます。
    - 中枢性化学受容器…脳脊髄液の CO_2 の増加（水素イオンの上昇）を感知して呼吸を促進します。
    - 末梢性化学的受容器…化学物質に感受性のある**頸動脈小体**と**大動脈小体**が血中の O_2 の濃度を感知します。

　CO_2 分圧および O_2 分圧の変化により、以下のような呼吸の変化が生じます。

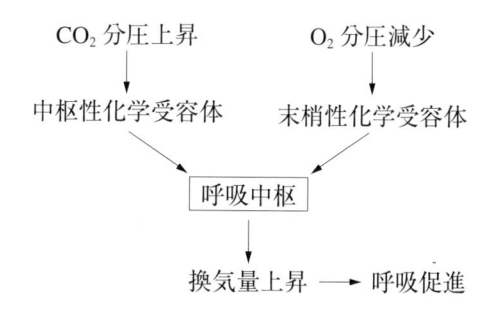

CO_2 分圧上昇　　　　O_2 分圧減少
↓　　　　　　　　　　↓
中枢性化学受容体　　末梢性化学受容体
↘　　　　　　↙
呼吸中枢
↓
換気量上昇　→　呼吸促進

Chapter 3　呼吸と血液のはたらき

肺気量と肺容量

　肺を拡張して空気を入れる力は、胸腔内圧と肺胞内圧の圧力の差（肺胞間圧）で表します。圧が1 cm H_2O 増加したとき肺容積がどれだけ増加するか（肺の伸展性）を肺のコンプライアンス（許容能）といいます。肺内に含まれる空気の量を呼吸気量（肺気量）といい、肺活量計（スパイロメータ）で計測できます。女性の肺気量はおよそ2～3 L、男性は3～4 Lといわれます。1回で吸い込む、あるいは吐き出す空気の量を1回換気量といい、成人では500 mL程度です。吸い込まれた空気のうち350 mLは肺胞に達します（換気量）が、あとの150 mLは**死腔**といい、鼻腔や気管・気管支に残ります（図3-6）。

　　　　肺活量＝予備吸気量＋1回の換気量＋予備呼気量

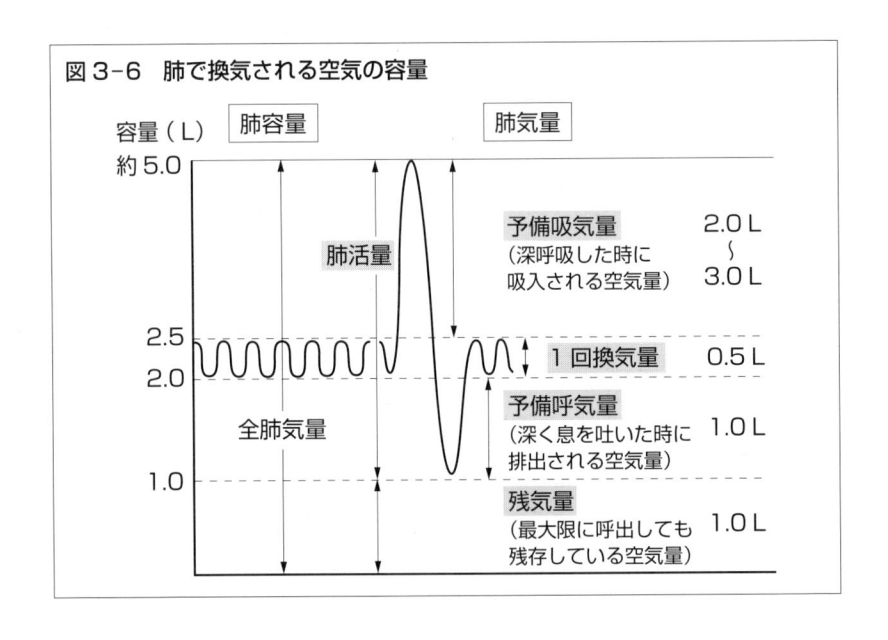

図3-6　肺で換気される空気の容量

容量（L）	肺容量	肺気量	
約5.0		予備吸気量 （深呼吸した時に吸入される空気量）	2.0 L ～ 3.0 L
2.5 2.0	肺活量	1回換気量	0.5 L
	全肺気量	予備呼気量 （深く息を吐いた時に排出される空気量）	1.0 L
1.0		残気量 （最大限に呼出しても残存している空気量）	1.0 L

Stage 23 血液の組成と凝固

血液の組成―液体成分と細胞成分

　血液の液体成分は**血漿**（けっしょう）plasma といい、各種の電解質やグルコース、タンパク質などのほかに、微量のホルモンや元素が溶解しています。血漿タンパク質の一種である**フィブリノーゲン**（線維素原（せんいそげん））が**フィブリン**（線維素）という線維状タンパク質に変化し、細胞成分（血球）と絡まり固まったものが**血餅**（けっぺい）です。血漿からフィブリノーゲンを除いたものが**血清**（けっせい）と呼ばれます（図3-7）。

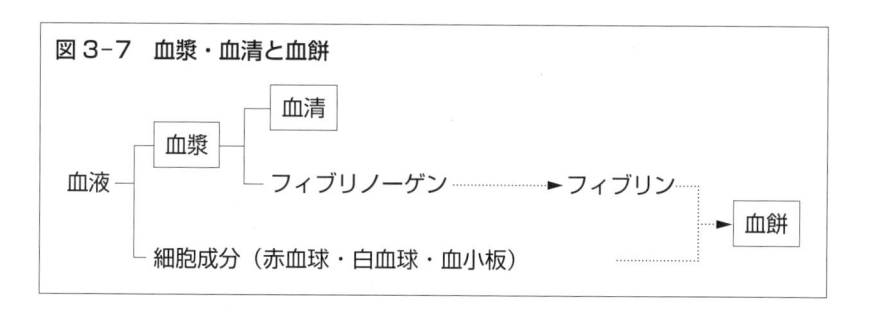

図3-7　血漿・血清と血餅

```
            ┌ 血漿 ┬ 血清
            │      └ フィブリノーゲン ──→ フィブリン ┐
血液 ───────┤                                          ├→ 血餅
            └ 細胞成分（赤血球・白血球・血小板）──────┘
```

　血漿タンパク質は血漿の約7％を占め、フィブリノーゲンのほかにアルブミン、グロブリンがあります。アルブミンとグロブリンの比（A/G比）は1.5～2.3です。血漿タンパク質には、3つの重要な役割があります。①毛細血管壁を透過しないので、膠質浸透圧（こうしつ）を生じさせます。②分子量が大きいので、腎臓で濾過されずに運搬されます。③フィブリノーゲンはトロンビンの作用でフィブリンとなって血液を凝固させます。④γ-グロブリン（免疫グロブリン）は、リンパ球によって産生され、抗体として働きます。

細胞成分（血球）

　血液の細胞成分は赤血球、白血球、血小板です。主として椎骨、胸骨、肋骨、腸骨などの骨髄にあるおおもとの細胞（**造血幹細胞**）からつくられ

Chapter 3　呼吸と血液のはたらき

ます。血液中で細胞成分（おもに赤血球）が占める容積の割合を**ヘマトクリット値（Ht 値）**といい、成人では 36 〜 48％が基準範囲です。

血小板と血液凝固

血小板は、造血幹細胞が分化した巨核球という細胞からつくられます。2 〜 3 μm の粒状で、血液 1 mm^3 中に 20 〜 40 万個含まれます。ケガなどにより血管の壁が損傷し、内腔面（内膜）にある血管内皮細胞がはがれると、そこに**血小板**が集まってくっつき、血小板血栓がつくられて出血が防がれます。

血漿タンパク質の一種である血液凝固因子は、Ca^{2+} によってつぎの凝固因子を活性化します。最終段階では第 X 因子の作用で、プロトロンビンがトロンビンとなりフィブリノーゲンに作用してフィブリンに変えます。このフィブリンは第Ⅷ因子の作用で線維間が網目状になり、血球が引っかかり血餅ができます（**血液凝固**）。血餅はプラスミンによりフィブリンが分解されて溶けます（線溶：線維素溶解、フィブリン溶解）。

自然に出血が止まるまでの時間は、健常者で 2 〜 5 分です。血小板数、血小板機能、血管の収縮機能と関連して前後します。凝固時間とは試験管に採血した血液 1 mL が凝固するまでの時間のことで、5 〜 10 分程度です。先天的に凝固因子が欠損している場合（多くは第Ⅷ因子や第Ⅸ因子の欠損）を血友病といい、伴性劣性遺伝で男性に発現します（女性では保因者）。

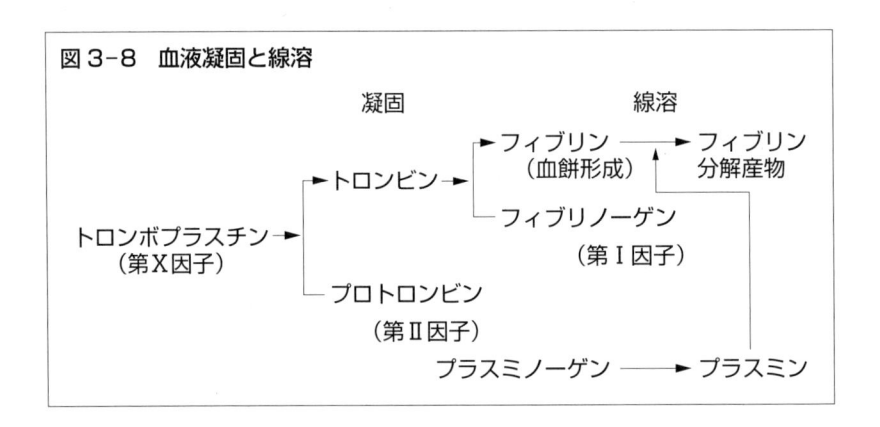

図 3-8　血液凝固と線溶

```
                      凝固                   線溶
                              ┌→ フィブリン ──→ フィブリン
                              │   （血餅形成）      分解産物
                 ┌→ トロンビン ─┤
                 │            └─ フィブリノーゲン
トロンボプラスチン ─┤                （第 I 因子）
  （第 X 因子）    │
                 └→ プロトロンビン
                     （第 II 因子）
                              プラスミノーゲン ──→ プラスミン
```

Stage 24 赤血球と白血球

赤と白の血の細胞

赤血球の形と数

赤血球 red blood cells、erythrocytes は、通常直径 7 ～ 8 μm の円板状をしていますが、血管内の血流速度により形を変えます。赤血球は血液 1 mm^3 中に 450 万個（女性）～ 500 万個（男性）の割合で含まれており、血液 100 mL 中に 12 ～ 18 g のヘモグロビン（Hb）というヘム色素とグロビンタンパクの結合した血色素を含んでいるので鮮紅色をしています。

Hb は、1 g あたり 1.34 mL の酸素と結合することができるので、Hb 濃度（血液 100 mL に含まれる Hb の重さ）を血液 100 mL 中 15 g として計算すると、1.34 × 15 = 20.1 mL の酸素を運ぶことになります。したがって、気体酸素の水への溶解度は低く、血液 100 mL 中血漿に溶け込む酸素の量を概算すると約 1.38 mL となり、酸素は Hb との結合（酸化ヘモグロビン）により約 20 倍も効率よく運搬されます。ただし一酸化炭素が増えると、Hb と一酸化炭素の結合は酸素と Hb の結合より 200 ～ 300 倍も強いので、酸素を運ぶことができなくなり、いわゆる酸素不足、一酸化炭素中毒となります。

なお、Hb 濃度と Ht 値は貧血の指標として重要です。貧血の原因には、①鉄欠乏性貧血、②巨赤芽球性貧血、③溶血性貧血、④再生不良性貧血、⑤真性赤血球増加症があります。

赤血球の造血（血球産生）と溶血

成人では、エリスロポエチンが赤芽球の分裂・増殖を促進し、赤血球がつくられます。赤血球のもとになるのは、とくに鉄、ビタミン B$_{12}$、葉酸です。胎児期では、骨髄のほかにも肝臓や脾臓において、赤血球が産生されます（図 3-9）。

赤血球の寿命は約 120 日です。寿命をむかえた赤血球は主として肝臓や

関連項目 エリスロポエチン（Stage 61）

Chapter 3　呼吸と血液のはたらき

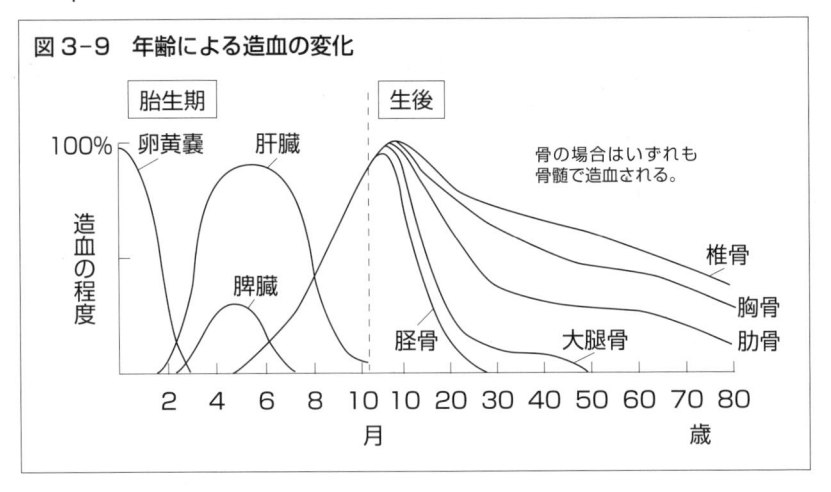

図 3-9　年齢による造血の変化

[グラフ：胎生期では卵黄嚢、肝臓、脾臓が造血に関わり、生後は脛骨、大腿骨、椎骨、胸骨、肋骨などの骨髄で造血される。骨の場合はいずれも骨髄で造血される。]

脾臓で破壊（溶血）されてヘムとグロビンに分解され、その残骸はマクロファージにより貪食されます。ヘムは、細胞内で遊離ヘモグロビンとなり、さらに**ビリルビン**となって胆汁として腸管内へ排泄されます。さらにビリルビンはウロビリノゲン → ステルコビリンとなり排泄されます（糞便の色）。なお、血中のビリルビン濃度が上昇すると、皮膚が黄色くなる黄疸（おうだん）の症状がでます。ヘム色素に含まれていた鉄は骨髄に戻され新しいヘモグロビンの合成に再利用され、過剰な分の鉄は肝臓で貯蔵されます。

白血球の種類

　血色素を持たない血球、すなわち**白血球** white blood cells, leukocytes（leuko とは白色の意味）は、細菌などの異物や毒素の分解と排除に働きます。白血球は核の形から、リンパ球、顆粒球、単球（マクロファージ）に分けられ、さらに顆粒球は細胞内の顆粒の染色性（色素での染まり具合）により、好塩基球、好酸球、好中球の3つに分類されます。白血球は赤血球よりやや大きく、血液 1 mm^3 中に 6000 〜 8000 個ほどあり、赤血球の数のおよそ 100 分の 1 の割合で含まれます。

Stage 25 血液型

血液の凝集反応

赤血球の表面には 250 種類以上の抗原が知られています。一般によく知られている ABO 式血液型のほかに、Rh 式や MN 式の血液型があります。

ABO 式血液型　液凝集反応と輸血・交差適合試験

血液を採ってそのまま置いておくと凝固した赤黒い塊（血餅）ができ、その上にやや黄色い澄んだ上澄み（血清）ができます。血清には凝集素（α か β）が含まれていて、赤血球表面にある凝集原と反応します。A 型のヒトの赤血球表面にある凝集原は A 抗原で、血清にある凝集素は B 型の赤血球を凝集させる抗 B 抗体（β 凝集素）です。一方、B 型のヒトの赤血球表面には B 抗原、血清には A 型の赤血球を凝集させる抗 A 抗体（α 凝集素）があります。AB 型の血清には抗 A 抗体も抗 B 抗体もなく、O 型の血清には抗 A 抗体・抗 B 抗体が両方あります。

輸血に際しては不適合を避けるため、供血者と受血者のそれぞれの血液成分（血球と血漿）の相互の混和による交差試験をする必要があります。

図 3-10　標準血清による血液型の判定

血液型	遺伝子型	赤血球凝集原	血清抗体	赤血球の凝集反応（標準血清）		
				A 型血清（抗 B）	B 型血清（抗 A）	AB 型血清（抗 A＋B）
A	AA, AO	A 抗原	抗 B 抗体	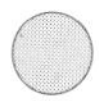 凝集なし	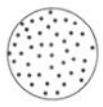 凝集	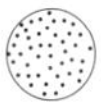 凝集
B	BB, BO	B 抗原	抗 A 抗体	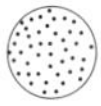 凝集	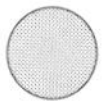 凝集なし	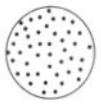 凝集
AB	AB	A 抗原 B 抗原	なし	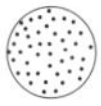 凝集	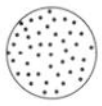 凝集	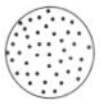 凝集
O	OO	なし	抗 A 抗体 抗 B 抗体	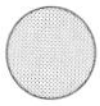 凝集なし	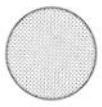 凝集なし	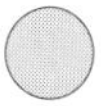 凝集なし

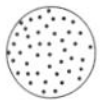

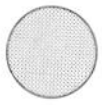

凝集　　凝集なし

相互の組み合わせで、どちらも凝集しない場合に限り輸血が可能となります（図3-10）。A型とB型の血液の混合では両方に凝集原と凝集素があるのでたがいに凝集します。供血量（輸血液量）が受血者の血液量とくらべてわずかの輸血の場合、軽度の不穏、頭痛、めまい、悪心、嘔吐、発熱、戦慄、掻痒感などの輸血反応がみられます。

ABO式の血液型の遺伝

A型にはA遺伝子、B型にはB遺伝子があり、2つは相互に対等ですが、O遺伝子に対しては優性です。したがって、A型ではAA、AO、B型ではBB、BOの各2種類の遺伝子型がありますが、AB型とO型は、ABとOOの各1種類しかありません。血液型は両親の血液型の遺伝子を受け継いで遺伝的に決まり、一生変わることはありません。

Rh式血液型と血液型不適合妊娠

ABO式血液型のほか、臨床的によく知られているのがRh式血液型です。Rh^+のヒトはD抗原を持ち、Rh^-のヒトはD抗原を持ちません。ABO式凝集素は出生前から持っていますが、Rh式抗体は生後抗原に接触することによりつくられます。

輸血でRh式不適合の場合、初回より、二回目の方が、最初に輸血された血液に対する抗体が形成されて凝集反応が起こるので危険です。これを防ぐため、第1子出産直後に母体に抗Rh抗体を注射し、母体に混入した胎児赤血球を破壊して、母体に抗Rh抗体が産生されないようにします。

ABO式の抗体（IgM）は胎盤を通過しないので、A型の女性がB型の子どもを妊娠しても胎児の赤血球は凝集しません。しかし、新生児の赤血球が母親由来の抗体によって溶血して新生児黄疸がおこります。

臓器移植と主要組織適合抗原

臓器移植の場合、ABO式血液型のほかに、各個人ごとに異なるHLA抗原（ヒト組織適合性白血球抗原）の一致率が移植成功のために重要です。HLA抗原は、主要組織適合抗原ともいい、ほとんどの細胞表面に存在します。

この章で学ぶこと

□ 心臓の位置と構造
□ 心臓壁・内腔・弁
□ 心臓に分布する血管・神経
□ 心臓の刺激伝導系
□ 心臓の収縮
□ 心拍出量（血流量）と血圧
□ 全身の動脈系と静脈系・門脈

Chapter 4
血液の循環とその調節

運動時には、より多くのエネルギーを産生するために呼吸が激しくなって酸素の供給量が増えますが、それにともなって心臓の拍動も激しくなり、血液循環が促進されます。心臓は収縮と拡張のくり返しによって血液を動脈内に拍出するポンプの働きをしています。この章では、全身にわたる心臓・血管系の構造・分布と血液循環のしくみ・調節を学びましょう。

Chapter 4　血液の循環とその調節

Stage 26　心臓の位置と構造

血液循環のセンター

心臓の位置

　心臓 heart は、胸骨と肋骨の後ろの左右の肺に挟まれた位置にあり、長軸は上後右方から下前左方に約50°傾き、心臓の約1/3は正中線の右に、約2/3は左にあります。心臓の上端を**心底**、下端を**心尖**といい、心底は第3肋骨の高さ（あるいは第2肋間隙）に、心尖は第5肋間隙にあります。
　心臓の壁は**心内膜・心筋層・心外膜**の3層からなります（図4-1）。

心臓をとりまく心膜（心嚢）

　心臓は、周囲の器官との摩擦をやわらげる**心膜**（**心嚢**）という袋に包まれています。心膜は**漿膜性心膜**と**線維性心膜**の内側2層からなります。さらに漿膜性心膜は心外膜（臓側板）と狭義の心膜（壁側板）よりなり、心外膜と心膜とのあいだの心膜腔には、少量の心膜液（漿液）が含まれます。

心臓の内腔

右心房：上から上大静脈、下から下大静脈が開き、上大静脈口の直上に**冠状静脈洞口**が開きます。右心房の左部には内腔（内面）が肉柱からなる右心耳があり、心房中隔の右心房面には胎生期の**卵円孔**の遺残である**卵円窩**という浅いくぼみがあります。

右心室：心臓の前下部に位置し、血液は右心房から右房室口を通って右心室に入り、肺動脈口より肺動脈幹へでて、左右の**肺動脈**から肺へ向かいます。右心房の内腔面には円錐状の**乳頭筋**が突出し、その先端から紐状の**腱索**が出ています。腱索は、3枚の弁尖からなる右房室弁の自由縁に付着して、弁の上方への反転を防いでいます。心室中隔の上端は筋肉を欠く膜性部であるので、**中隔欠損**をおこしやすい部分です。

左心房：心臓の後上部に位置し、左右の肺から**肺静脈**が2本ずつ（合計4本）

関連項目　心膜（Stage 21 図3-5）

受けます。左内側には、右心耳と類似した左心耳があります。
左心室：心臓の左下部に位置し、血液は左心房より左心室に入り、大動脈口より大動脈へ出ます。大動脈口には3つの半月弁からなる大動脈弁があります。左心室内には、右心室と同様に乳頭筋があり、そこから腱索が伸び2枚の尖弁からなる左房室弁についています。

心臓の弁装置

心室の入口・出口、血管などには、血液の逆流を防ぐために内腔に突出する薄い膜状の弁（弁膜）があります。

- 右房室弁（三尖弁）　・左房室弁（二尖弁または僧帽弁）
- 大動脈弁—3つの半月弁　・肺動脈弁　・肺静脈弁

心臓を養う血管と分布する神経

冠状動脈と**冠状静脈洞**：心拍出量の約5％は、心臓を養う冠状動脈に送られます。

神経：交感神経は**心拍数**と**心拍出量**を増加させ、副交感性の迷走神経は減少させます。

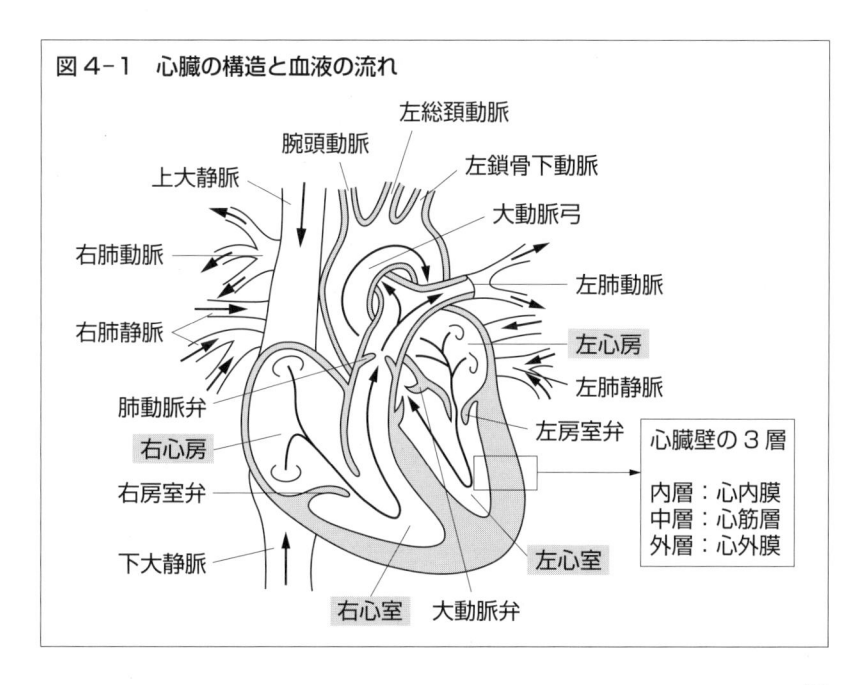

図4-1　心臓の構造と血液の流れ

心臓壁の3層
内層：心内膜
中層：心筋層
外層：心外膜

Chapter 4　血液の循環とその調節

Stage 27　心臓の拍出機能

心臓拍動のペースメーカーって？

心臓の興奮発生と伝導（刺激伝導系）

　心臓は、厚い心筋層を有し全身に血液を送るポンプ作用をしています。心臓の大部分を占める固有の心筋線維は、①骨格線維や平滑筋線維と比べて筋形質が多く、②筋線維が分枝して近くの筋線維と合わさって線維の網目構造をつくり、③個々の線維は介在板により結合されています。細胞がバラバラに収縮していては心臓の収縮につながらないので、すべての心筋細胞が歩調を合わせて収縮と拡張を繰り返します（図4-2）。この過程を刺激伝導系といい、2つの系からなります。

1）洞房系——**洞房結節**は、上大静脈の開口部と右心房との移行部にあり、左右の心房に刺激を伝え、心房収縮を起こします。洞房結節は、歩調とり（**ペースメーカー**）とも呼ばれます。

2）房室系——**房室結節**（**田原結節**）は、心房からの刺激を心室に伝える中継点として働きます。心房と心室は線維輪で分けられているので、右心房の冠状静脈洞開口部近くにある房室結節から、刺激は**房室束**（**ヒス His 束**）に伝わり、心室中隔の左右の脚を通って心尖部に達し、その後末梢部は**プルキンエ Purkinje 線維**に移行し、心内膜下を進み、心室全体に放散します。

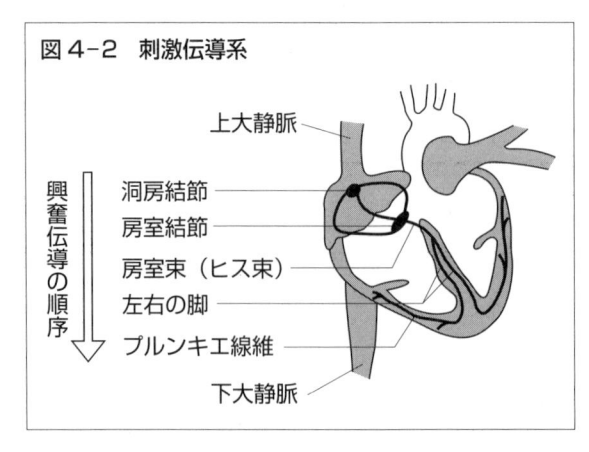

　心臓壁の心内膜下組織には、興奮を伝える特殊な心筋線維が分布し、心房と心室の収縮をコントロールしています。

図4-2　刺激伝導系

興奮伝導の順序
上大静脈
洞房結節
房室結節
房室束（ヒス束）
左右の脚
プルキンエ線維
下大静脈

心臓の特殊心筋線維は、一般の心筋線維よりも①筋線維が太く、②筋形質が豊富で、筋原線維に乏しく、細胞体周辺に偏在し、③グリコーゲンが豊富です。

心臓の運動の律動性

心臓は、一定の律動性をもって収縮と弛緩を繰り返しています。これが動脈へ伝わって**脈拍**（心臓の拍動）として感知されます。心臓の収縮リズムは、心筋の自発的・律動的な収縮によるものです。心拍数は自律神経系と副腎髄質のホルモンにより調整されています。

心臓の電気的活動と心電図

心筋細胞は、刺激により膜電位が上昇し（この状態を**脱分極**といいます）、ある閾値を越えると電位が急速に上昇します（この電位の変化を**活動電位**といいます）。活動電位は皮膚の上から電極により計測することができ、拍動に伴う電気的活動を記録したものが**心電図**です。心電図の波形・振幅の異常、興奮伝達・ペースメーカーとしての洞房結節の異常などの判読から、**不整脈**（期外収縮、心房・心室細動、房室ブロック）、心房と心室の肥大と拡張、心筋の障害などの心疾患が推察されます。

Level Up ◆ 不整脈

不整脈とは、脈のリズムが乱れた状態をいいます。リズムが乱れて血液の流れが不規則になると、動悸、息切れ、胸の違和感、めまいがして、ひどい場合は倒れてしまうこともあります。脈が飛んだり不規則なリズムを刻んだりするのが**期外収縮**です。心房の痙攣を心房細動、心室の痙攣を心室細動といいます（図4-3）。

図4-3 不整脈

脈拍の性状による不整脈の分類

・脈拍数　　頻脈…100回/分以上　　　　徐脈…50回/分以下
・脈波　　　速脈…立ち上がりが早い　　遅脈…立ち上がりが遅い
・性状　　　硬脈…かたく触れる　　　　軟脈…やわらかく触れる
　　　　　　大脈…大きくしっかり触れる　小脈…細く弱く触れる

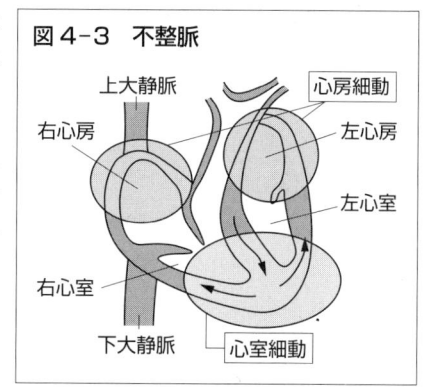

関連項目　活動電位、脱分極（Stage 77）

Chapter 4　血液の循環とその調節

Stage 28　全身の動脈系
心臓から出る血液の流れ

動脈系の話をする前に、血液循環全体について説明します。

体循環―全身をめぐる血液の流れ

　体循環は、心臓の左ポンプ（**左心室**）から出て全身をめぐり、右ポンプ（**右心室**）に戻ってくる血液の経路です。左心室から出た血液は、上行大動脈 → 大動脈弓 → 胸大動脈 → 腹大動脈という順に太い血管を経て細かく分れて各臓器に入り、さらに臓器の各組織内で網の目のように分布する毛細血管（直径 $10\,\mu m$ 程度）に至ります。毛細血管網の周囲の組織や細胞に酸素を供給し、二酸化炭素や老廃物を受け取ったあと、毛細血管網の血液はやがて静脈に流れ出て、心臓を出たときとは逆の順序で上大静脈や下大静脈などの太い静脈を通って右心房に戻ります。

肺循環―心臓と肺のあいだをめぐる血液の流れ

　肺循環は、心臓の右ポンプ（右心室）から出て肺動脈を通って左右の肺に至り、左ポンプ（左心室）に戻ってくる血液の経路です。肺でのガス交換により、心臓に戻る血液は動脈血となりますが、血管の名称は心臓を起点として呼ばれるので、**肺動脈（静脈血）**と**肺静脈（動脈血）**のように、血管の名称と動・静脈血は一致しません。ちなみに、胎児における胎盤でのガス交換の場合も、**臍動脈（静脈血）**と**臍静脈（動脈血）**のように、血管の名称と動・静脈血は一致しません。

動脈系

　それではここから動脈系の話をはじめましょう。
1）心臓から出る上行大動脈とその分枝（図4-4）
　左心室から出て心膜腔内を上行する**上行大動脈**は、心臓を出ると**大動脈弓**として左後方へ曲がり、3本の分枝、**腕頭動脈・左総頚動脈・**

関連項目　大動脈弓（Stage 26 図4-1）

図4-4 心臓から出る上行大動脈とその分枝

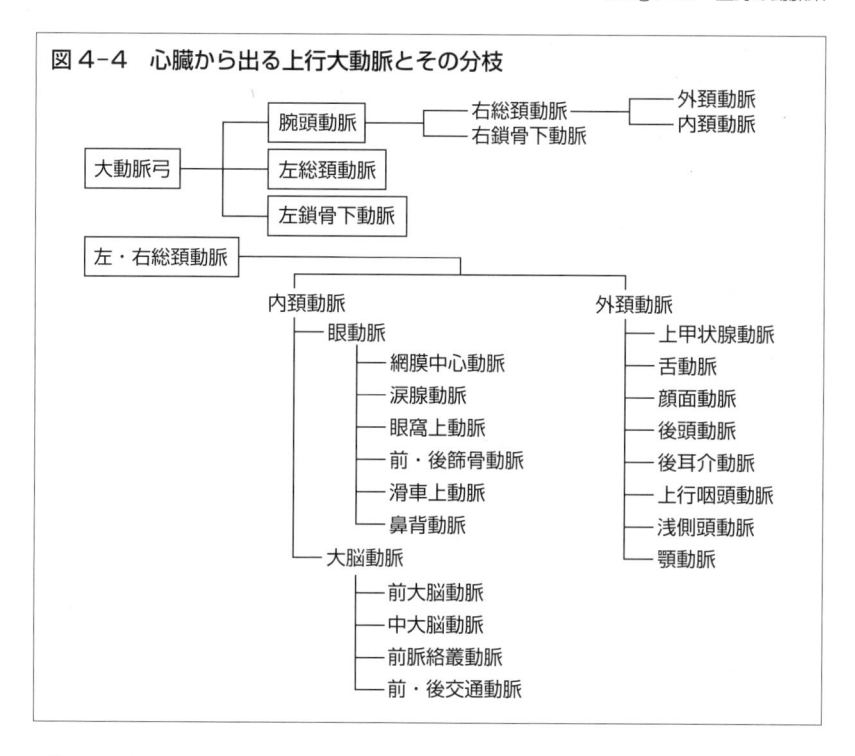

- 大動脈弓
  - 腕頭動脈
    - 右総頚動脈
      - 外頚動脈
      - 内頚動脈
    - 右鎖骨下動脈
  - 左総頚動脈
  - 左鎖骨下動脈

- 左・右総頚動脈
  - 内頚動脈
    - 眼動脈
      - 網膜中心動脈
      - 涙腺動脈
      - 眼窩上動脈
      - 前・後篩骨動脈
      - 滑車上動脈
      - 鼻背動脈
    - 大脳動脈
      - 前大脳動脈
      - 中大脳動脈
      - 前脈絡叢動脈
      - 前・後交通動脈
  - 外頚動脈
    - 上甲状腺動脈
    - 舌動脈
    - 顔面動脈
    - 後頭動脈
    - 後耳介動脈
    - 上行咽頭動脈
    - 浅側頭動脈
    - 顎動脈

左鎖骨下動脈を出した後、第4胸椎の左側から脊柱の前へ**胸大動脈**として下行します。腕頭動脈は右総頚動脈と右鎖骨下動脈に分かれ、左総頚動脈は外頚動脈（顎顔面に分布）と内頚動脈（頭蓋腔へ入る）に分かれます。

2）胸部と腹部の動脈

胸大動脈と**腹大動脈**の2つの動脈はそれぞれ壁側枝（気管支動脈、食道動脈、心膜枝、縦隔枝）と臓側枝（肋間動脈、肋下動脈、上横隔動脈）に分かれます。

3）骨盤と大腿・下腿・足の動脈

腹大動脈は第4腰椎の前で左右の太い**総腸骨動脈**と細い**正中仙骨動脈**に分かれます。総腸骨動脈はいわば骨盤の動脈で、仙腸関節の前で**内腸骨動脈**と**外腸骨動脈**に分かれ、内腸骨動脈は臓側枝と壁側枝に分枝します。外腸骨動脈のほうは、下肢の動脈で大腿動脈（大腿部）から膝窩動脈（膝窩部）となり、続いて下腿部で前脛骨動脈と後脛骨動脈に分枝します。

Chapter 4　血液の循環とその調節

Stage 29　全身の静脈系
心臓へ戻る血液の流れ

(1) 心臓につながる上・下大静脈（静脈幹）

　上大静脈は、頭部からの内頸静脈と上肢からの鎖骨下静脈が合流した左右の**腕頭静脈**と、(2) で説明する**奇静脈**（きじょうみゃく）の流入によってできます。**下大静脈**は下半身の血液を集め、心臓（右心房）に流入します（図4-5）。

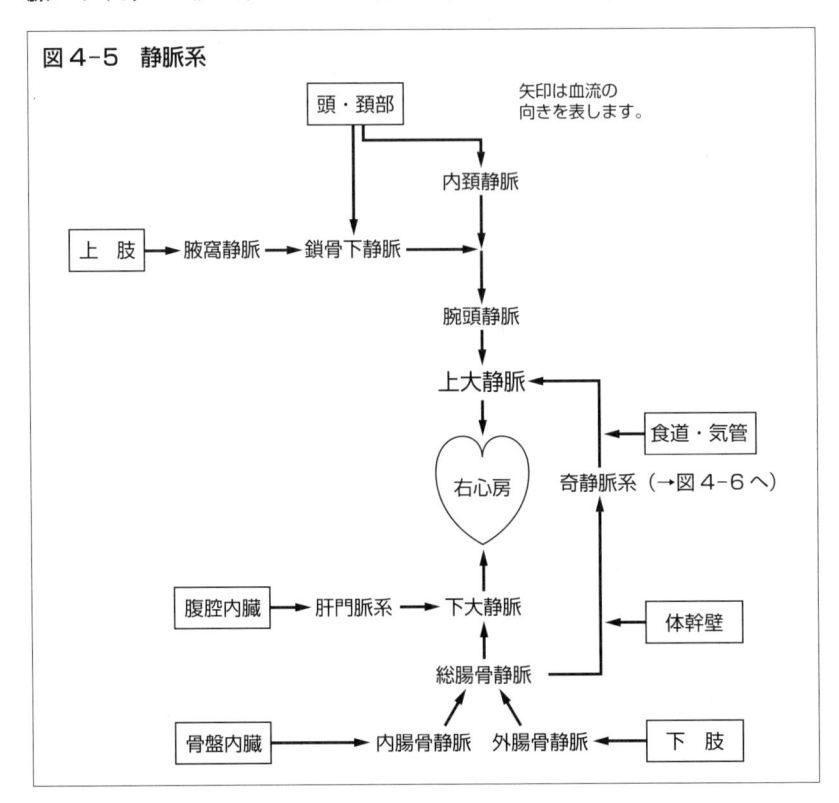

図4-5　静脈系

```
                    頭・頚部          矢印は血流の
                       │              向きを表します。
                       ↓
                     内頚静脈
  上肢 → 腋窩静脈 → 鎖骨下静脈 →
                       │
                       ↓
                     腕頭静脈
                       │
                       ↓
                     上大静脈 ←
                       │         ← 食道・気管
                       ↓
                     右心房       奇静脈系（→図4-6へ）
                       ↑
  腹腔内臓 → 肝門脈系 → 下大静脈 ← 体幹壁
                       ↑
                     総腸骨静脈
                       ↑
  骨盤内臓 → 内腸骨静脈　外腸骨静脈 ← 下肢
```

memo　奇静脈

奇静脈は、ラテン語で vena azygos といい、azygos とは不対という意味です。つまり奇静脈の「奇」は、不対である奇数の「奇」を意味しています。

(2) 奇静脈系—奇静脈と半奇静脈

　肋間静脈や食道の静脈を集め、心臓に向かって胸椎に沿って上行するのが**奇静脈**（右側）と**半奇静脈**（左側）です。半奇静脈は奇静脈と合流し、上大静脈となり**右心房**に注ぎます（図4-6）。

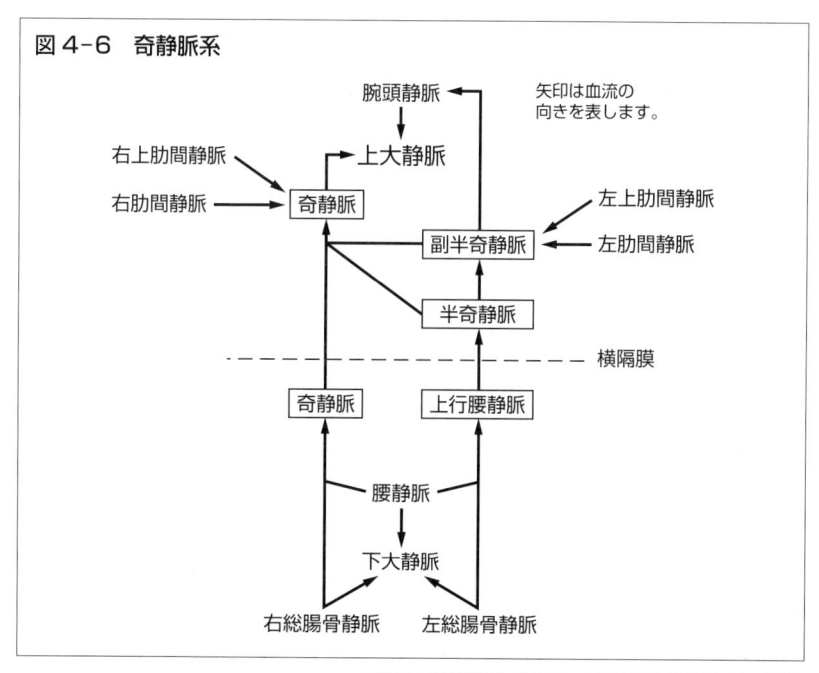

図4-6　奇静脈系

矢印は血流の向きを表します。

右上肋間静脈 → 奇静脈 ← 右肋間静脈
奇静脈 → 上大静脈 ← 腕頭静脈
副半奇静脈 ← 左上肋間静脈
副半奇静脈 ← 左肋間静脈
半奇静脈
―――― 横隔膜 ――――
奇静脈　上行腰静脈
腰静脈
下大静脈
右総腸骨静脈　左総腸骨静脈

加藤征治　解剖学の要点 改訂2版 p.119 金芳堂（1993）より一部改変

(3) 門脈系—門脈という静脈

　門脈 portal vein は、消化管や膵臓、脾臓からの**上腸間膜静脈**と**下腸間膜静脈**および**脾静脈**からの静脈血を集めます（図4-7）。通常は肝臓の入口（肝門）にある**肝門脈** hepaticportal vein をいい、動脈 → 一次毛細血管網 → 静脈 → 二次毛細血管網 → 静脈と2度の毛細血管網を形成するのが特徴です。ほかの門脈系として下垂体門脈系のように、間脳の一部である視床下部の毛細血管から下垂体前葉の類洞に連絡する例もあります。

　肝臓に入った門脈（静脈）は、肝小葉間結合組織の中を走る小葉間静脈

関連項目　肝臓（Stage 49）

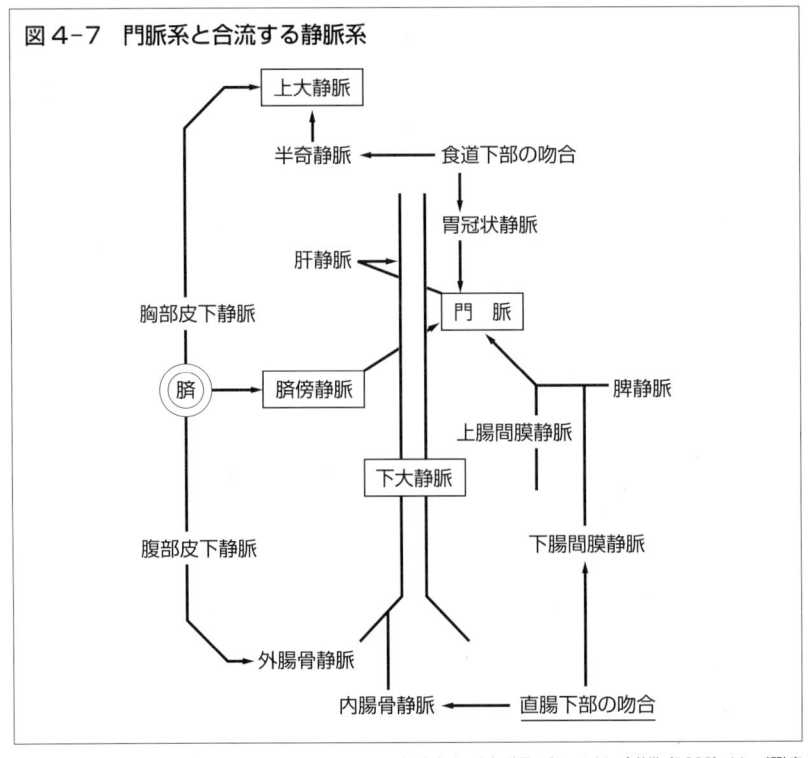

Chapter 4　血液の循環とその調節

図4-7　門脈系と合流する静脈系

```
                    上大静脈
                      ↑
              半奇静脈 ← 食道下部の吻合
                            ↓
                          胃冠状静脈
                   肝静脈     ↓
                       →   門　脈
   胸部皮下静脈
              脐 → 臍傍静脈         ← 脾静脈
                                上腸間膜静脈
                     下大静脈
   腹部皮下静脈
                                下腸間膜静脈
                 → 外腸骨静脈
                     内腸骨静脈 ← 直腸下部の吻合
```

加藤征治　解剖学の要点 改訂2版 p.121 金芳堂（1993）より一部改変

を経て肝小葉に入り毛細血管（洞様毛細血管、類洞）となり、再び集まって中心静脈となり、肝静脈として肝臓を出て下大静脈に流れます。肝臓では、消化管で吸収された物質の貯蔵あるいは代謝（解毒など）を行ったり、脾臓で破壊されたヘモグロビンの分解により胆汁を産生したりします。

　門脈系の末梢部は、以下のように他の静脈系と吻合しています（**側副循環路**）。

1）噴門部：

　　短胃静脈（→ 脾静脈 → 門脈）
　　　　　　　　　　　　　　　　⇔（半奇静脈・奇静脈 ←）食道静脈
　　左胃静脈（→ 門脈）

食道の下部では左胃静脈と奇静脈とが吻合しています。そのため肝硬変症や門脈圧亢進症などによる門脈の狭窄・閉塞がおこると血液還流が障害され、門脈血は食道における吻合路をつかって奇静脈から上大静脈へと還流します。このため、食道粘膜に食道静脈瘤が生じます。

2）臍部：

臍傍静脈（間鎌状間膜を通る）⇄（上大静脈系 ←）上腹壁静脈・胸腹壁静脈
　　　　　　　　　　　　　　　（下大静脈系 ←）下腹壁静脈・浅腹壁静脈

臍の周りの皮静脈である臍傍静脈は、臍輪から内方へ侵入して肝円索に沿って走る小静脈に連絡し、さらに門脈とも連絡しています。肝硬変症や門脈血栓症などで門脈への血流が悪くなると、胸壁・腹壁の皮静脈をつかって上・下大静脈に流れ、臍回りに放射状に皮静脈（前腹壁静脈）の拡張・蛇行（メドウサの頭）が見られるようになります。

3）直腸下部：

上直腸静脈(→下腸間膜静脈→門脈系)⇔直腸静脈叢⇔中・下直腸静脈(→内腸骨静脈系)

上直腸静脈と中・下直腸静脈とはたがいに交通するので、門脈系と下大静脈系との吻合部となります。肛門部（肛門管）の粘膜には直腸静脈叢が発達します。ここには静脈血が滞留し、「痔」になりやすいところです（直腸静脈瘤）。また、直腸上部に生じる癌は、上直腸静脈 → 下腸間膜静脈 → 門脈という経路によって肝臓に転移することがあります。

Column　さまざまな単位

古くから体の一部は単位として用いられてきました。前腕の尺骨の「尺」は、ひじの長さ一尺（30.3 cm）を表す単位です（一尺＝10寸＝100分）。大工さんはこの長さの曲尺というものさしを用います。和裁などの場合は、鯨尺という別の物差が使われていました。鯨尺の場合の一尺は、曲尺の一尺二寸五分（＝37.9 cm）に相当します。十二指腸は12本の指を横に並べた長さ（12横指、約25 cm）です。

現在広く用いられているメートル法は、18世紀にパリを通る子午線の「北極から赤道までの距離の1000万分の1」を1 mとしたといわれます。基本的には十進法をもとに表され、10 は deca (da)、100 は hecto (h)、10^3 は kilo (k)、10^6 は mega (M)、10^9 は giga (G) となります。コンピューターの記憶容量として、MB（メガバイト）、GB（ギガバイト）が用いられていますね。一方小さいほうは、1/10 (10^{-1}) が deci (d)、10^{-2} が centi (c)、10^{-3} が milli (m) で、10^{-6} は micro (μ)、10^{-9} は nano (n)、10^{-10} は angust (Å)、10^{-12} は pico (P)、10^{-15} は femto (f) と続きます。

細胞・組織学では長さをメートル法によって表し、マイクロメーター（μm）やナノメーター（nm）が用いられます。

Chapter 4　血液の循環とその調節

Stage 30　脳を養う血管系
心臓から2つの経路で脳へ入る

動脈系

　脳を養う動脈は、**内頸動脈**と**椎骨動脈**の2つの系です（図4-8）。内頸動脈は総頸動脈から分枝し、途中で枝分かれせずに大後頭孔（大孔）から頭蓋腔に入って脳の大部分に分布します。一方、椎骨動脈は鎖骨下動脈から分枝し、頸椎の横突孔の中を上行して頭蓋腔に入ります。左右それぞれの内頸動脈と椎骨動脈の合計4本の動脈は、脳の下面（脳底部）で交通動脈により吻合して、**大脳動脈輪**（**ウイリスWillis動脈輪**）をつくっています。

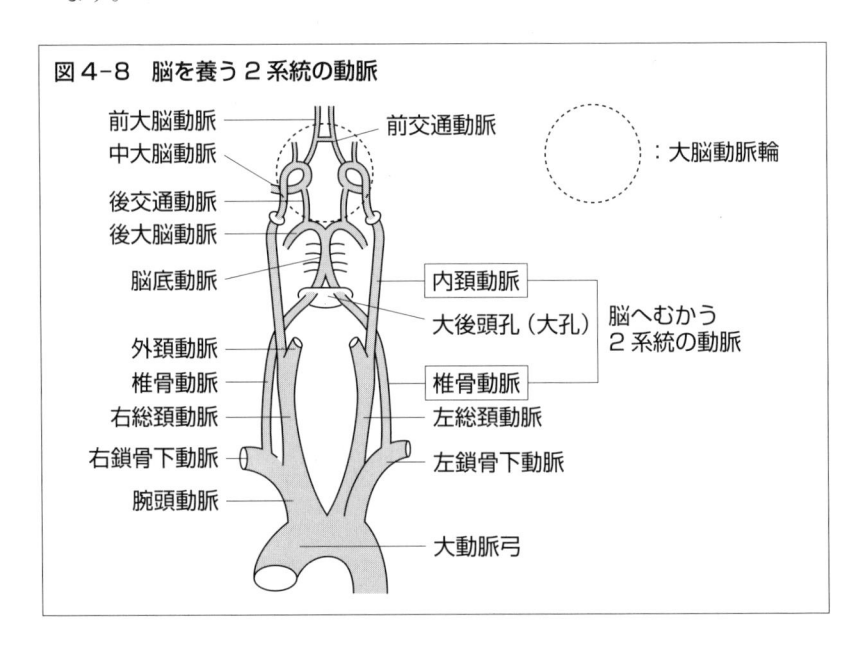

図4-8　脳を養う2系統の動脈

- 前大脳動脈
- 中大脳動脈
- 後交通動脈
- 後大脳動脈
- 脳底動脈
- 外頸動脈
- 椎骨動脈
- 右総頸動脈
- 右鎖骨下動脈
- 腕頭動脈
- 前交通動脈
- 内頸動脈
- 大後頭孔（大孔）
- 椎骨動脈
- 左総頸動脈
- 左鎖骨下動脈
- 大動脈弓
- ：大脳動脈輪
- 脳へむかう2系統の動脈

静脈系

脳の静脈系は、大脳表面の静脈系と大大脳静脈系とに分けられます。大脳表面の静脈系は脳の浅部の静脈血を集めて近くの硬膜静脈洞に送り、大大脳静脈系は脳の内部（深部）と底面の静脈を集めます。脳の静脈の特徴は、①血管壁が薄い、②静脈弁がない、③動脈に伴行しないことの3つです。

大脳表面の静脈（脳の浅部）

- 上大脳静脈　→　上矢状静脈洞
- 下大脳静脈　→　海綿静脈洞、上錐体静脈洞（一部、横静脈洞）
- 浅中大脳静脈　→　海綿静脈洞

大大脳静脈（脳の深部）

- 大大脳静脈　→　直静脈洞
- 内大脳静脈　→　大大脳静脈
- 脳底静脈　→　内大脳静脈

脳からの静脈血は、脳硬膜にはさまれた**硬膜静脈洞**（こうまくじょうみゃくどう）を流れ、顔面から出る**顔面静脈**とともに、太い**内頚静脈**に注ぎます。

Column ● 刺激伝導系の発見

20世紀初頭に、心房と心室を結ぶ特殊心筋系統が発見され、刺激伝導系の全容が明らかとなりました。その発見者は、心臓の**房室結節**に「**田原の結節**」として名を残す田原淳博士（1873～1952）です。心臓の収縮メカニズムにはじめて秩序ある体系を与え、近代の心臓循環系医学の発展に貢献しました。これはノーベル賞受賞に値する輝かしい業績だと思います。

田原博士は、1903年にドイツのマールブルグ大学のアショッフAschoff教授の研究室に留学し、心臓の病理組織学の研究に没頭しました。1906年に発表された大発見「哺乳動物心臓の刺激伝導系」（ドイツ語で書かれた200ページの単行本）の内容を要約すると以下のようです（「ミクロスコピア」第11巻、2号、78頁、1994）。

1）房室間連結筋束の全走行と組織像を解明し、刺激伝導系と命名
2）田原結節（房室結節＝田原-アショッフ結節）の発見
3）左右両脚走行の正確な記載
4）プルキンエ線維が刺激伝導系の一部であることの発見
5）伝導速度に関する推論

関連項目　硬膜静脈洞（Stage 78）

Chapter 4　血液の循環とその調節

Stage 31　血管

からだを走る管

血管の壁

　血管の壁は内側から、内膜・中膜・外膜の三層構造となっています。内膜は内腔をおおう一層の内皮細胞と結合組織から、中膜は平滑筋と弾性線維から、外膜は疎性結合組織からそれぞれなります。

　動脈の中膜は静脈にくらべて厚く、平滑筋や弾性線維が多くて弾力性に富んでいます。とくに太い動脈（胸大動脈・腹大動脈、総頸動脈、総腸骨動脈など）では弾性線維が発達し（**弾性動脈**）、これらの血管の収縮・拡張により血圧が調整されています。それよりやや細い中動脈（上腕動脈、大腿動脈など）では中膜に平滑筋が発達し（**筋性動脈**）、毛細血管への血液の流れが調整されています。

　静脈の壁は比較的薄く、下半身では直径1mm以上の静脈には心臓に戻る血液が逆流しないように血管内膜の突出による多くの弁があります。

側副循環路と毛細血管

　動脈の細い枝は分枝したあともたがいに吻合して血行が途絶えることのないように保険をかけながら、組織への血液分布を容易にしています。この**側副循環路**はとくに腸間膜や関節など動きの多い部位で発達しています。一方、動きの少ない脳、肺、心臓、腎臓などでは動脈枝の吻合はあまりみられません。このような部位では側副路がないので毛細血管領域がただ1本の動脈（**終動脈**）で養われ、終動脈が詰まると支配域は壊死します（**梗塞**）。

　毛細血管の壁は非常に薄く（約1 μm）、扁平な内皮細胞と基底膜により裏打ちされ、平滑筋はありません。毛細血管は静脈の細い枝とつながっており、組織に酸素や栄養素を運び、二酸化炭素や老廃物を受け取ります。

関連項目　側副循環路（Stage 29）

血液循環からみた血管の種類

A　**弾性血管（弾性動脈）**：心臓に続く太い血管（大動脈）の部分をいいます。弾力性に富み、心臓からの大きな圧を調整し、血管のもつ弾性復元力により血液を末梢に流し続けます。

B　**抵抗血管**：細動脈（直径40〜100μm）の部分をいいます。細動脈の壁には平滑筋があり、その収縮により血流抵抗（血管の太さ）を維持しています。その平滑筋の収縮を調節する自律神経（血管運動神経）が分布し、血流抵抗を変化させています。抵抗血管の平滑筋が全般的に弛緩すると、血圧が低下し、ひどいときはショックになります。

C　**交換血管**：毛細血管（直径約5〜10μm）の部位で、組織間隙の間質液（組織液）との間で物質交換や交流が盛んです。

D　**容量血管**：静脈系の血管（静脈・毛細血管）部分をいいます。静脈は動脈に比べて血管壁が薄く、血管が広がりやすいので、多量の血液を含み循環血液量を調節します。

機能血管と栄養血管

組織・器官が固有の機能を司るために血液を運搬する**機能血管**に対して、その組織を養う血管を**栄養血管**といいます。

機能血管：肺動脈・肺静脈
栄養血管：気管支動脈・気管支静脈、冠状動脈・冠状静脈

終動脈と脳・心筋梗塞

側副循環路を持たない動脈は末梢部で吻合が存在しないので、閉塞した場合その領域の組織に壊死が起こります（**心筋梗塞、脳梗塞、腎梗塞**など）。このような動脈終枝を**機能的終動脈**と呼びます。

Chapter 4　血液の循環とその調節

Stage 32　血圧

血圧はどのように調節されている？

血液の流れと血管の抵抗性

血液が血管壁をおす力を**血圧**といいます（**血圧＝心拍出量×総末梢抵抗**）。血管の抵抗性は、①**血管内径**、②**血管粘性**、③**全血管長**により規定されます。心臓の血液は、心房と心室との交互の周期的な収縮・拡張を繰り返し、動脈へと拍出されます。血管内を流れる血液量は、動脈の収縮状態により細かく調整されていますが、全体として、心臓からの血液の拍出量により決まります。

・1回の心拍出量 — 40〜100 mL　　・心拍数 — 60〜90回/分
・心拍出量 — 5〜7 L/分

成人では安静時における収縮時血圧（最高血圧）は約 120 mmHg、拡張時血圧（最低血圧）が約 80 mmHg です。

血圧の調節の方法（表4-1）

A　心拍出量を変化させる方法：1) 心収縮機能の調節、2) 腎臓における体液量の調節

B　総末梢抵抗を変化させる方法：3) 自律神経による血管収縮状態の調節、4) ホルモンなどの液性因子による血管収縮状態の調節

血管の壁には収縮や拡張を調節する血管運動神経とよばれる自律神経が分布しています。陰茎・陰核の海綿体動脈のように、副交感神経の刺激で拡張する場合もあります（勃起の原因となる）。血圧を調整するホルモンとして、レニン・アンジオテンシン・アルドステロン系がよく知られています。

頸動脈洞と大動脈にある圧受容装置が血圧の上昇を感知すると、その情報は迷走神経（求心線維）と舌咽神経を通って中枢に伝えられ、心拍出数・心拍量を減少させるように血圧が低下します（減圧反射）。

表4-1 ホルモンによる血圧調整

血圧に影響を及ぼす因子	ホルモン	血圧の変化
心拍出量 ・心拍数と心収縮力の増加	アドレナリン ノルアドレナリン	上昇
血液量 ・増加	アルドステロン 抗利尿ホルモン（バソプレシン）	上昇
・減少	心房性ナトリウム利尿ペプチド	低下
血管抵抗性 ・血管の収縮	アンギオテンシンⅡ 抗利尿ホルモン（バソプレシン） アドレナリン[1]	上昇
・血管の拡張	心房性ナトリウム利尿ペプチド アドレナリン[2]	低下

1）腹部と皮膚の細動脈に作用、2）心筋、骨格筋の細動脈に作用

体表からわかる動脈と静脈

動脈…拍動を触知することができます。
- 頭と首：1）浅側頭動脈（耳の前部）　2）顔面動脈（下顎角の前方）
  3）総頸動脈（胸鎖乳突筋の前端に沿い、喉頭の高さでやや後外側）
  4）鎖骨下動脈（鎖骨上窩）

- 上肢：5）腋窩動脈（腋窩部）
  6）上腕動脈（上腕二頭筋の内側または肘窩）
  7）橈骨動脈（手首の母指側）

- 下肢：8）大腿動脈（鼠径部（鼠径靱帯中央部））
  9）膝窩動脈（膝窩部）　10）足背動脈（足の甲（足背中央））

静脈…血流がうっ滞している（とどこおっている）のでふくらんでみえます。
- 上肢：橈側皮静脈、尺側皮静脈、正中皮静脈
- 下肢：大伏在静脈、小伏在静脈

Chapter 4　血液の循環とその調節

Column ● 動物の血圧

　下の数字は最高血圧 mmHg 〜 最低血圧 mmHg です。たとえばヒトなら、120 〜 80 と表します。

　キリンの最高血圧は 260 mmHg で、ヒトの血圧の 2 倍にもなりますが、心臓より 2 m も高い頭の先まで十分な血液を送らなければならないことを考えると、納得できますね。

ネズミ	113 〜 81	ブタ	169 〜 108	カンガルー	122 〜 79
ウサギ	110 〜 80	ヒツジ	123 〜 93	キリン	260 〜 160
ネコ	171 〜 123	ロバ	171 〜 103	ゴマアザラシ	150 〜 105
イヌ	112 〜 56	ウマ	142 〜 99	イルカ	152 〜 118
アヒル	180 〜 134	ウシ	160 〜 110	サル	136 〜 80

Column ● 血圧を音で測る

　上腕に巻いたマンシエットを空気で膨らませて血圧を測る現在の方法を考案したのは、イタリアの小児科医スキピオーナ・リヴァ・ロッチとされています。彼は 1896 年に、マンシエットを水銀柱につなぎ、ポンプで空気を送り込み手首に脈が感じられなくなった瞬間の水銀柱の目盛りを最高血圧としました。その後 1905 年に、ロシアのニコライ・コロトコフが聴診法を開発し、最低血圧を測ることができるようになりました。腕に巻いたカフに空気をいれ、血管を強く圧迫した後、それを徐々に緩めていくと、突然血流の音が聞こえ始め（心収縮期血圧、最高動脈圧）、やがて音が聞こえなくなります（心拡張期血圧、最低動脈圧）。血圧測定時に聴こえる血流の音は、彼の名にちなんで「コロトコフ音」と呼ばれます。

この章で学ぶこと

☐ 皮膚とその付属器官
☐ リンパ管系とリンパの流れ
☐ リンパ液の性状
☐ リンパ節
☐ 微生物と感染症
☐ 粘膜付属リンパ組織

Chapter 5
外部環境からの調節・生体防御

　ヒトの身体は温度、紫外線、化学物質など種々の刺激にさらされています。また細菌・微生物・寄生虫などが身体内部へ侵入してきます。このような生活環境で、皮膚は水分の蒸発を防ぎ体温を調節し、生体の恒常性の維持と防御に重要な役割を果たしています。また、身体の循環系のひとつであるリンパ管系は、組織液の吸収・循環を調節し、リンパ組織とともに生体防御や免疫機能に深く関わっています。

Chapter 5　外部環境からの調節・生体防御

Stage 33　皮膚

からだを包むコート

皮膚とその機能

　皮膚 skin は身体の表面をおおう強靱な被膜で、表皮（上皮）に由来する付属器官（毛、爪、皮膚腺）を含めて**外皮**（**共同被蓋**）といいます。皮膚は成人では約 1.5〜1.8 m²で、表皮と真皮の層だけで体重の約 16% を占めるので、人体で最も大きな器官といえます。皮膚の厚さは部位によって異なりますが、およそ 1〜4 mm で、手掌や足底では厚く、手背、足背、眼瞼、外耳道などでは薄くなっています。

　皮膚はさまざまな機能を担う複合器官です。①外部環境から保護したり、②体温調節、③水分・老廃物の調節・排泄、④感覚器としての役割も担います。また、⑤ビタミン D の合成の場でもあります。

皮膚の三層構造（図 5-1）

表皮：外胚葉由来で、表層から 4 つの層に分けられます。最外層（角質層）の重層扁平上皮の細胞は**ケラチン**というタンパク質を蓄積して硬くなります（**角化**）。その内側には中間層として淡明層と顆粒層があり、さらに内側の深層の胚芽層では細胞分裂がみられます。分裂した上皮細胞はしだいに上行し、約 4 週間で表層から脱落します。

真皮：中胚葉由来で膠原線維や弾性線維、血管に富む結合組織からなります。細胞成分は、**コラーゲン**をつくる線維芽細胞・生体防御に関する形質細胞・マクロファージ（大食細胞）・肥満細胞などがあります。表皮が下層の真皮に向かい、反対に真皮が上層の表皮に向かい乳頭状に突出します。この**真皮乳頭**には毛細血管網や神経終末（マイスネル小体）が入り込んでいます。表皮の深層や真皮にはメラニン細胞があります。

　手掌や足底などでは表皮が厚く、乳頭がよく発達しています。これにより表面では皮膚小稜がみられ、その頂には汗腺が開口します（汗孔）。

図5-1 皮膚の三層構造

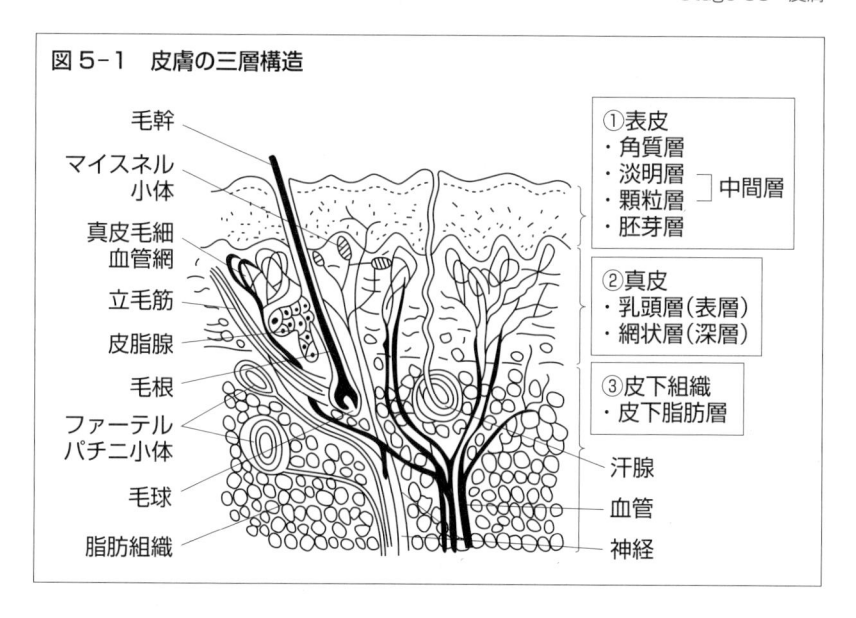

- 毛幹
- マイスネル小体
- 真皮毛細血管網
- 立毛筋
- 皮脂腺
- 毛根
- ファーテルパチニ小体
- 毛球
- 脂肪組織
- 汗腺
- 血管
- 神経

①表皮
・角質層
・淡明層 ┐中間層
・顆粒層 ┘
・胚芽層

②真皮
・乳頭層(表層)
・網状層(深層)

③皮下組織
・皮下脂肪層

小稜のあいだにできる溝を皮膚小溝といい、相互により波のような紋ができます。これが**皮膚紋理**（指紋、掌紋）であり、個人の認識に応用されます。皮膚紋理は物を握るときや歩くときの滑り止めに役立ち、皮膚の表面積を広くして、神経の知覚効果を高めています。皮膚絞理とは別に、皮膚には手掌や足底で関節の運動と関係して屈曲線とよばれるシワがみられます。とくに手掌には俗に生命線、運命線、頭脳線、感情線などとよばれる明瞭な屈曲線がみられます。

皮下組織：疎性結合組織からなり、脂肪組織が発達しています。場所により弾性線維（耳介）や平滑筋（陰嚢の肉様膜）を多量に含みます。脂肪組織は皮下脂肪として栄養を蓄積するとともに、体温の放散を防ぎ保温作用や外力に対しての保護にも役立ちます。女性の二次性徴として、乳房・殿部、大腿部に発達します（図5-2）。脂肪組織のほとんどない部位は、耳介、眼瞼、陰嚢、陰茎、陰核、小陰唇などです。

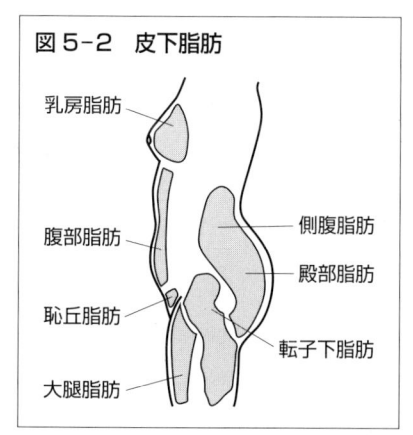

図5-2 皮下脂肪

- 乳房脂肪
- 腹部脂肪
- 恥丘脂肪
- 大腿脂肪
- 側腹脂肪
- 殿部脂肪
- 転子下脂肪

関連項目　表情筋（Stage 12）

Chapter 5　外部環境からの調節・生体防御

皮膚の血管

　皮下組織と真皮との境界で動脈が吻合して真皮動脈網をつくります。皮下にある静脈は皮静脈といい、一般に動脈と関係なく走り（伴行しない）、多くの吻合をもちます。皮膚には心拍出量の約5％にあたる血液が流れ、熱の放散に役立っています。皮膚血管が拡張すると血流量が増加して熱の放散が促進され、逆に収縮すると熱の放散が抑制されます。皮膚深層から侵入した血管は、真皮で毛細血管網をつくり、真皮乳頭や皮下組織にある汗腺や毛包に血液を送ります。

Column ● 皮膚の変化いろいろ—マメ・タコ・ウオノメ・イボ

　おもに手や足の皮が押しつけられて皮下に組織液が浸み出してたまり、ふくれあがったものが「マメ」で、さらに押し続けられ、痛めつけられて皮膚が厚くなったものが「タコ」です。「ウオノメ、魚の目」、または「鶏眼（けいがん）」ともいいます。皮膚が内側に向って厚くなるとその下の神経を刺激するので痛みが生じます。

　「イボ wart」は疣贅（ゆうぜい）ともいい、ウイルスが表皮細胞に感染してできます。疣贅の「疣」は"コブ"、「贅」は贅言とかのゼイ（ぜい）で"無駄なもの"つまり"無用なタンコブ"の意です。水イボは子どもに多い病気で、肌色や白い1〜3 mmのブツブツができます。

　ささくれ・さかむけは指頭の爪ぎわの皮がむけることをいい、むけるのは爪のまわりの角質層といわれる表皮の一部（外層）です。爪の元のほう（爪母（そうぼ））はまだ角質層が薄いので、この部分のささくれはむしり取ると痛く、出血したり、悪くすると菌がはいり込んで瘭疽（ひょうそ）などになることもあるので要注意です。

　寒くなると血管が縮んで皮膚表層への血液の供給が不足し、汗腺・皮脂腺の機能が低下します。その結果、皮膚の表面にある角質層から水分が減ってしまい、ヒビ・アカギレ（亀裂）が生じます。ヒビ・アカギレは寒さだけでなく、極度の乾燥砂漠や常時火を使う職人など熱によってもおこりますし、中性洗剤の使用などで皮膚の表面の脂質が少なくなってもおこります。

　霜やけは凍瘡（とうそう）ともいわれ、日常生活の軽度の皮膚障害をいいます。濡れたままの手で寒いところに出ると、急に体温を奪われて血管が縮み、血液のめぐりが悪くなり、霜やけになりやすくなります。霜やけは、あたたまるとかゆみを増しますが、とにかくマッサージなどで血液の循環をよくすることが大切です。

Stage 34 皮膚の付属器官

毛・爪・皮膚腺

毛 hair は皮膚の保護や保温に役立ちます。とくに頭皮・眉・腋窩・外陰部に多く、口唇・手掌・足底にはありません。**毛根**と**毛幹**に区別されます（図5-3）。毛根は毛包という袋に包まれ、その下端部の毛球における細胞増殖により毛は伸長します。毛には寿命（頭毛で2〜5年、眉毛で3〜5か月）があり、一定期間で成長が止まり、脱落して新しい毛に生え代わります。毛包には毛包毛細血管網が豊富に存在します。

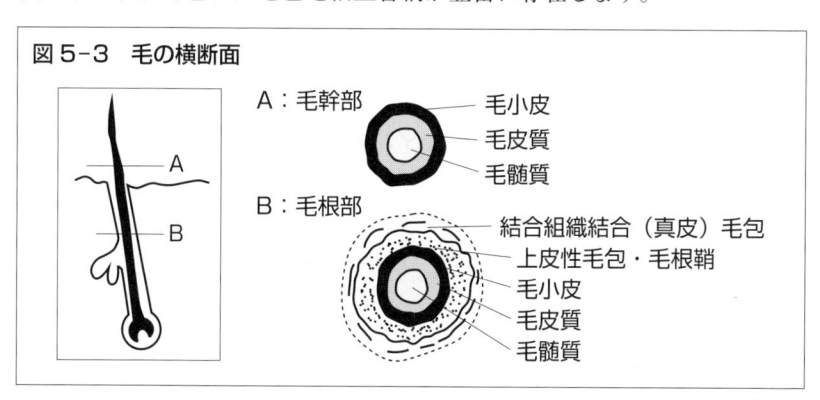

図5-3 毛の横断面

A：毛幹部
- 毛小皮
- 毛皮質
- 毛髄質

B：毛根部
- 結合組織結合（真皮）毛包
- 上皮性毛包・毛根鞘
- 毛小皮
- 毛皮質
- 毛髄質

爪 nail は表皮の角質層が変化したものです。表面側から爪体、爪根、爪床といいます（図5-4）。また、爪の外縁部をおおう皮膚の隆起を爪郭といいます。

汗腺の腺体（分泌部）は真皮と皮下組織にあり、導管により表皮を貫い

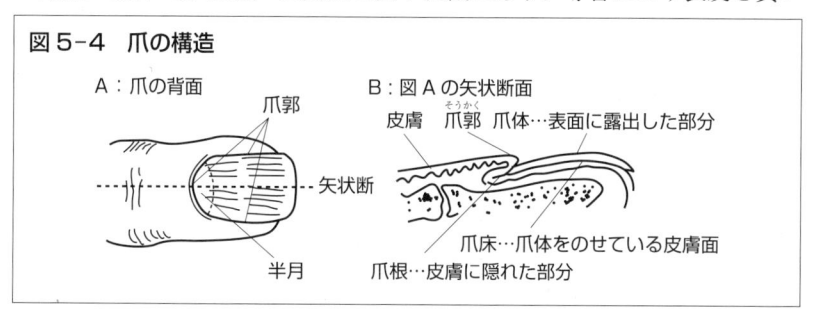

図5-4 爪の構造

A：爪の背面
- 爪郭
- 矢状断
- 半月

B：図Aの矢状断面
- 皮膚
- 爪郭
- 爪体…表面に露出した部分
- 爪床…爪体をのせている皮膚面
- 爪根…皮膚に隠れた部分

Chapter 5　外部環境からの調節・生体防御

て表面に開口します。汗腺には毛と無関係に存在する**エクリン汗腺**（小汗腺）と毛根部に存在する**アポクリン汗腺**（大汗腺）の2種類があります。アポクリン汗腺には、腋窩腺、耳道腺、乳輪腺、肛門周囲腺などがあります。

　皮脂腺は脂肪性の皮脂を分泌し、皮膚や毛の表面をやわらかくなめらかにします。毛包にある毛包腺のほか、瞼板腺（けんばんせん）、包皮腺、肛門腺のような独立皮脂腺もあります。頭皮の表面にある角質層が古くなってはがれ落ちたものが「フケ」であり、脂漏性皮膚炎（しろうせいひふえん）になると頭皮の新陳代謝が活発になって大量のフケが出ます。

　乳房（にゅうぼう）mamma の乳頭は一般に第4肋間にあり、メラニン色素に富んでいます。乳頭の周囲の乳輪には多数の乳輪腺（モントゴメリ腺）があり、乳頭には乳管が開きます（図5-5）。乳腺 mammary gland の発達は年齢や生理的機能状態で著しく異なり、授乳期には腺細胞の細胞質内に大きな分泌顆粒と脂肪滴が含まれています。乳腺は皮膚腺のひとつです。退化が不完全なため残ったものが乳線上に並び副乳とよばれます。

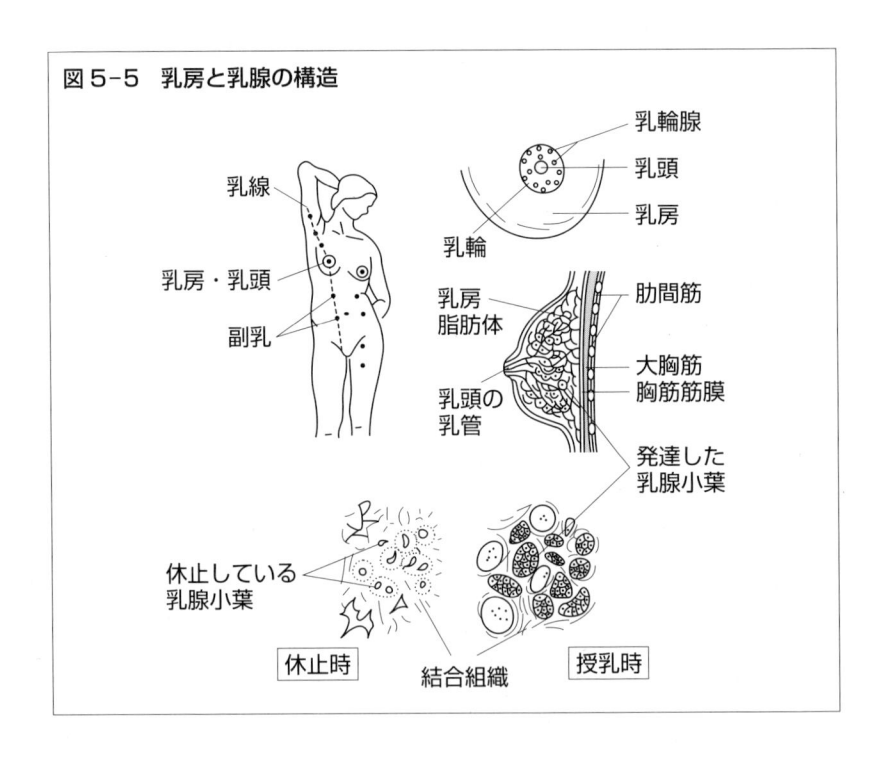

図5-5　乳房と乳腺の構造

Stage 35 リンパ管

全身に張り巡らされる第二の循環路

リンパ管の経路

　血液中の血漿や血球の一部は、毛細血管から漏れて組織間隙へ出て、組織液として流れています。組織液は血管とリンパ管へ吸収され、リンパ管を流れるものをリンパ液といい、体内の水分（液量）を一定に保つために働いています。

　リンパ液は毛細リンパ管として始まって身体の中心に向かうリンパ管の中を流れ、途中でリンパ液を濾過する**リンパ節** lymph nodes を経由するときにリンパ管どうしが合流して集合リンパ管となり、しだいに太くなります。下半身と左上半身からのリンパ液を集めるのが**左リンパ本幹**（**胸管** thoracic duct）で、右上半身からのリンパ液を集めるのが右リンパ本幹です（図5-6）。どちらも頸部でそれぞれ左右の**内頸静脈**と**鎖骨下静脈**の合流点である**静脈角**（じょうみゃくかく）に注ぎます（図5-7）。

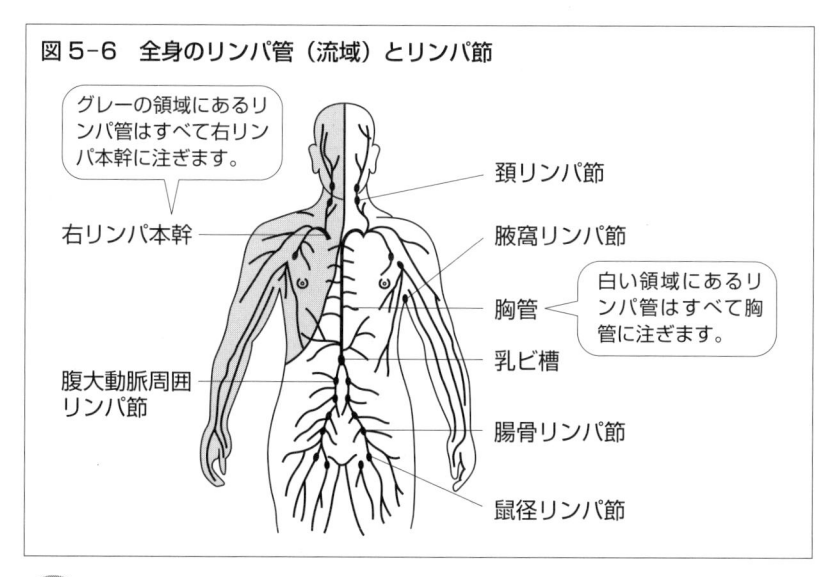

図5-6　全身のリンパ管（流域）とリンパ節

グレーの領域にあるリンパ管はすべて右リンパ本幹に注ぎます。

右リンパ本幹

頸リンパ節

腋窩リンパ節

胸管

白い領域にあるリンパ管はすべて胸管に注ぎます。

乳ビ槽

腹大動脈周囲リンパ節

腸骨リンパ節

鼠径リンパ節

関連項目　リンパ節（Stage 38）

Chapter 5　外部環境からの調節・生体防御

胸管の走行

　胸管は、横隔膜の下（腹腔内で第1ないし第2腰椎体の前あたり）で始まります。1本の**腸リンパ本幹**と2本の**腰リンパ本幹**が合流して**乳ビ槽**（にゅうそう）として管腔が膨大していて、これには腸管の絨毛から吸収された脂肪滴（脂肪酸＋グリセリン、乳ビ）が含まれています。胸管は乳ビ槽から腹大動脈の右後側にそって上り、横隔膜の大動脈裂孔を通り胸腔に入り、胸大動脈と奇静脈の間を上行しますが、第5胸椎の高さで左側に向かい、第3胸椎の高さで食道の後を通りその左側に出ます。第7頚椎の高さで、弓状をなして前に曲がり、左総頚動脈と左鎖骨下動脈との間で、左頚リンパ本幹、左鎖骨下リンパ本幹を受け入れた後、静脈角に入ります（図5-7, 図5-8）。

Column　リンパの源流（1）わが国の胸管の発見

　日本国でリンパ管が初めて紹介されたのは、1774年に出版された杉田玄白の「解体新書」であり、公式に人体解剖された1754年（山脇東洋、蔵志出版、1759年）より20年後のことです。「解体新書」は、ドイツ語で書かれたクルムスの解剖書「ターヘル・アナトミア」のオランダ語訳版を前野良沢、杉田玄白、中川淳庵らが日本語に訳したものです。当時は、わが国に蘭学が入ってきていたとはいえ、図の記号から一字一句の訳まで難行苦行の就業であり、本文4冊、序と付図1冊の出版は大業でした。この「解体新書」の出版の2年前の1772年の「解体約図」では、太いリンパ管である胸管は「ゲール管」（奇ろう管）、乳び管は「ゲールクワキウ」（科臼）と記されています。ゲール（gyl）とはオランダ語で乳びを意味しています。当時はまだ人体解剖は少なく、天文学とともに解剖学の研究にも励んでいた大阪の麻田剛立も、1773年にキツネの解剖で乳び管を観察して、「狐ニゲールクワト云如キモノアリ」と豊後（大分）の両子山麓の三浦梅園に書き送っています。「解体新書」では、腸間膜から起こったリンパ管（乳び管）が上行して胸管となり鎖骨下静脈に注ぐまでの走行が描かれてあります。興味深いのは、この図の中には小さい訂正図が付され、「正誤屈曲之所」と記されていることです。このことに関して、小谷正彦氏（京都大名誉教授）の著書「リンパ学研究の歴史」の一文では、「クルムスは図版製作者の過失により、胸管が上方に向かってやや屈曲し過ぎて刻まれているが、その上端はもっと自然の位置にあらねばならないとし、訂正図を付している。その詳細をもなおざりにすることなく、「解体新書」がいかに正確に訳そうとしたかがうかがえる。」と記されています。

　乳びという用語は、それまで中国にあったものを、「医範提綱」（宇田川玄真1808年）で使われたものとされ、その後の人体解剖による「解観大意」（波多野貫道、1812年）では、乳び管から起こる胸管の走行を、「乳ビ管ノ腸ヨリ起テ鎖骨下静脈ニ貫通スル処ヲ諦ニ観ルコトヲ得タリ」としています。「解観大意」の図には、胸管が3ヶ所でどくろを巻いたように画かれていますが、胸管はその経過中にしばしば管が数本に分枝した後再び合一し島状の形をつくったりします。

Stage 35　リンパ管

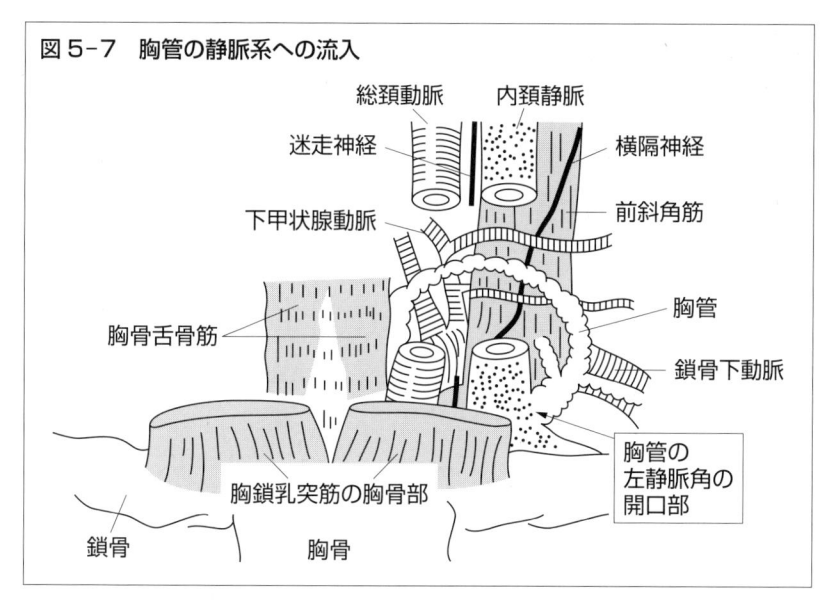

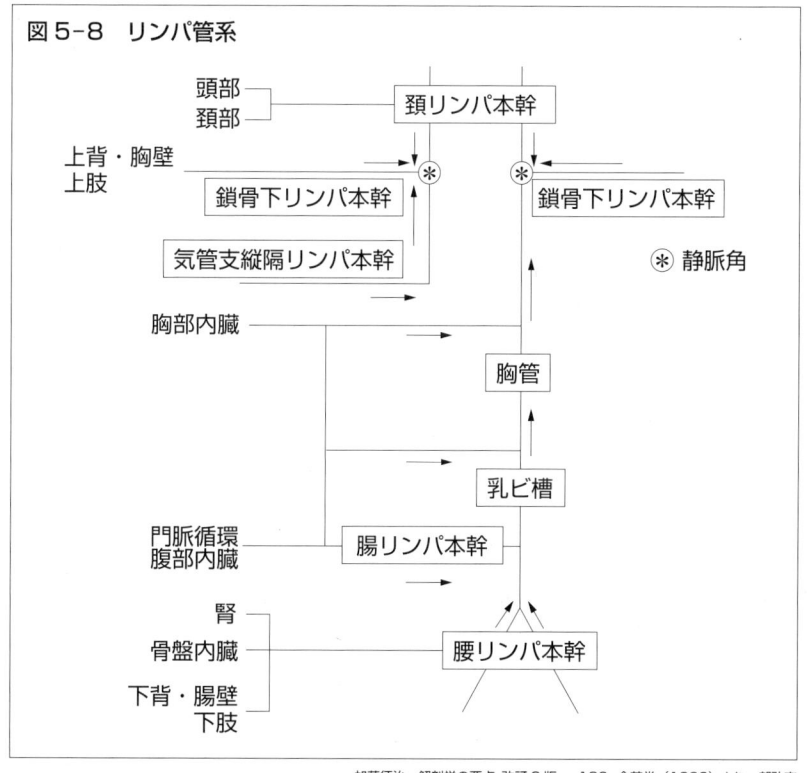

図5-7　胸管の静脈系への流入

- 総頚動脈
- 内頚静脈
- 迷走神経
- 横隔神経
- 下甲状腺動脈
- 前斜角筋
- 胸管
- 胸骨舌骨筋
- 鎖骨下動脈
- 胸鎖乳突筋の胸骨部
- 胸管の左静脈角の開口部
- 鎖骨
- 胸骨

図5-8　リンパ管系

- 頭部・頚部 → 頚リンパ本幹
- 上背・胸壁・上肢 → 鎖骨下リンパ本幹
- 気管支縦隔リンパ本幹
- 胸部内臓
- ＊ 静脈角
- 胸管
- 乳ビ槽
- 門脈循環・腹部内臓 → 腸リンパ本幹
- 腎・骨盤内臓・下背・腸壁・下肢 → 腰リンパ本幹

加藤征治　解剖学の要点 改訂2版　p.126 金芳堂（1993）より一部改変

Chapter 5　外部環境からの調節・生体防御

Stage 36　リンパ液と毛細リンパ管
血管系との比較

リンパ液と血液の比較

　リンパ液と血液の血清を比べると、電解質や非電解質に大きな違いはないものの、リンパ液は総タンパク質量が著しく少ないので、粘性が低く、サラサラしています。とくに、アルブミンに比べてグロブリンが少ないため、A/G比が高くなります（表5-1）。

表5-1　胸管リンパ液と血清のタンパク質組成

タンパク質（g%）	リンパ液	血　清
総量	4.4	6.6
・アルブミン（A）	2.7	3.4
・グロブリン（G）	1.7	3.3
A/G比	1.59	1.02

毛細リンパ管と血管の比較

　リンパ管壁は、血管壁と同様に内膜・中膜・外膜の3層からなります。血管壁に比べて壁の厚さは薄く、とくに毛細リンパ管では、管壁の内膜は内皮細胞と不完全な基底膜だけで構成され、周細胞がありません（表5-2）。

表5-2　毛細リンパ管と毛細血管の構造の比較

	毛細リンパ管	毛細血管
太さ（直径）	不揃い（40〜150μm）	均一（7〜10μm）
管腔の断面のかたち	不規則	不整形
網目構造	粗（0.1〜2.0mm）	密（10〜50μm）
内皮細胞の形（細胞境界）	柏の葉状（波状）	紡錘形（直線状）
基底板	未発達、不連続	発達、連続
繋留フィラメント	有	無

Column ● リンパ球、昔は謎の白血球、いまでは免疫劇場の主役

20世紀後半に入ってから、ヒトの血液中のリンパ球を細胞分裂促進剤とともに培養するとリンパ球が次第に肥大して、2～3日後には正常な末梢血中ではみられない大型のリンパ球（リンパ芽球という）となり分裂することが明らかとなりました。それまではリンパ球は、もうこれ以上分裂・増殖したりしない細胞と考えられておりましたので、この現象は大変驚く発見で、リンパ球の「幼若化」あるいは「芽球化」とよばれ、当時注目を集めました。血球の先祖還りなのです。

Level Up ● リンパ浮腫とは？

夕方になると脚や腕がむくみ、でも一晩寝ると朝にはひいていることを経験する人は多いかと思います。このむくみのことを**浮腫** edema といいます。

リンパ浮腫 lymphedema は、リンパ液の流れがいろいろな原因により滞り、組織間隙に水分やタンパク質が過剰に滞留して起こります。リンパ液の流れが滞る原因には、一次的なものとして生まれつきのリンパ節やリンパ管の発育不全、二次的なものとして乳がん・子宮がん・前立腺がん等の外科的療法や放射線療法の後遺症があります。組織間隙のリンパ液の流れが滞ると、手（腕）や足（脚）が腫れ、重圧感、深部の痛み、だるさ、疲れやすさなどを感じます。

リンパ浮腫ができると、リンパ管壁の平滑筋の変性によるリンパ還流機能障害によるリンパ管炎、免疫力の低下や皮膚の創傷による細菌感染などで悪化します。むくみは術後すぐ生じる場合もあれば、5～10年も経過してから発症する場合もあり、症状は比較的ゆっくり進行します。長期にわたり適切な治療を受けないまま放置しておくと、浮腫は増大します。頻繁に炎症を繰り返すと象皮病まで進む場合もあります。むくみを感じたらできるだけ早期のうちに専門医やセラピストに適切な診断と治療法を相談することが必要です。

治療法としては、保存的治療法と外科的治療法がります。保存的治療法としては、①スキンケア、②弾性包帯やスリーブ・ストッキングを用いた圧迫療法に加えて、最近では「医療リンパドレナージ」といい、リンパ浮腫症状を改善するため徒手により滞ったリンパ液を排導する効果的な③リンパ誘導マッサージ法やそれに④圧迫下の運動療法を加えた複合的理学療法（保存的リンパ浮腫治療法）が効果をあげております。一方、外科的治療法としては、組織切除やリンパ誘導術（リンパ管静脈吻合術、吻合・圧迫併用療法）があります。現在、リンパ浮腫の完治はかなり困難ですが、治療により患者や家族の肉体的、精神的苦痛を和らげ、日常生活動作（ADL）や生活の質（QOL）の向上を図ることが大切です。正しい複合的理学療法の普及とは別に、近い将来、リンパ管新生・再生の治療への応用が期待されます。

Chapter 5　外部環境からの調節・生体防御

Stage 37　胸腺

免疫の中枢器官

胸腺はT細胞の産生工場

　胸腺は、一般的に魚類以上の脊椎動物にみられます。ヒトでは胸部（前縦隔）内で心臓の上におおいかぶさるようにして、脂肪組織の中に埋もれるようにしてあります（図5-9）。胸腺にはたくさんのリンパ球（胸腺リンパ球という）がつまっており、若いときに約30〜40gほどで最大になり、思春期以降は退縮して小さくなります。

　胸腺は、細胞性免疫能を有するT細胞の産生に働きます。骨髄から血管を経て移動してきた未熟なリンパ球に対して、移植拒否反応やアレルギー反応などに必要な自分（自己の成分）と他人（非自己の成分）との区別を教え、いろいろな機能をもったT細胞に分化・成熟させてから全身の組織へ送り出します。

胸腺の発生

　胎生の第6週目頃に、胸腺原基はその発生部位である第3咽頭嚢から

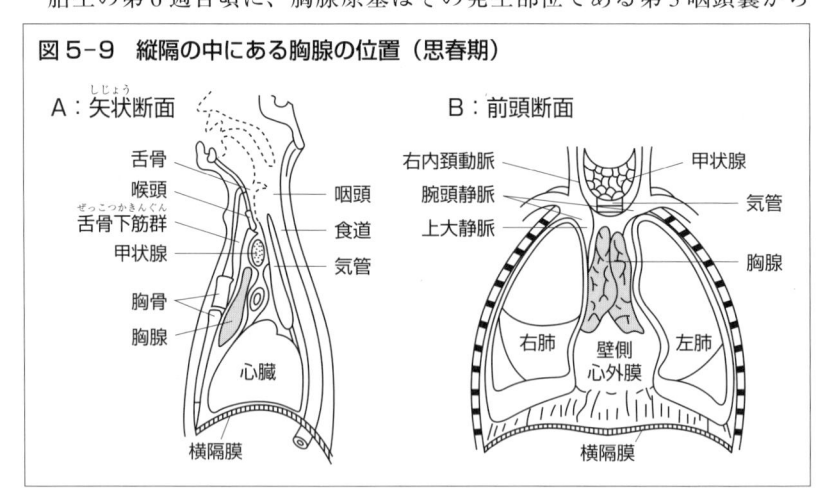

図5-9　縦隔の中にある胸腺の位置（思春期）

A：矢状断面
舌骨／喉頭／舌骨下筋群／甲状腺／胸骨／胸腺／心臓／咽頭／食道／気管／横隔膜

B：前頭断面
右内頚動脈／腕頭静脈／上大静脈／右肺／壁側心外膜／甲状腺／気管／胸腺／左肺／横隔膜

T細胞のTは胸腺 Thymus の頭文字

縦隔への移動を開始します（図5-10）。その行き先は胸骨の後ろで、将来縦隔になる領域です。胎生第9～10週には造血組織起源の血液から胸腺細胞（胸腺リンパ球）の前駆細胞が運ばれ、胸腺内で分化・成熟して免疫リンパ球としての機能を有するようになります。

第1，2咽頭嚢からは甲状腺が発生し、胎生第7週には甲状舌管を通り、第2，3気管軟骨の位置まで下行します。また、上皮小体が胸腺と同じ第3，4咽頭嚢から生じますが、やがて胸腺から離れ甲状腺のほうへ移動します。

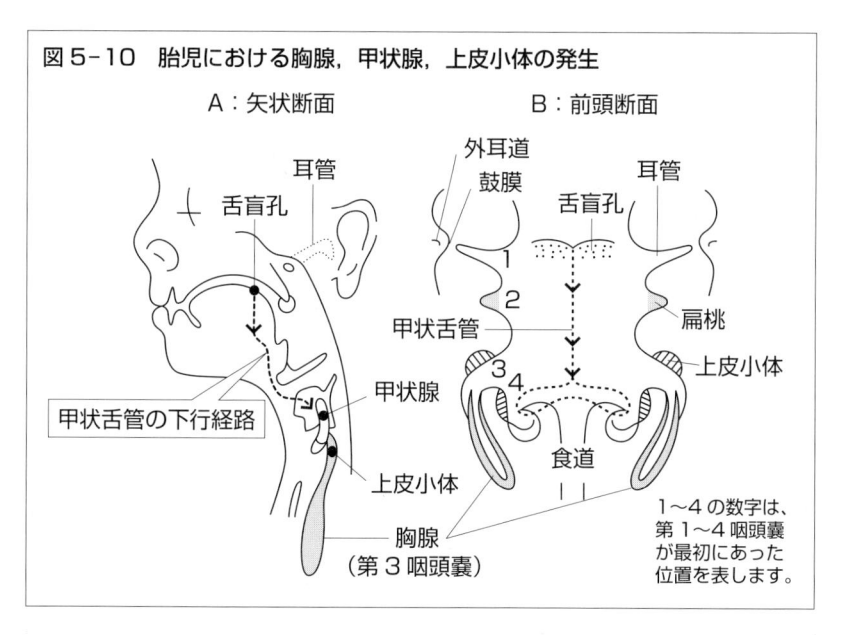

図5-10 胎児における胸腺，甲状腺，上皮小体の発生
A：矢状断面　　B：前頭断面

1～4の数字は、第1～4咽頭嚢が最初にあった位置を表します。

Column ● 毛細リンパ管

リンパという語は古くは「淋巴」と書かれていましたが、現在はカナで書かれます。ギリシャ語のニンフ nymphe（山や水の精、美少女、妖精）、そしてラテン語の lympha に由来するといわれています。リンパ液は血液にくらべて血球が少なく、タンパク質（おもにグロブリン）やフィブリノーゲン（線維素原）も少ないので、「清らかで透明な水」「湧き出る水」のようなイメージからつけられた名です。

リンパ管を観察するために、19世紀の古くより種々の色素、墨汁、硝酸銀、ロウ、樹脂、合成ゴムなど多くの物質の注入法が試みられました。しかし、組織における毛細リンパ管と毛細血管の明確な区別はきわめて困難で、これまで長い間リンパ管研究の隘路でした。20世紀後半となって、電子顕微鏡による微細形態学的観察に加え、組織化学的方法を応用した新しいリンパ管観察法が開発され、両細管の明確な同定が可能になり、リンパ学研究のブレークスルーとなりました。

Chapter 5　外部環境からの調節・生体防御

Stage 38 リンパ節

免疫戦場のリンパ節

　リンパ液は、リンパ管の中を一方通行でゆっくり流れています。リンパ管には、ある間隔でリンパ液の逆流を防止するための弁があり、その部分は膨らんでいますのでちょうど数珠球状にみられます。さらに、リンパ管のネットワークには、ところどころに**リンパ節**というソラマメ状の膨らんだ構造物があり、輸入リンパ管と輸出リンパ管の出入りや血管の流入・流出がみられます（図5-11）。リンパ節は表層の皮質と深層の髄質（髄索と髄洞）から構成されています。輸入リンパ管からリンパ節へ入ったリンパ液は、辺縁洞（皮膜下洞）→ 中間洞 → 髄洞と順に流れて輸出リンパ管から出ます。

　リンパ節は、唾液腺や甲状腺のように消化液やホルモンなど何かを分泌する器官ではなく、被膜や梁柱の骨組と細網線維網からなる免疫反応の場です。リンパ節はとくに頭頸部の付け根、四肢の付け根の腋窩、鼠径部、胸腹部の内臓や大血管の周囲に多くあります。体内に細菌や異物などの抗原が入ってくると、まずマクロファージがそれを取り込み、その情報がリンパ球に伝えられます。取り込まれた抗原は近くのリンパ節に運ばれ、リンパ節内で免疫反応（免疫戦争）がおこり、抗体（タンパク質)が産生されます。リンパ節が腫れるのは、このためです。

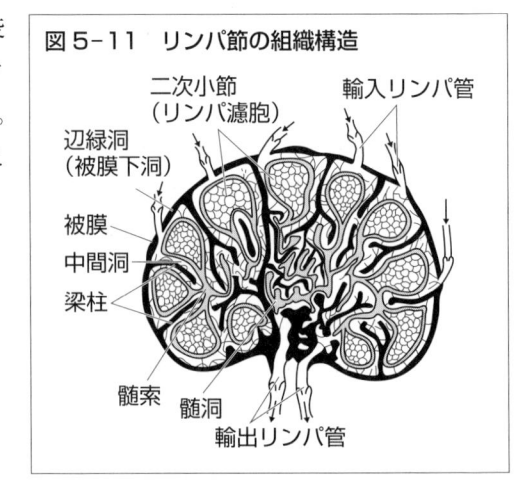

図5-11　リンパ節の組織構造

二次小節（リンパ濾胞）
輸入リンパ管
辺縁洞（被膜下洞）
被膜
中間洞
梁柱
髄索
髄洞
輸出リンパ管

Stage 39 脾臓

免疫の働き者──卑しい臓器ではありません

脾臓の位置と形態

　脾臓 spleen は左側の肋骨の下縁付近にあり、手を軽く握ったこぶし状をしています（図5-12）。脾臓には大動脈の枝の腹腔動脈から分かれた脾動脈が分布し、脾静脈が門脈に合流して肝臓に入ります。脾臓は血液を多く含んでいるので暗赤色をしていて、含まれる血液量により容積もかなり変化します。白血病や肝硬変などの門脈うっ血や、マラリアなどの感染症などでは、脾臓が腫れ（脾腫）、腹壁の上から触知することができます。脾臓を形成する組織の大半は、赤血球を満たしている静脈洞のある赤脾髄で、残りがリンパ組織からなる白脾髄です。

脾臓の働き

血液の濾過：老化した赤血球（寿命約120日）や病的に変化した赤血球を捕らえて処理します。処理の役目は、マクロファージ（大食細胞＝白血球の一種）が担っています。この役目から、脾臓は「赤血球の墓場」ともいわれます。さらに、崩壊した赤血球から遊離した鉄分を貯え、ヘモグロビンの再合成に利用しているので、リサイクルショップ的な役割も果たしているといえます。

血液の貯留：ヒトでは顕著ではないのですが、動物では血液の約30％を脾臓で貯留しています。また、血液凝固に働く血小板も貯留しています。

造血：胎児の血液は肝臓・脾臓で作られていますが、生まれてからは骨髄で作られます。しかし、骨髄の病気などで骨髄で血液が作られなくなると、脾臓で作るようになります。これを「髄外造血」といいます。

免疫反応：脾臓の中にある白脾髄というリンパ組織で構成されているところでは、抗原に対して免疫反応を起こします。

Chapter 5　外部環境からの調節・生体防御

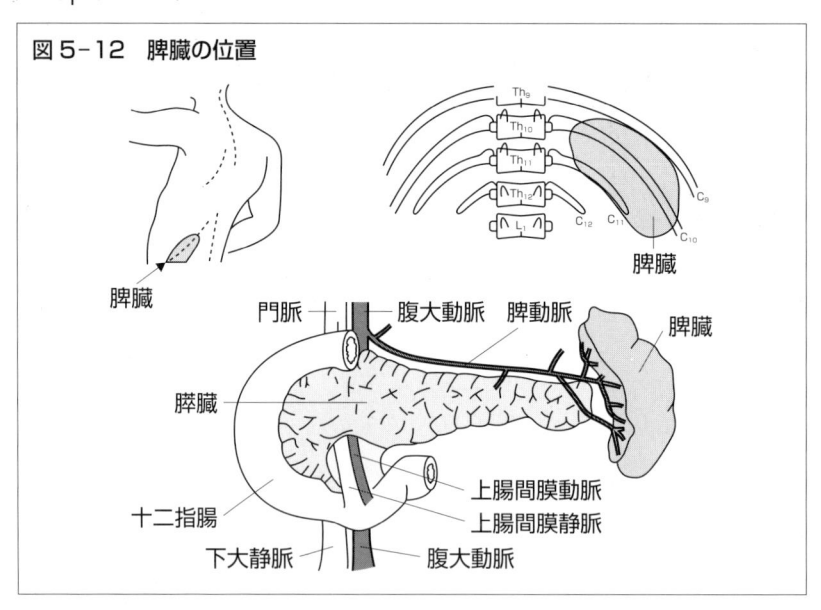

図5-12　脾臓の位置

Level Up ◆ 免疫リンパ球

　免疫系のスタープレイヤーがリンパ球です。リンパ球は核に対して細胞質の占める割合が小さいので、「免疫現象」が研究される以前の1950年代頃はまだ機能が明らかでない"謎の白血球"でした。しかし、感染症などに対する複雑免疫反応の機構が明らかになるにつれて、免疫担当細胞として脚光を浴びてきました。リンパ球は、胸腺で成熟するT細胞（リンパ球）と骨髄で成熟するB細胞（Bリンパ球）の2種類があり、T細胞はリンパ球が直接攻撃する細胞性免疫を、B細胞はリンパ球が抗体を作り抗原を攻撃する体液性免疫を司ります。また、T細胞にはヘルパーT細胞、キラー細胞などその働きによりいくつかの種類があることが知られています。

体の中にT細胞がないとどうなるでしょうか？

　実験動物でよく用いられるネズミ（マウス）のなかに、ヌードマウスという毛のない特殊なマウスがいます。ヌードマウスには胸腺もなく、免疫系の中心的役割をなすT細胞もありません。したがって、感染に対して非常に弱く、自然界では生きていけず、無菌状態で飼育しなければなりません。ヌードマウスは他人の組織（非自己）に対してT細胞による拒絶現象が起こらないので、どんな細胞・組織でも容易に受け入れます。たとえばヒトのがん細胞を移植すると、がん細胞はマウスの体内でそのまま増殖し続けて、やがてそのマウスは死んでしまいます。ヒトでもT細胞が欠損する遺伝病が知られています。

Stage 40　粘膜付属リンパ組織

消化管や気道（鼻腔・気管支）の粘膜免疫

　消化管や気道の粘膜には細菌・微生物などの抗原の侵入に対して生体を防御する（粘膜免疫）ため、リンパ小節やリンパ組織の集合があり、これを粘膜付属（関連）リンパ組織といいます。消化管、呼吸器、泌尿生殖器などの粘膜下にみられます。

扁桃—のどの奥にアーモンド

　「のどが痛いです」、「扁桃腺が腫れて痛いです」と訴えて多くの患者さんが耳鼻咽喉科を訪れます。とくに子どもはたびたび咽喉の炎症を引き起こし、よく学校の健康診断の時に、「扁桃腺肥大」と診断されます。扁桃腺とよばれるこの組織は、アーモンドのような形をしており、呼吸の際の空気の通り道（気道）に面したところにあるリンパ組織で、一般の腺とは組織構成が違うことや、分泌機能がないことなどから、正しくは腺を除いて**扁桃** tonsil といいます。扁桃はリンパ節と異なり、①上皮との関係が密であり、②はっきりした被膜や梁柱などの結合組織支柱を持たず、③輸入リンパ管もないのが特徴です。

　抗原からの刺激により扁桃でつくられたリンパ球細胞は、上皮を通り抜けて口腔や咽頭へ出たり、粘膜内の毛細リンパ管へ入り頚部のリンパ管へ送られます。扁桃には舌の奥（舌根という）にある**舌扁桃**、口を大きく開けるとノドの入り口（口蓋）の左右にある**口蓋扁桃**（図5-13）、そして上咽頭（咽頭鼻部）にある**咽頭扁桃**があります。これら3つの扁桃が、口腔・咽頭・鼻腔の周りを要塞のようにぐるりと輪状に取り巻いており、発見者にちなんで、リンパ咽頭輪（ワルダイエル咽頭輪）と呼ばれます。

　咽頭扁桃は口を開いただけでは見えません。咽頭の上部の気道の線毛をもった粘膜上皮の下にリンパ組織としてあり、幼児（5〜6歳頃）では大きいのですが、その後次第に小さくなっていきます。咽頭扁桃が腫れて大きくなると気道が狭められ、鼻がつまったり、耳と鼻をつなぐ耳管がつまった

図5-13 リンパ咽頭輪（3つの扁桃）

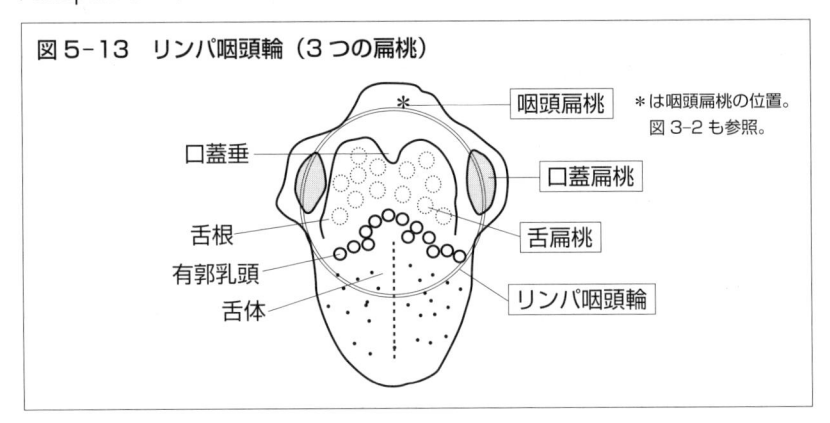

*は咽頭扁桃の位置。
図3-2も参照。

- 咽頭扁桃
- 口蓋垂
- 口蓋扁桃
- 舌根
- 舌扁桃
- 有郭乳頭
- リンパ咽頭輪
- 舌体

りして、中耳炎を起こします。咽頭扁桃が肥大した状態を**アデノイド（腺様増殖）**といいます。また、呼吸が不便で呼吸数が増えると、体に必要以上の負担がかかります。この場合、夜寝ているときに一時的に呼吸が止まり、しばらくしてから大きな呼吸が生じるいわゆる睡眠時無呼吸症候群となります。

パイエル板

　小腸の粘膜でリンパ球が多数集まり集団をなすものを**集合リンパ小節**あるいは**パイエル板** Peyer's patch といいます。とくに小腸の回腸部分に多く、小判状をしています。粘膜の表面には絨毛がなく、特有なドーム状をしていて、その中に大きな胚中心を含みます（図5-14）。パイエル板は細網組織で包まれており、周囲に細いリンパ管が起こっています。これらのリンパ小節は、腸の内腔から侵入してきた抗原に対する防衛反応として生じる抗体産生の場として、腸管粘膜免疫に働きます。

図5-14 パイエル板の構造

*集合リンパ小節の上部（円蓋域）では吸収上皮細胞のあいだにある特殊な細胞（M細胞）が、腸管の種々の抗原を取り込む。

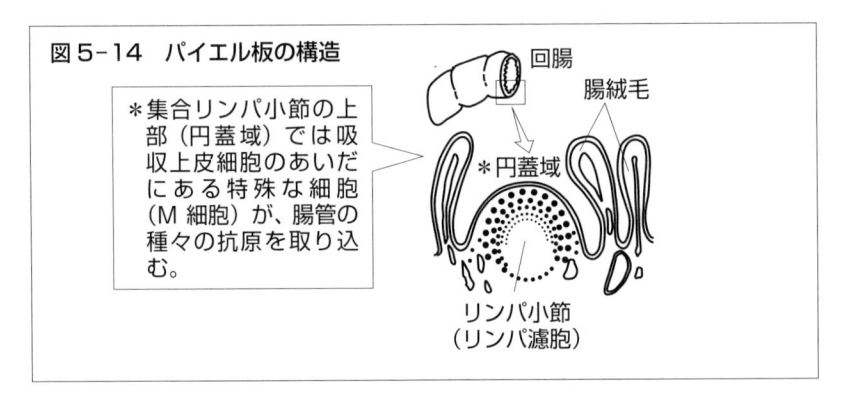

- 回腸
- 腸絨毛
- *円蓋域
- リンパ小節（リンパ濾胞）

虫垂—腸の扁桃

虫垂 appendix は小腸の回腸部より下方の盲腸の後内側面に付着するリンパ組織を含む筋性の管状器官です（図5-15）。基部は体表からみると前腹壁の右腸骨部において、右上前腸骨棘と臍とを結ぶ線分の下と中1/3の境界部（マックバーネー点）に位置しています。虫垂間膜とよばれる腸間膜でおおわれているので、先端の位置は変わりますが、盲腸の結腸ヒモが虫垂基部まで続いているので、探し出すことができます。虫垂には舌や咽頭の扁桃のようによく発達した集合リンパ組織がみられるので"腸の扁桃"といわれます（図5-16）。英語で表すと付属物（appendix）という意味が含まれているように、古くは退化性の有害無益な器官と考えられていましたが、近年ではリンパ性器官としての免疫学的意義が見直されてきています。

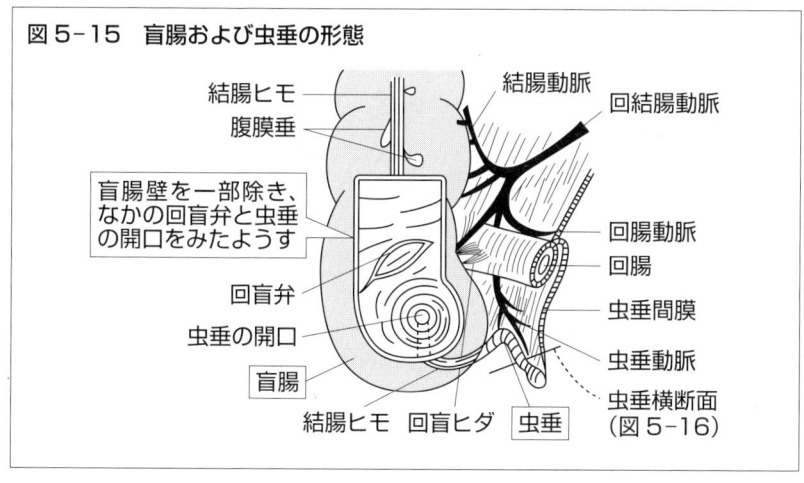

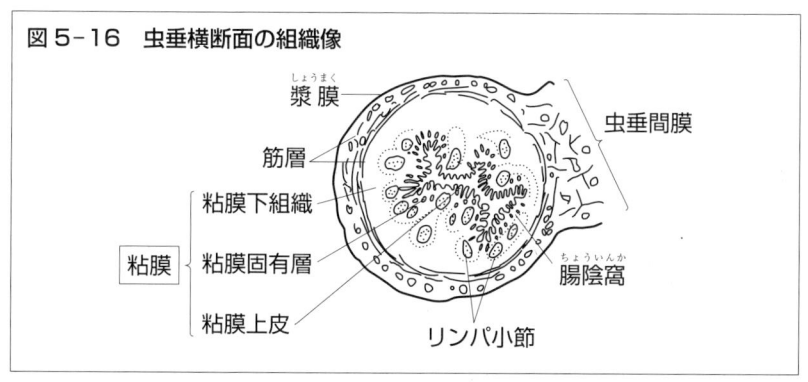

図5-15 盲腸および虫垂の形態

図5-16 虫垂横断面の組織像

Chapter 5　外部環境からの調節・生体防御

Stage 41　微生物と感染症

微生物？　細菌・ばい菌？

病原性微生物

　微生物の多くは肉眼では見えないほど小さく、顕微鏡で観察されますが、とくにウイルスは電子顕微鏡で初めて確認されるほど小さいものです。微生物のなかで、人体に侵入して病気（感染症）を引き起こす微生物を病原体または病原性微生物といいます。病原性微生物は大きさにより以下の種類に分けられます。

1) **寄生虫** parasit：多くは肉眼で見ることができます。体表面に寄生するダニやナンキンムシ、体内に寄生するサナダムシやカイチュウなどがあります。

2) **原虫**（原生動物）protozoa：原虫の一種であるアメーバー（12〜20 μm）や、マラリア原虫、トキソプラズマなどがあります。

3) **真菌** fungus：酵母やカビなどの総称です。胞子が空気中に発散して繁殖します。シラクモ（頭部の白癬）、タムシ（生毛部白癬）水虫（かんぽう状白癬）、爪白癬など、多くが皮膚の病気に関連します。

4) **細菌** bacteria：俗に「ばい菌」と呼ばれるものの総称です。たとえば食中毒や感染性胃腸炎の原因となる腸炎ビブリオ菌、サルモネラ菌、O-157（大腸菌の一種）、黄色ブドウ球菌、カンピロバクターがあります。

5) **クラミジア** chlamydia：性的接触により感染する性器クラミジアは、尿道炎、子宮頚管炎、不妊症などの原因として知られています。

6) **マイコプラズマ** micoplasma：細菌の仲間ですが細胞壁がありません。自己増殖できる最小の微生物で大気や土壌で生息し飛沫から体に入り込みます。マイコプラズマ肺炎が子どもに多くみられます。

　ウイルス virus は基本的に細菌と異なり、細胞の形態をとらず、DNAあるいは RNA とそれらを包むタンパク質からなるものです。かぜの多くは

ウイルスが原因です。他にインフルエンザ、はしか（麻疹）、おたふくかぜ（流行性耳下腺炎）水ほうそう（水疱）があります。また、日本脳炎や狂犬病、風疹、ポリオ、さらにノロウイルスやエイズをもたらすヒト免疫不全ウイルス（HIV）など多数あります。

病原性微生物に対する生体防御

皮膚：皮膚の表面は皮脂の分泌で酸性となっており、その環境に適応した細菌（常在細菌）が存在することで、ほかの細菌の増殖がよく抑制されています。

粘膜：消化管・気道・尿道・生殖器などの表面の粘膜に分泌される粘液にはリゾチームと呼ばれる酵素や殺菌物質が含まれており、細菌の増殖が制御されています。

アレルギー

からだを守るはずの免疫系が逆に病気をひき起すのがアレルギー allergy です。無害な抗原に対しても免疫系が過剰に反応してさまざまな症状を引き起こします。アレルギーには、抗原抗体反応がすぐ起こる即時型アレルギー反応と、反応が遅いいわゆる遅延型アレルギー反応があり、即時型アレルギー反応はアレルギーの主な原因とされる免疫グロブリンE（IgE）が反応して起こります。抗原が体内に入ると白血球から炎症を起す物質(サイトカイン）が放出され、鼻水や結膜炎などの症状が起こります。一方、遅延型アレルギー反応はTリンパ球が反応して起こると考えられ、数時間から数日して組織に炎症が起こります。

Chapter 5　外部環境からの調節・生体防御

Column ● リンパの源流（2）

　代表的なリンパ管である乳び管を発見したのは、1622年、北イタリア・パヴィア大学解剖学・外科学教授であったガスパロ・アセリウス（Gasparo Asellius, 1581～1626）です。彼は反回神経や横隔膜の運動をみるため、イヌを開腹して腸と胃を引き出したときに、腸間膜に分枝する多数の白いスジを発見しました。「初め神経かと思った。鋭いメスを握り、その1本を切断すると、その途端にミルクあるいはクリーム状の液がドッと流れ出た。ところが、翌日開腹したイヌには白い管は全然みられなかった。これは餌を摂っていないからだと直感し、餌を与えたイヌを開腹し、腸間膜に多数の白い管が存在することを確認した。その後、イヌだけでなく、ネコ、ヒツジ、ウシ、ブタと次々に乳び管を発見した」という記録が伝えられています。この素晴らしい発見は残念ながら生前には発表されず、死後の翌年（1627）に二人の友人医師により発表されています。

　若くして亡くなったアセリウスは、腸間膜根部にあるリンパ節群にアセリ膵（腺）Asell's pancreas（glands）という名を残している。1991年、フランスで開催された第13回国際リンパ学会議では、その偉大な業績をたたえて、彼の肖像はプログラムの表紙を飾り、370年以上経って現代のリンパ管研究者に語りかけています。

Column ● 「手を洗いなさい！」ゼンメルワイス医師の叫び

　"ドナウの真珠"と謳われる美しいブタペスト（ハンガリー首都）のドナウ河西岸ブダの王宮の丘南下の街中の一角には、静かなたたずまいのゼンメルワイス医史学博物館があります。ここでは現代の殺菌法・無菌法研究の端緒をつくったゼンメルワイス医師 Ignaz Semmelweis（1818～1865）の偉大な功績が顕彰されています。

　ブタペスト生まれのゼンメルワイス医師が、ウィーン大学の産科病院の助手であった頃（1850年代）、産褥熱は子宮の感染から腹膜炎、全身性敗血症へ進行し、苦痛を伴いやがて死亡するという驚くほど死亡率が高い病気でした。ゼンメルワイス医師は、産褥熱は診察した医師の指が媒体となり、「生きた生物に由来した腐敗粒子が妊婦に運ばれることによって起こる」と考え、病室や病床の整備や清掃などを指導するとともに術後手を洗うことを励行させ、産褥熱による死亡率を激減させました。その経験に基づいて、1861年には著書「産褥熱の原因、概念、予防」を出版しています。しかし、不幸にして彼の説は生前ほとんど認められず、1865年に奇しくも敗血症とそれに伴う精神障害で死亡しました。その後ゼンメルワイス医師の生家は再建され、現在はブタペスト市内の墓地に静かに眠っているとされています。

　ゼンメルワイス医師の偉大な功績を称える記念切手は、ハンガリーのみならず東ドイツ、オーストリアなど多くの国で発行されています。その中には彼の肖像と手洗いの情景を描いたものもあります。ゼンメルワイス医史学博物館を訪れますと、入り口を入ってすぐのところにゼンメルワイスの手洗い器が置いてあり、「手を洗いなさい！」というゼンメルワイス医師の叫びが聞こえるようです。

　驚いたことに、博物館にはゼンメルワイス医師のの頭蓋骨のレプリカがありますが、1865年にウイーンの精神病院で死去した彼の遺骨はどうなったのでしょうか？博物館の受付案内人の説明では、彼の遺灰は墓地にはなく、博物館の壁の中に埋め込まれているということです。ハンガリーを旅してブタペスト市内にある医科大学を訪周すると、他のハンガリーの医科大学「セント-ジョルジ・アルベルト医科大学」などの例にあるように、ゼンメルワイス医師を記念した「ゼンメルワイス医科大学」と誇らしげな看板が印象的です。

この章で学ぶこと

☐ 口腔・歯と摂食・咀嚼
☐ 咽頭・食道と嚥下
☐ 胃と蠕動
☐ 小腸と大腸の運動
☐ 大腸と排便
☐ 肝臓と物質代謝・解毒
☐ 胆嚢と胆道
☐ 膵臓と膵液分泌
☐ 腹膜と腹膜腔

Chapter 6
栄養の消化と吸収

食べ物の分解（消化）と栄養吸収のために働くのが消化管と消化腺で、まとめて消化器系といいます。消化管は口から肛門まで、咽頭・食道・胃・腸などがあり、その壁の構成は、中空性器官に共通の3層構造（内腔より粘膜、筋層、漿膜または外膜）です。消化液を分泌する消化腺には、大消化腺として肝臓・膵臓・大唾液腺、小消化腺として胃腺や腸腺、小唾液腺があります。

Chapter 6　栄養の消化と吸収

Stage 42　口腔

摂食・呼吸・発声

口腔の構造と機能

口腔 oral cavity は、前方は**口裂**、後方は**口峡**から咽頭につながる領域です。口唇・頬・口蓋・口峡・舌・歯・唾液腺などが関連し、食物を摂取し咀嚼するほか、味覚の感受や発声に働きます。

口唇は口裂の上下にあり、頬は口腔の左右の外壁にあります。どちらも筋性で顔の皮膚にある**皮筋**（**表情筋**）の一部で構成され、口唇の開閉に働いています。口唇・頬の緊張ぐあいや口腔の状態は、肺・気道からの気流による発語に大きく関係します。

口蓋は口腔の天井で、前方2/3を**硬口蓋**（骨口蓋）といい、上顎骨の口蓋突起と口蓋骨の水平板からなります。口蓋の後方1/3は**軟口蓋**といい、横紋筋と表面をおおう粘膜からなります。軟口蓋は後外側方で**口蓋帆**とその中央部分に垂れ下がった**口蓋垂**とからなり、嚥下や発声のときよく動きます。軟口蓋の両外側のアーチ状（**口蓋舌弓**と**口蓋咽頭弓**）の部位には、リンパ組織である口蓋扁桃が埋もれています。さらに口蓋の粘膜には多数の**口蓋腺**があります（図6-1）。

口峡は口腔と咽頭の境で、口蓋帆・舌根・口蓋舌弓と口蓋咽頭弓で囲まれた領域です。

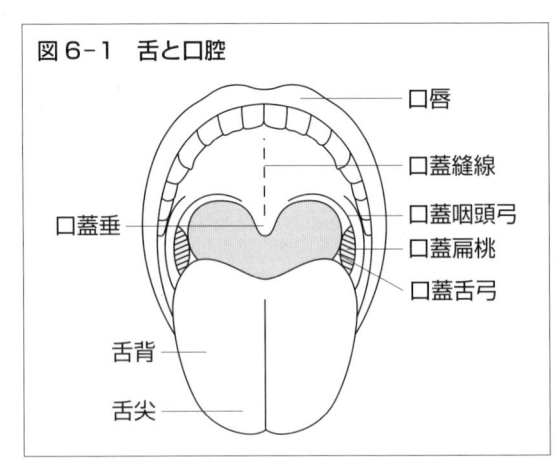

図6-1　舌と口腔

口唇／口蓋縫線／口蓋咽頭弓／口蓋扁桃／口蓋舌弓／口蓋垂／舌背／舌尖

関連項目　発声（Stage 20）、皮筋（Stage 12）

舌・唾液腺——口腔内にある臓器

舌 tongue は口腔底にあり、口腔の大部分を占めています。舌背（図6-1）には舌乳頭という小さな出っぱりがあり、その一部には味覚をつかさどる味蕾が備わっています。舌の筋は横紋筋からなり、外舌筋（**茎突舌筋・オトガイ舌筋・舌骨舌筋**）と内舌筋（固有舌筋——**縦舌筋・横舌筋・垂直舌筋**）があります。

唾液腺 salivary gland は、口腔に唾液（粘液・漿液）を分泌する腺です。独立した導管をもつ大唾液腺（**耳下腺・顎下腺・舌下腺**）と消化管・口腔に付属する小唾液腺（**舌腺・口唇腺・頬腺・臼歯腺・口蓋腺**）があります（図6-2）。

唾液 saliva はデンプンを分解する**唾液アミラーゼ**のほか、ムチン、リゾチームや抗体を含み、歯の表面を保護したり、細菌の増殖を阻止したり、感染防止に働きます。最近では、アンチエイジング（老化防止）と関連し、老化の原因となる活性化酸素を除去する成分を多く含むことが注目されています。唾液は一日約1.5 L分泌されますが、唾液の分泌量が減ると、口の中が渇いてネバネバし（ドライマウス、口腔乾燥症）、虫歯や歯周病のリスクが高まります。唾液の分泌の異常は、口臭や誤嚥性肺炎、上部消化管の傷害、摂食嚥下機能低下などの疾患の原因となります。

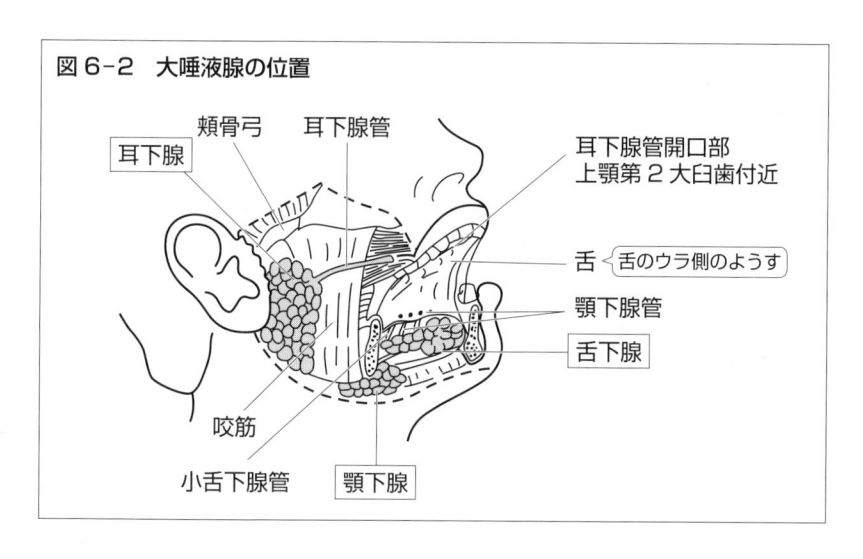

図6-2　大唾液腺の位置

Chapter 6　栄養の消化と吸収

Stage 43　歯と歯周組織

咀嚼

　歯toothは上・下顎骨の歯槽突起に釘が刺さったように並んでいます。歯槽というのは歯ぐき（歯肉）のなかで歯根を入れる深い凹みの容器のようなものです。生後8カ月から3年頃までに**乳歯**（切歯8、犬歯4、小臼歯8、計20本）が生えます（萌出）。その後、乳歯は代生歯によって置き換えられ、付加的に生える加生歯と合わせて**永久歯**（32本）となります。

歯

　歯は、**歯冠**、**歯頚**、**歯根**の3部に区別されます。歯冠部の表面をおおうエナメル質は99％がリン酸カルシウムからできています。その内側の**象牙質**は歯の本体をつくり、その下では歯髄腔の内面に並ぶ細胞（**象牙芽細胞**）が象牙質の中に細い突起を出しています。歯頚部では**エナメル質**と**セメント質**が接し、歯根部ではエナメル質はなく、象牙質の外側はセメント質でおおわれています。

　歯の中心部には**歯髄**をいれた歯髄腔があります。歯髄は**歯髄細胞**（線維芽細胞）からなる胎生結合組織（膠様結合組織）の象牙質で囲まれています。歯髄腔には歯根より血管・神経が歯根管を通って入り込んで微細なネットワークを形成しています。また、毛細リンパ管網の存在も報告されています。

歯周組織

　歯肉、歯根膜、歯槽骨を含むものを**歯周組織**といいます。歯肉は歯槽をおおう口腔粘膜で、血管網の発達した密性線維性結合組織からなります。歯根膜は歯根と歯槽のあいだの隙間を埋める線維性結合組織で、大部分は**シャーピー線維**と呼ばれる膠原線維であり、その一端は歯槽骨に、他端はセメント質について、歯を歯槽骨にしっかりと止めています（図6-3）。

歯と歯周組織の脈管と神経

血管は、①歯髄・歯根膜に分布する**歯槽動脈**と、②歯肉に分布する**眼窩下動脈**・**大口蓋動脈**や**顔面動脈**の2系統があります。また、歯髄や歯根膜・歯肉にはリンパ管網が発達しており、リンパ液は顎下リンパ節やオトガイ下リンパ節に注ぎます。

歯痛 toothache の原因は、歯および歯周組織の炎症や外傷などさまざまです。同じ炎症でも歯肉や歯根膜からの痛みと、歯髄からの痛みとでは痛みの性状が異なります。神経は脳神経のうち三叉神経の第2・3枝である上・下顎神経が分布します。これらの有髄神経は顎骨の外から歯肉や歯根膜に達するものと、顎骨内に進入したのち歯髄に分布するもの（一般にいう「歯の神経」のこと）の2系統があります。歯根尖孔から歯髄に入った神経は、歯髄に接する象牙質の中の細い管（**象牙細管**）を通って血管とともに象牙質全体に分布し、エナメル質には入りません。

歯髄性の歯痛としては、象牙質に刺激が加わって起きる歯痛（象牙質知覚）があります。また、歯牙の破折などによる歯髄の外部露出での直接刺激や歯髄炎が発生したときの直接的なものがあります。

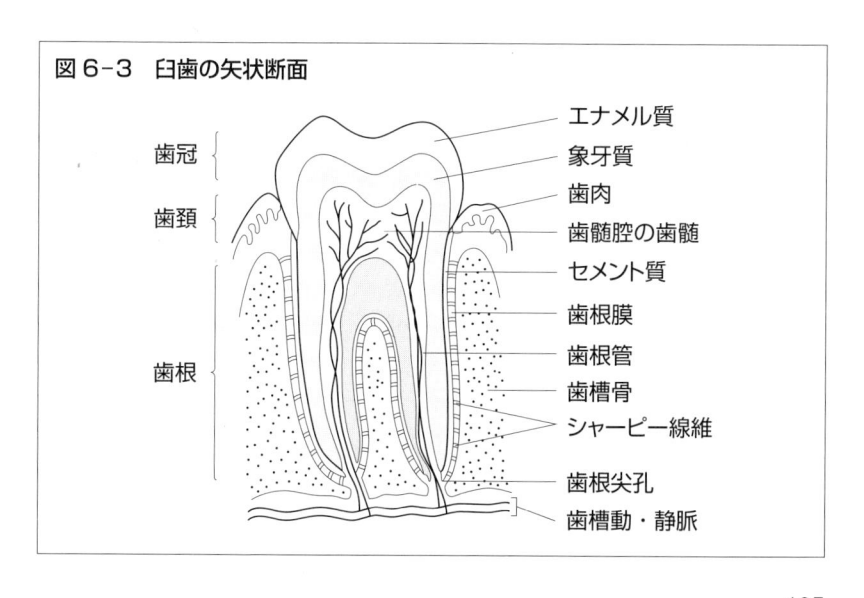

図6-3 臼歯の矢状断面

- 歯冠
- 歯頸
- 歯根

- エナメル質
- 象牙質
- 歯肉
- 歯髄腔の歯髄
- セメント質
- 歯根膜
- 歯根管
- 歯槽骨
- シャーピー線維
- 歯根尖孔
- 歯槽動・静脈

Chapter 6　栄養の消化と吸収

Stage 44　咽頭・食道

嚥下する方法

　口腔内で咀嚼された食塊が、舌と頬筋の働きで口腔から咽頭を通って食道へ飲み込まれて胃に入る一連の過程を嚥下 swallowing といいます。

嚥下する咽頭と食道

　食道 esophagus は喉頭の下端（第6頸椎の高さ）で咽頭に続いて脊柱と気管の間を下行し、第11胸椎の前で横隔膜の食道裂孔を通って腹腔に入り、胃の噴門に移行します。食道は頸部・胸部・腹部で3つの生理的狭窄部をもちます。食道の粘膜は角化しない重層扁平上皮からなり、その下の固有層に**食道噴門腺**、粘膜下層に**食道腺**があります。筋層は上1/3が横紋筋、中1/3は横紋筋と平滑筋の混合、下1/3は平滑筋からなります。さらに、外層は結合組織性の**外膜**からなり、周囲の器官と接しています。食道には、咽頭食道括約筋と胃食道括約筋（食道下部括約筋）があります。

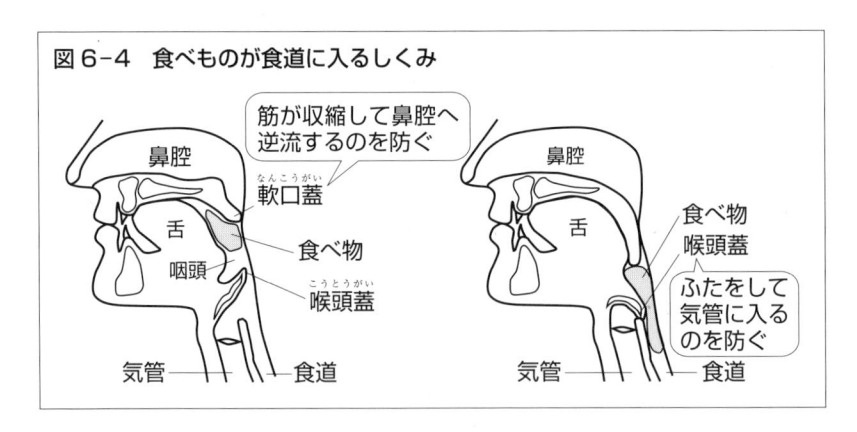

図6-4　食べものが食道に入るしくみ

鼻腔／軟口蓋（筋が収縮して鼻腔へ逆流するのを防ぐ）／舌／食べ物／咽頭／喉頭蓋／気管／食道

鼻腔／舌／食べ物／喉頭蓋（ふたをして気管に入るのを防ぐ）／気管／食道

食道の血管と神経

鎖骨下動脈の枝　→　下甲状腺動脈の食道枝

食道静脈　→　奇静脈、半奇静脈

胸大動脈　→　食道動脈　→　胃壁の静脈
腹腔動脈　→　左胃動脈の食道枝

迷走神経と交感神経とが**粘膜下神経叢**（マイスネル Meissner 神経叢）や**筋層間神経叢**（アウエルバッハ Auerbach 神経叢）をつくっています。食道神経叢には交感神経線維である大内臓神経が加わります。

Level Up ◆ 嚥下　むせないように飲みこむ

嚥下の過程を詳しくみていきましょう。

口腔相：意志的な運動（随意運動）で舌によって食物塊が咽頭へ送り込まれます。

咽頭相：食物塊が咽頭に触れると、延髄の嚥下中枢が刺激され、反射的に食道へ飲み込む運動が起きます（図6-4）。この咽頭部では、軟口蓋が咽頭の後壁に押し付けられて鼻腔と咽頭との連絡がたたれるとともに、食物塊が気管に入らないように**喉頭蓋** epiglottis が気管に蓋をし、呼吸器系と消化器系の協調運動が起きます。健常者でも急いで飲んだり食べたりすると、この協調運動が間に合わず、食塊がしばしば鼻に通り抜けたり、気管に入ってむせたりします。このような状態を**誤嚥**といい、とくに高齢者では、嚥下反射が鈍くなっているため、食物塊が気管に入りやすくなります。さらに、脳血管障害による嚥下反射の障害で食物塊が気管に入りやすく、肺炎を起す危険性がある（誤嚥性肺炎）。また、下部食道括約筋が緩まなくなるなど（アラカシア）、食道の通過障害が生じ食物塊が通りにくくなった状態では**嚥下困難**（炎症・麻痺・閉塞・障害）が起きます。

食道相：食物塊が食道に入ると、食道の蠕動運動によって食物塊は胃に送られます。咽頭鼻部（上咽頭）には耳管に通じる**耳管咽頭口**があり、普段は閉じていますが、嚥下中には開口します。急激な気圧の変化が急性耳管狭窄を起こし一時的に聴覚障害を生じたとき、つばを飲み込むとよくなります。また、咽頭の急性炎症（急性咽頭炎、急性扁桃炎）の際には、飲み込むとき痛みます。

関連項目　咀嚼筋（Stage 13）

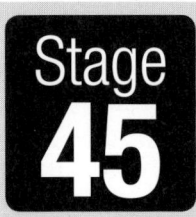

Chapter 6　栄養の消化と吸収

Stage 45　胃

胃の構造と胃液分泌

胃の構造

　胃 stomach は入り口を**噴門** cardia、出口を**幽門** pylorus といい、噴門と幽門のあいだは上から**胃底部**、**胃体部**、**幽門部**に区分されます。胃底部は飲み込まれた空気が**胃胞**（X線など）としてみられます。幽門部はさらに、前半部の**幽門洞**（**幽門前庭**）と後半部の**幽門管**に細分されます。幽門には**幽門括約筋**が発達して幽門弁を形成し、いつもは幽門から十二指腸への開口が遮断されています。胃の右上縁は**小弯**、左下縁は**大弯**といいます。小弯は肝臓下面の近くで**小網**（肝胃間膜）により肝臓と結合しています。他方、大弯からは**大網**という前垂れ状の腹膜が臍より下方まで垂れ下がり横行結腸と連結しています（図6-5）。

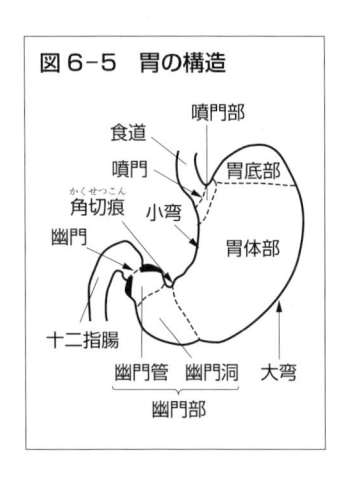

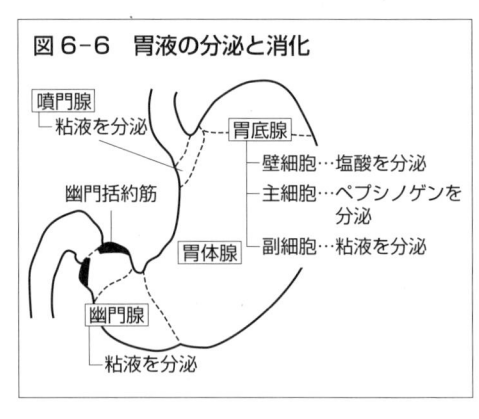

図6-5　胃の構造

図6-6　胃液の分泌と消化

　胃壁は「粘膜・筋層・漿膜」の三層からなりますが、内表面には多数の粘膜ヒダがあります。また、内表面に固有胃腺（**胃底腺**）の開口部である**胃小窩**という無数の窪みがあります。胃腺には噴門部に**噴門腺**、幽門部に**幽門腺**があり、いずれも粘液を分泌します（図6-6）。固有胃腺にはペプ

シノゲンというタンパク分解酵素前駆体を分泌する主細胞があり、pH1〜2という強い塩酸（Clイオン）を分泌します。また、壁細胞、粘液を分泌する副細胞もあります。胃液の強い酸性によりペプシノーゲンが活性化されてペプシンとなり、タンパク質が変性して消化されやすくなります。

幽門前庭や幽門には消化管ホルモンの1つであるガストリンを分泌するG細胞が分布します。このガストリンは血行性に胃の運動を促進し、消化酵素や塩酸の分泌を促します。胃の筋層は腸などの消化管と異なり、「内斜・中輪・外縦」の走行をもつので、さまざまな方向に収縮できます。

胃の脈管と神経

胃の血管は腹腔動脈から分枝し、静脈はすべて門脈に注ぎます。また、リンパ管は主動脈に伴い、大弯と小弯に沿い走り所属リンパ節に注ぎます。

胃の前面に左迷走神経の枝（前胃枝）、後面に右迷走神経の枝（後胃枝）が分布します。交感神経は第5〜9胸髄から起こり、大内臓神経として腹腔内で腹腔神経叢に加わり胃神経叢を形成します。胃の粘膜下にはマイスネル神経叢、平滑筋層の間にアウエルバッハ神経叢が分布します。

memo 消化管の基本構造

消化管壁は粘膜・筋層・漿膜または外膜の三層構造です（図6-7）。

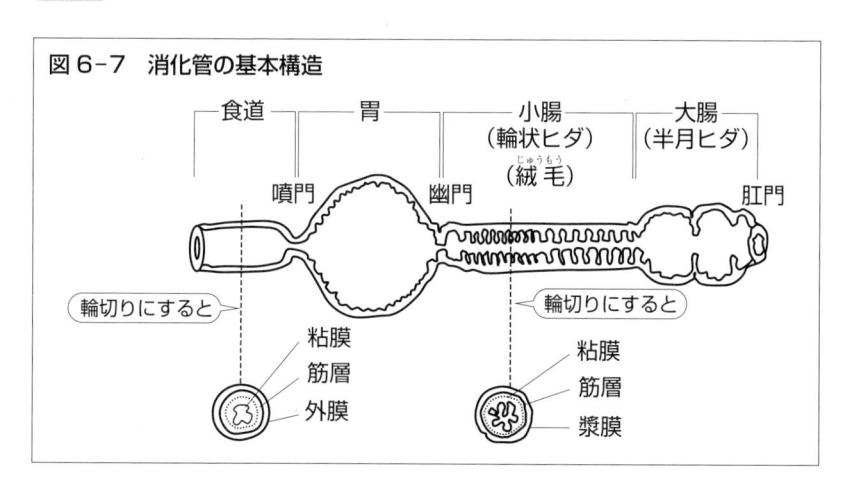

図6-7 消化管の基本構造

Chapter 6　栄養の消化と吸収

Stage 46　小腸
十二指腸と空腸・回腸

　小腸 small intestine は胃の出口である幽門に始まり、右下腹部の大腸への移行部（回盲部）につながる細長い消化管です。小腸の機能は、口や胃を経由して粥状に消化された食べものを、小さな分子として粘膜を通して血管やリンパ管（乳び管＝**中心リンパ管**）に吸収することです。腸間膜を有する**空腸** jejunum と**回腸** ileum、そして腸間膜を有しない**十二指腸** duodenum に区分されます。

十二指腸

　十二指腸は第12胸椎〜第1腰椎の前右側から第2腰椎の前左側まで膵頭をC字状に囲みます。3つの屈曲部（上・下十二指腸曲、十二指腸空腸曲）で4部（上部、下行部、水平部、上行部）に区分されます。下行部の後壁は総胆管と膵管が合流して開口しているので内腔面は乳頭状になっており、**大十二指腸乳頭**（ファーテル Vater 乳頭）と呼ばれ、**オッディ括約筋**があります。十二指腸は全体にわたって後腹壁に癒着しており、空腸への移行部を十二指腸空腸曲といい、この部の左側上縁には**トライツ靱帯**（十二指腸提筋）があり、曲部を後壁に固定しています（図6-8）。

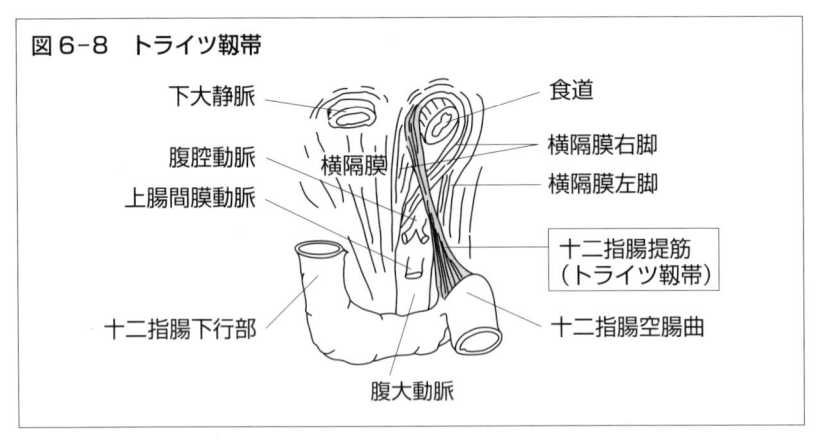

図6-8　トライツ靱帯

関連項目　乳び管（State 35 コラム）

空腸・回腸

　空腸は腹腔内の小腸の上部2/5、回腸は下部3/5をいいます（図6-9）。空腸と回腸の境界（差）は明確ではありませんが、空腸は回腸よりやや太く壁も厚く、輪状ヒダや腸絨毛がよく発達しています。空腸と回腸は第2腰椎の左から右仙腸関節の上端にいたる線上で後腹壁から起こり腸間膜につきます。腸間膜の後腹壁への付着部を**腸間膜根**といいます。小腸の内腔には輪状に横走する**輪状ヒダ**があり、その表面には多数の指状の**腸絨毛** villi が生え、栄養分や水分の吸収面積を広くしています。さらに粘膜の細胞表面には微絨毛と呼ばれる多数の細胞質突起をもつ単層円柱上皮細胞が並んでいます。小腸は分泌・消化と吸収の2つの働きをしています。

　小腸全体には、分泌細胞として消化酵素を分泌する腸腺（リーベルキューン腺）があります。また、十二指腸には固有の粘液を分泌する十二指腸腺（ブルンネル腺）があります。回腸の粘膜にある**パイエル板**は、消化管の内容物に対する免疫の場となっています。また、回盲部から約1m上方の回腸部位に胎生期の卵黄腸管の遺残である**メッケル憩室**があります。この出現率は1〜2%程度ですが、まれに急性炎症を起したり、絞扼性腸閉塞の原因となったりします。

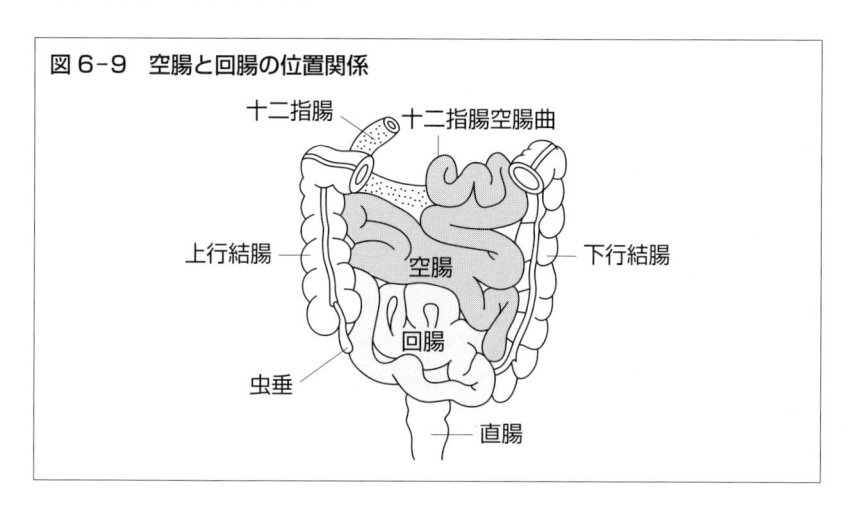

図6-9　空腸と回腸の位置関係

関連項目　パイエル板（Stage 40）

Chapter 6　栄養の消化と吸収

Stage 47　大腸
水分の吸収と糞便の形成

大腸の形態

　大腸は小腸と同じように粘膜・筋層・漿膜からなりますが、小腸より太く、内面には横行する結腸ヒダ（半月ヒダ）があり、絨毛はありません。右下腹部の**盲腸** cecum から**結腸** colon、**直腸** rectum、**肛門** anus へ続きます。盲腸は右の腸骨窩の腸腰筋の前方に位置する盲端の袋状管です。回腸が大腸に開く回盲口には大腸の内容物が逆流するのを防ぐため、管壁の平滑筋が隆起して弁の役割をしています（回盲弁、またはバウヒン Bauhin 弁）。乳児など、逆に回腸が裏返しになりながら盲腸の方へ入り込むことがあり、これを**腸重積症**といいます。盲腸には間膜がなく固定されていますが、腹膜が緩むと移動しやすくなります（移動性盲腸）。

　盲端の後内側壁から**虫垂**が付きます。虫垂の起始部（虫垂口）は上前腸骨棘と臍を結ぶ線の下 1/3 点（マックバーニーの点）に投影されます。虫垂口には縦走平滑筋が結合組織化した 3 条の**結腸ヒモ**が集合します。また、虫垂は小腸間膜の続きである虫垂間膜を持っているので可動性があり、しばしば背側方へ回りこんでいます。虫垂炎の診断の際は、限局された圧痛と腹壁の緊張を伴うので虫垂の位置が重要になります。虫垂の粘膜には一種の集合リンパ小節があり、咽頭扁桃や舌扁桃と類似しています。

大腸の働き

　大腸に消化作用はほとんどなく、栄養分はほとんど小腸で吸収されているので、大腸は水分を吸収して糞便を形成し排泄します。そのため大腸を広範囲に切除すると下痢が起こります。大腸粘膜の杯細胞から分泌される大腸液は粘性に富み、アルカリ性（pH8.0）で消化酵素はほとんどありません。大腸では Na^+ や Cl^- の吸収や $Mg \cdot Ca \cdot Fe$ のリン酸塩や硫酸塩などの排泄などが行われます。また、腸内細菌叢（大腸菌・腸炎菌、ビフィ

ズス菌など）による生物学的作用があります。糞便に含まれる植物繊維・細菌・未消化成分などは腸壁を刺激して便通を促しています。

結腸と直腸

　結腸は、腸間膜を持たずに後腹壁に固定されている上行結腸と下行結腸、腸間膜をもつ横行結腸とS状結腸との4つに区分されます（図6-9）。結腸には、①粘膜が袋状に膨らんだ**結腸膨起**（けっちょうぼうき）、②脂肪が沈着した腹膜の**腹膜垂**（ふくまくすい）、③**結腸ヒモ**があります。結腸の壁は縦に縮められて内腔に半月ヒダを形成しています。

　直腸は、第3腰椎の上縁の高さで仙骨の前をその彎曲に沿って下行し、尾骨の先端から後下方へ向かい肛門に開く管です。肛門に開く手前では内腔が拡大し、直腸膨大部となり、内腔面には**直腸横ヒダ**（ちょくちょうおう）があります。また、その下に**肛門管**が続きます。直腸膨大部と肛門管の境は**輪状線**（**ヘルマン線**）といわれ、直腸の会陰曲の高さとなります（図6-10）。

　肛門管の粘膜下には静脈の発達した**直腸静脈叢**があります。肛門では平滑筋からなる内輪走筋（不随意性）が発達し**内肛門括約筋**をつくります。さらに、その外周には横紋筋（随意性）からなる**外肛門括約筋**があります。両筋の境となる**痔帯**（痔輪）の下端はヒルトン線ともいわれます。なお、骨盤壁からおこる**肛門挙筋**は肛門を吊り上げています。肛門周囲の皮膚には色素沈着が強く、脂腺や汗腺のほか、**肛門周囲腺**（アポクリン大汗腺）もあります。

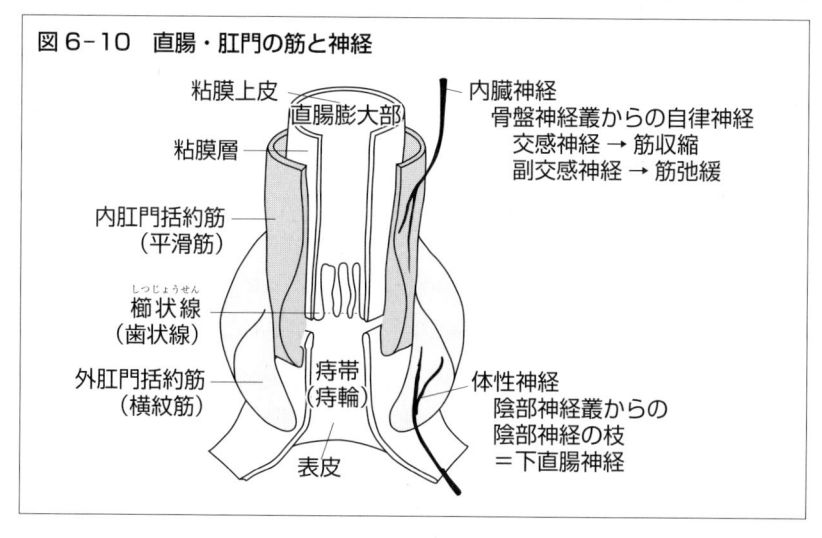

図6-10　直腸・肛門の筋と神経

- 粘膜上皮
- 粘膜層
- 直腸膨大部
- 内肛門括約筋（平滑筋）
- 櫛状線（歯状線）（しつじょうせん）
- 外肛門括約筋（横紋筋）
- 痔帯（痔輪）
- 表皮
- 内臓神経
  - 骨盤神経叢からの自律神経
  - 交感神経 → 筋収縮
  - 副交感神経 → 筋弛緩
- 体性神経
  - 陰部神経叢からの陰部神経の枝
  - ＝下直腸神経

Chapter 6　栄養の消化と吸収

Stage 48　胃腸の運動

胃腸はどんな動きをするか

胃の運動（蠕動）

　空腹のとき胃は小さくなっていますが、食塊が入ってくると胃壁は反射的に広がり（受け入れ弛緩）、食塊を堆積します。胃の容量は男性で1.4L、女性で1.2Lくらいです。胃体部に食塊が貯蔵されると大弯上部（胃体中部）に筋原性のペースメーカーがあり、ここから興奮が幽門方向へ伝わり収縮（蠕動）運動が引き起こされます。この運動を蠕動波といい、毎分約3回程度起こり、胃の内容物を胃液と混和・粉砕して粥状にします。この粥状液は、幽門が閉鎖しているあいだは通過できず、押し戻されてさらに消化が進みます。固形物の直径が約1mm程度にまで消化されると十二指腸へ送られます。食物の胃内の停滞時間は、糖質で2～3時間、脂肪で4～6時間です。

　胃の蠕動運動は、アウエルバッハ神経叢により調節されます。胃の運動は副交感性の迷走神経により促進され、交感神経により抑制されます。

　空腹時でも血中モチリンの作用により、胃の強い収縮が起こることがあり、このときグーと"おなかが鳴ります"（空腹期収縮、飢餓収縮）。インスリンを注射して血糖を下げても同様のことが起きます（低血糖収縮）。

小腸の運動

　小腸の粘膜表面が内容物に刺激されると、腸壁の輪状の平滑筋が反射的に収縮と弛緩を繰り返します。この反射はマイスネル神経叢とアウエルバッハ神経叢によるものです。このように、腸管の内容物を下部へ送る運動特性を腸の法則といいます。

1. 蠕動運動　輪走筋の収縮により肛門側へ移動
2. 分節運動　輪走筋の収縮で、内容物を消化液と混和・消化
3. 振子運動　縦走筋の収縮と弛緩

大腸の運動

　大腸 large intestine も基本的には小腸と同じで、とくに蠕動運動と分節運動が顕著です。腸内容物は蠕動運動により結腸を下行しますが、上行結腸では主に水と電解質の吸収が行われ、しだいに固形化します。一般に、食事の後は蠕動運動が促進され（胃大腸反射による大蠕動）、便意を感じるようになります。脳腸相関といわれるストレスなどの心理的な異常と胃腸運動や知覚異常などでは便意を感じるようになります（過敏性腸症状群）。

◆排便のしくみ

①大蠕動や糞便自体の重みで直腸内に糞便が送られる。
②直腸壁の伸展と内圧の高まりを壁内のセンサーが感知する。
③その情報が仙髄にある排便中枢ならびに延髄や大脳皮質などにある上位中枢に送られる。
④便意が生じる。
⑤反射的に交感神経の緊張がとれ、副交感神経性の**骨盤神経**を興奮させる。
⑥直腸蠕動を促進し**内肛門括約筋**を緩める。
⑦上位中枢は**陰部神経**を介して**外肛門括約筋**を意識的に弛緩させ、腹圧を上昇させる。
⑧糞便が肛門から排泄される（排便反射）。

Chapter 6　栄養の消化と吸収

Stage 49　肝臓
肝臓の血液・胆汁の流れ

　肝腎要(かんじんかなめ)ということばがあるように、肝臓は重要な臓器です。肝臓は門脈（静脈血）により腸で吸収された栄養分を集め、心臓からは肝動脈（動脈血）により酸素を供給するための血液が循環されているので、多量の血液を含んでいます。肝臓を流れる全血液量のうち、約 1/5 は肝動脈、4/5 は門脈からのものです。

肝臓の位置と構造

　肝臓 liver は横隔膜の直下で腹腔の右上部を占める実質器官です。大きくて厚い右葉(よう)と小さくて薄い左葉(よう)に分けられ、両葉の間に方形葉と尾状葉(ほうけいよう)があります。表面の横隔膜に向かう面（横隔面）は上が凸状で腹膜におおわれています。左葉と右葉の境のところで折れ返って二重のヒダになり**肝鎌状間膜**(かんかまじょうかんまく)となります（図6-11）。4つの葉に囲まれて下面の中央に**肝門**があり、ここには門脈、固有肝動脈と胆管が出入りしています（図6-12）。肝門の前方には左に**肝円索**(かんえんさく)（臍静脈(さいじょうみゃく)の遺残）が走り、右に胆嚢(たんのう)が隣接しています。また、門脈と下大静脈の間に**静脈管索**（静脈管の遺残）があります。

　腸で吸収された栄養分は門脈に集められ肝臓に入ります。門脈の枝と肝動脈の枝は肝臓の中で枝分かれして**肝小葉**(かんしょうよう)に入り、肝細胞の間の毛細血管を通って、中心静脈→肝静脈→下大静脈を経て心臓に戻ります。

肝臓の組織―肝小葉

　肝臓の表面は結合組織性の被膜で包まれており、肝実質と血管は直径1 mm の多面体の小さい構造単位（肝小葉 hepatic lobe）をつくっています。肝小葉の周辺部では**グリソン鞘**(しょう)という結合組織の部分があり、肝動脈、門脈および胆管の3つを含んでいます。

　各小葉は中心静脈を中心としてその周囲に肝細胞が索状に並び、肝細胞

関連項目　門脈（Stage 29）

図6-11 肝臓の隣接臓器と支持間膜

横隔膜／肝冠状間膜／右三角間膜／左三角間膜／脾臓／肝臓／肝鎌状間膜／肝円索／肝十二指腸間膜／胆嚢／胃／肝胃間膜／肝腎間膜／肝結腸間膜／大網／上行結腸／横行結腸／十二指腸

図6-12 肝臓の血管系と胆路

腹腔動脈 → 固有肝動脈 → 小葉間動脈 → ┌─ 肝小葉 ─┐
　　　　　　　　　　　　　　　　　　　 類洞 → 中心静脈 → 小葉下静脈
門脈 → 小葉間静脈 → 　　　　　　　　　　　　　　　　　　　　↓
　　　　　　　　　　　　　　　　　　　　　　　　　　　　　　肝静脈
総胆管 ← 肝管 ← 小葉間胆管 ← 毛細胆管　　　　　　　　　　　 ↓
　　　　　　　　　　　　　　　　　　　　　　　　　　　　　　下大静脈

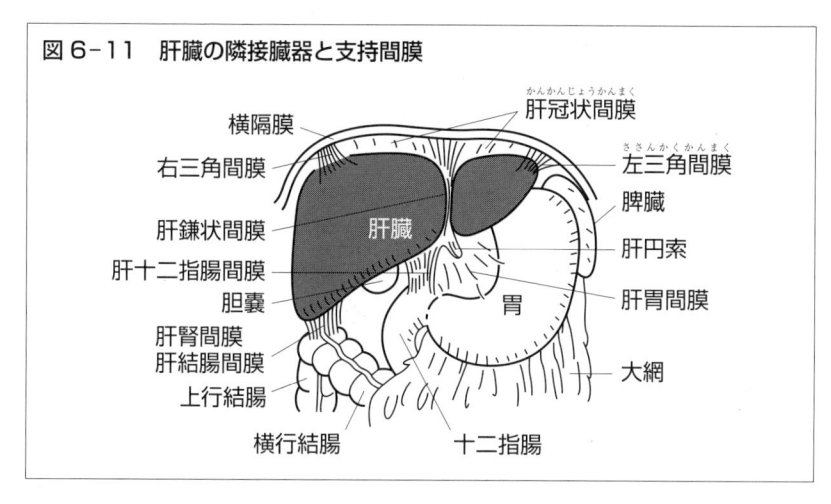

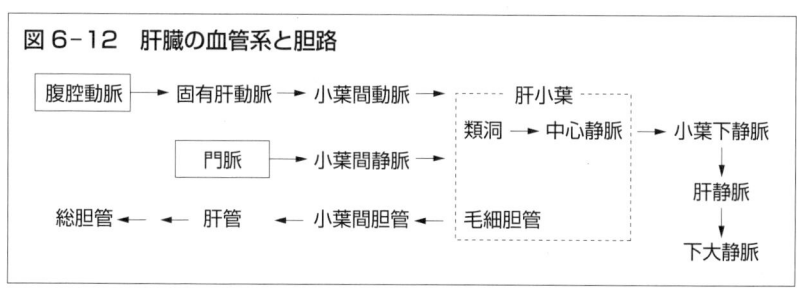

索を形成しています。肝細胞索の間には毛細血管の洞様に拡大した**洞様毛細血管**（類洞 sinusoid）があり、洞内皮細胞の間に活発に異物を食べ込む星型をした**クッパー細胞**があります。洞内皮細胞と肝細胞索の間には**デイッセ腔**という隙間があり、ここに**脂肪摂取細胞**があります。

一方、各肝細胞索の中心に毛細胆管が縦に走っており、分泌された胆汁は小葉の周辺部に向かって血液とは逆方向に流れ、**小葉間胆管**に入り、やがて肝管として肝臓を出ます。

肝臓の機能

◆ 代謝

腸管で吸収された栄養素は門脈を経て肝臓に入り、大部分は肝細胞で分解・合成されます。

①グリコーゲンの合成（糖新生）と分解　②血漿タンパク質の生成

Chapter 6　栄養の消化と吸収

③中性脂肪、コレステロール、リン脂質の合成
④ビタミンの活性化とエストロゲンやバソプレシンなどホルモンの不活化

◆ 解毒・排泄

　脂溶性の有毒物質を分解して尿中や腸管内（胆汁）へ排泄します。タンパク質の分解により生じるアンモニアを尿素に変換したり、アルコールを分解したりします。

◆ 胆汁の産生

　胆汁の成分は、胆汁酸、リン脂質、コレステロール、ビリルビン（胆汁色素）です。胆汁に含まれる胆汁酸塩は表面張力を下げ、強い親水性をもつので、脂肪を乳化してリパーゼの働きを受けやすくし、脂肪の消化・吸収を促進します。

◆ 貯蔵

　赤血球産生のための物質（鉄、ビタミンA、ビタミンB12、ビタミンDなど）を貯蔵します。循環血液量の保持・貯蔵に働きます。

Column ● からだのなかの石

　胆石：胆汁中のコレステロール、ビリルビン色素、カルシウムなどが結晶となり、固形化してできたものです。大きさは砂粒から鶏卵まで、形も色もさまざまです。胆石を割って中をみると年輪のような模様があります。胆石を大別するとコレステロール系石と胆汁色素系石（ビリルビン石）があります。従来、胆汁色素系石が多かったのですが、近年、コレステロール系石が増加しているのは食事の影響でしょうか。また、女性に多いのは、エストロゲンが胆汁のコレステロールを上昇させ、胆汁酸の分泌を抑制するためという説があります。一般に男性よりも女性に便秘が多いこととも関係しているかもしれません。欧米では、コレステロール胆石にかかりやすい人を、Female（女性）、Forty（40代）、Fat（肥満）、Fair（色白）、Fecund（多産）で、5Fで表現されています。

　胆嚢に結石ができると激痛が繰り返します。昔からいわれています「疝」「さしこみ」です。胆石のある位置（胆嚢・胆管）で痛みの症状は異なりますが、おもに疼痛、黄疸、発熱の3つがあります。

　尿路結石：尿中のシュウ酸カルシウムが原因の結石が約80％と多く、ほかにリン酸アンモニウム・マグネシウムなどもあります。尿路結石の発生原因には、①尿路の狭窄などによる尿の通過障害、②尿路感染（尿道の短い女性に多い）③内分泌・代謝異常、④長期臥床、⑤食事・薬剤などがあります。

　尿路結石の痛みは、七転八倒、起き上がれないぐらい強く、脂汗を流して苦しみます。腎臓などの結石は、腎盂の内圧を上げ、激しい痛み（腎疝痛）を生じます。腎疝痛を英語でrenal colicといいますが、colicは結腸colonに由来します。

Stage 50 胆嚢と胆道

胆汁の産生と排出経路

胆嚢と胆汁の濃縮・貯蔵および排出

　胆嚢 gall bladder は胆汁を入れる（容量約 70 mL）ナス形の袋状器官です。肝臓下面で肝臓と結合組織によって結合しています（図 6-13）。

　肝臓で産生された胆汁は毛細胆管は小葉間胆管を経て、肝管として肝臓を出て**胆嚢管**と合流し、胆嚢へ入り、ここで.水分が吸収されて 5 〜 10 倍に濃縮されます。濃縮された胆汁は再び胆嚢管を経て総胆管に入り、膵管とともに十二指腸下行部の後内側壁（大十二指腸乳頭）に開口します。その管壁には輪状の平滑筋でできたオッデイ括約筋があり、胆汁や膵液の流出が調節されています。

　胆汁に溶けている塩類から胆石が形成されます。胆石が胆道（胆嚢〜総胆管）につまると胆汁の分泌が障害され、右季肋部に疼痛が起ります（胆石症）。また、胆道の閉鎖により胆汁がうっ帯し、黄疸を発症します。

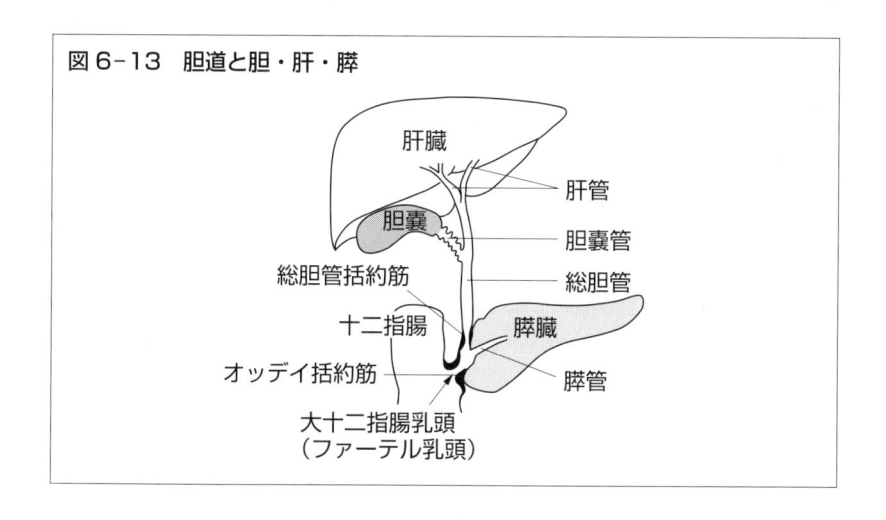

図 6-13　胆道と胆・肝・膵

Chapter 6　栄養の消化と吸収

Stage 51　膵臓
「肉のかたまり」から分泌される膵液

膵臓の位置と構造

　膵臓 pancreas は十二指腸と後腹壁をつなぐ腸間膜の中に発生しますが、十二指腸は腸間膜とともに右に捻転するので、第1・第2腰椎の前で後腹壁に密着し、前面のみが腹膜でおおわれる**腹膜後器官**です（図6-14）。

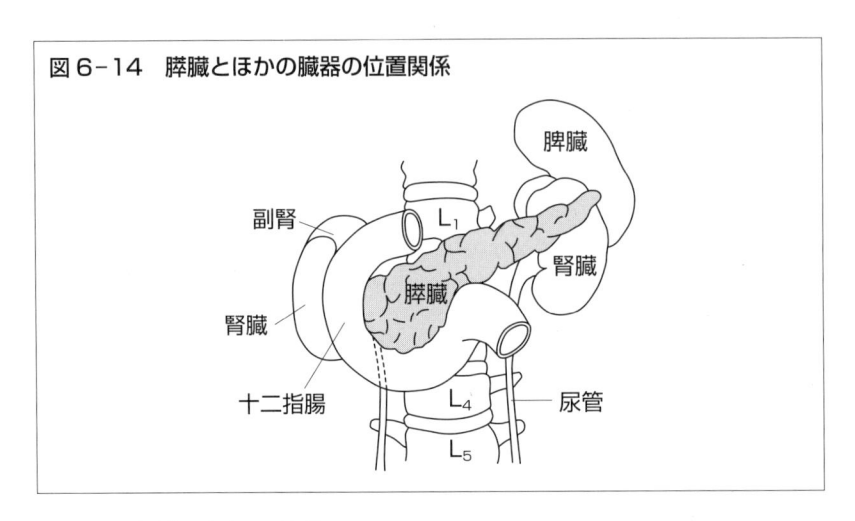

図6-14　膵臓とほかの臓器の位置関係

　膵臓は膵頭、膵体、膵尾の3部に区分されます。膵頭は十二指腸の下行部に接する部分で、膵体は脊柱前面を横走する部分、膵尾は脾臓の脾門に接する部分です（図6-15）。膵臓の導管は2本あり、主膵管は総胆管とともに十二指腸下行部に開きますが、副膵管は小さく主に膵頭部の分泌物を集め、主膵管より上の部位に開きます。
　胎生約5週末頃より、腹側膵原基（腹側膵芽）は背側膵原基のあるほうへ移動（捻転）し（図6-16）、胎生約6週で背側膵原基（背側膵芽）の尾方に位置して2つの膵芽は癒合します。膵臓の導管に主膵管（腹側膵管）と副膵管（背側膵管）があるのはこのためです。

図6-15 膵臓の各部（膵頭・膵体・膵尾）と膵管

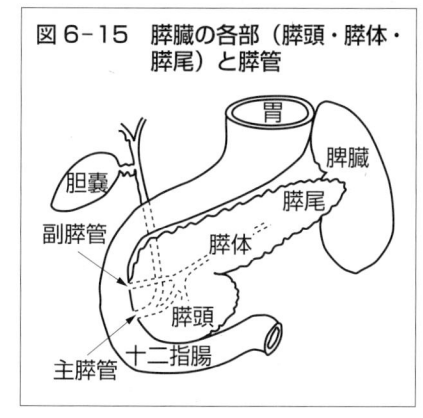

図6-16 膵臓の発生

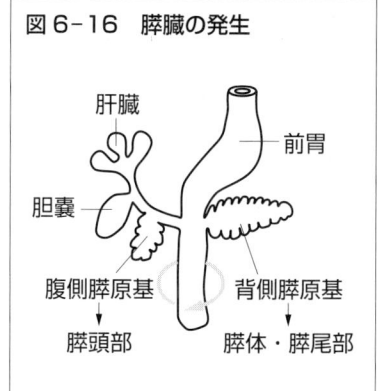

膵臓の機能

　膵臓は肝臓とともに腹腔内の消化腺として働きます。膵液を十二指腸に分泌する外分泌部と、ホルモンを血液中に分泌する内分泌部にわかれます。

外分泌部：漿液性の複合胞状腺（漿液を分泌する袋状の腺のこと）で耳下腺に類似しています。膵液は1日に約500〜800 mL程度分泌され、トリプシン、膵リパーゼ、膵アミラーゼなど消化酵素を含み、いずれも小腸での消化に働きます。トリプシンはタンパク質、膵リパーゼは脂肪、膵アミラーゼは糖質をそれぞれ分解します。トリプシンは十二指腸に分泌されるまではトリプシノーゲンという消化力のない状態の物質（前酵素）として蓄えられており、十二指腸に分泌されたあと、ほかの酵素の作用を受けてトリプシンとなって働きます。（ちょうど、胃におけるペプシノーゲンとペプシンとの関係と同じで、自己消化しないためのしくみです。）

内分泌部：外分泌部の腺小葉の中には内分泌細胞塊があり、散在しているので島のように見えることからこれをランゲルハンス島（膵島）といいます。インスリンやグルカゴンなどのホルモンを分泌します。

関連項目 耳下腺（Stage 42）、腹膜後器官（Stage 57）

Chapter 6　栄養の消化と吸収

Stage 52　腹膜・腸間膜と腹膜腔

腹膜はなにをおおっている？

内臓をおおう腹膜

　腹部の内臓をおおう漿膜のことを腹膜 peritoneum といいます。腹腔壁の内面壁側腹膜（壁側葉）、腔内にある内臓の表面臓側腹膜（臓側葉）、および間膜の両面をおおう腸間膜があります。間膜とは臓側腹膜と壁側腹膜の2枚の腹膜が合わさったもののことで、このなかを血管・リンパ管や神経が通ります。とくに腸間膜として胃につながる間膜を胃間膜といい、前胃間膜は、前腹壁と肝臓の間の肝鎌状間膜と、肝臓と小弯とのあいだの小網とがあります（図6-17）。一方、後胃間膜は大弯からエプロンのようにぶら下がり再び上行して横行結腸につく大網があります。また、結腸につながるものを結腸間膜といいます。壁側腹膜と臓側腹膜の間にはさまれる腔を**腹膜腔**（**腹腔**）といいます。腹膜腔は男性では完全に閉ざされていますが、女性では卵管の腹腔口の所（卵管采）では腹腔に開いているので腹腔→卵管（采）→子宮→腟と外界へ通じます。ただし、卵管の内腔は分泌された粘液で満たされています。

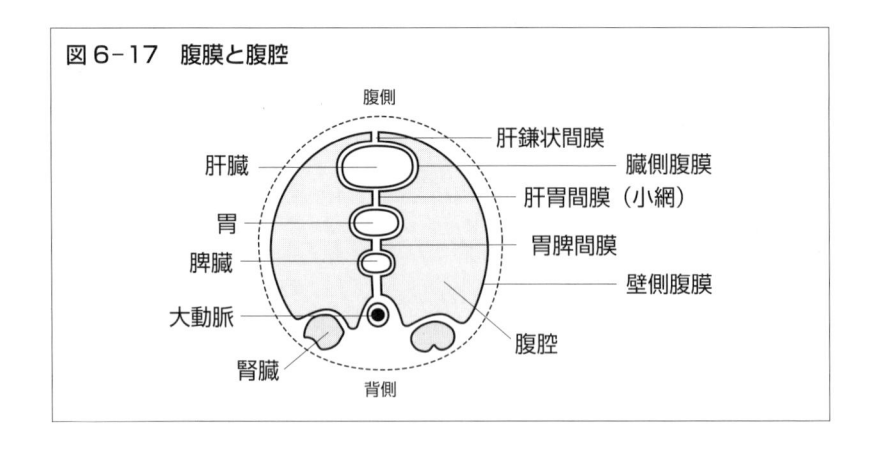

図6-17　腹膜と腹腔

> **memo** 漿膜
>
> 漿膜には腹膜、左右の肺をそれぞれ包む胸膜や心臓を包む心膜などがあります。漿膜は表層の単層扁平上皮とこれを裏打ちする疎性結合組織からなります。漿膜の上皮は中胚葉性由来なので中皮ともよばれます。

腸間膜

腸間膜 mesentery は腸の可動性を調節しています。腸間膜には、3つのタイプがあります。

1) **小腸間膜**　空腸と回腸の間膜で、十二指腸空腸曲（両者の移行部）から回盲部にわたる約 15 cm の腸間膜根から起こります（図 6-18）。
2) **結腸間膜**　横行結腸間膜（横行結腸）とS状結腸間膜（S状結腸）とがあります。なお、上行・下行結腸は、後腹壁に接して、腸間膜をもちません。
3) **虫垂間膜**　小腸の腸間膜の続きで、回腸端の下を通りぬけて虫垂動静脈が分布しています。虫垂の起始部は、盲腸端で3条の結腸ヒモが集まるところです。

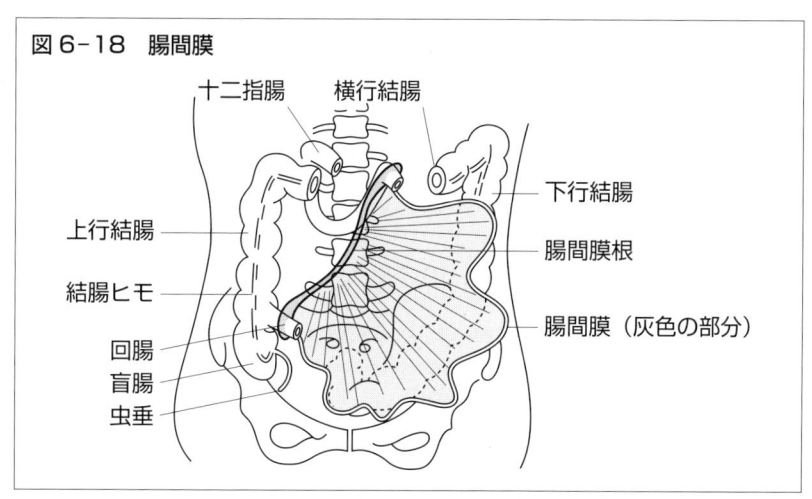

図 6-18　腸間膜

加藤征治　解剖学の要点　改訂2版　p.124　金芳堂（1993）より一部改変

Chapter 6　栄養の消化と吸収

Level Up　腸管の発生と捻転

　胎児の発生（胎生）第4週の中頃には、消化管は前腸、中腸、後腸で構成されています。ちなみに、前腸は腹腔動脈、中腸は上腸間膜動脈、後腸は下腸間膜動脈により血液が供給されています。

　胎生の第5週目ころより、中腸ループが臍帯中へ侵入し、7週目ころには、図6-19bのように上腸間膜動脈を回転軸として、内臓を正面から見た場合、反時計方向に約180度回転します。

図6-19　腸管の発生（回転）

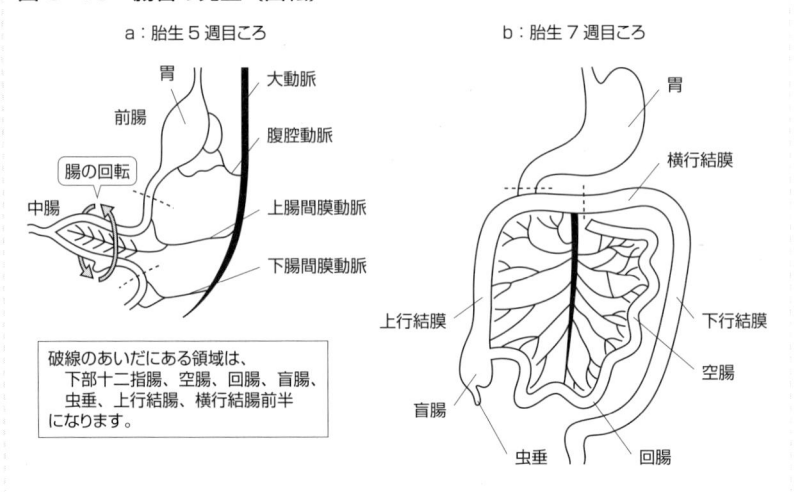

a：胎生5週目ころ

胃／前腸／腸の回転／中腸／大動脈／腹腔動脈／上腸間膜動脈／下腸間膜動脈

破線のあいだにある領域は、下部十二指腸、空腸、回腸、盲腸、虫垂、上行結腸、横行結腸前半になります。

b：胎生7週目ころ

胃／横行結腸／上行結腸／下行結腸／空腸／盲腸／虫垂／回腸

memo　前腸・中腸・後腸から何が発生？

前腸：咽頭、食道、胃、総胆管開口部より近位の十二指腸、肝臓、膵臓
中腸：総胆管開口部より遠位の十二指腸、空腸、回腸、盲腸、虫垂、上行結腸、横行結腸の近位2/3
後腸：横行結腸の遠位1/3、下行結腸、S状結腸、直腸、肛門管

> この章で学ぶこと
>
> □ 栄養素の種類
> □ 炭水化物の性状と代謝
> □ 脂質の性状と代謝
> □ タンパク質の性状と代謝
> □ 体温の調節機序
> □ 発熱と解熱のしくみ

Chapter 7
物質・エネルギー代謝と体温調節

　体内に取り入れられた物質（栄養素）は代謝され、エネルギー源や人体の構成成分、または生理作用の必要因子となります。この過程を物質代謝、あるいはエネルギー代謝といい、体内の水分量やpH、温度などの影響を受けます。たとえば体温は、風邪をひくと熱のでることがあるように、異変があると変動するので、体内の状況を示す重要な指標のひとつです。

Chapter 7　物質・エネルギー代謝と体温調節

Stage 53　炭水化物の代謝

炭水化物の種類と糖質代謝のしくみ

炭水化物の消化

　炭水化物 carbohydrate は、小さな「部品」であるグルコースから構成され、大きさ（つまり糖の数）によって分類されます（表7-1）（図7-1）。

表7-1　炭水化物（糖質）の分類

単糖類	グルコース（ブドウ糖）	エネルギー源となる
	フラクトース（果糖）	グルコースに変換される
	ガラクトース	グルコースに変換される
	デオキシリボース	DNAに含まれる
	リボース	RNAに含まれる
二糖類	スクロース（ショ糖, 砂糖）	単糖に分解される
	マルトース（麦芽糖）	
	ラクトース（乳糖）	
多糖類	デンプン	植物性食品に存在、消化されて単糖となる
	グリコーゲン	グルコースの貯蔵体で肝臓・骨格筋に貯蔵
	セルロース	食物繊維、ヒトでは不消化

図7-1　炭水化物の消化

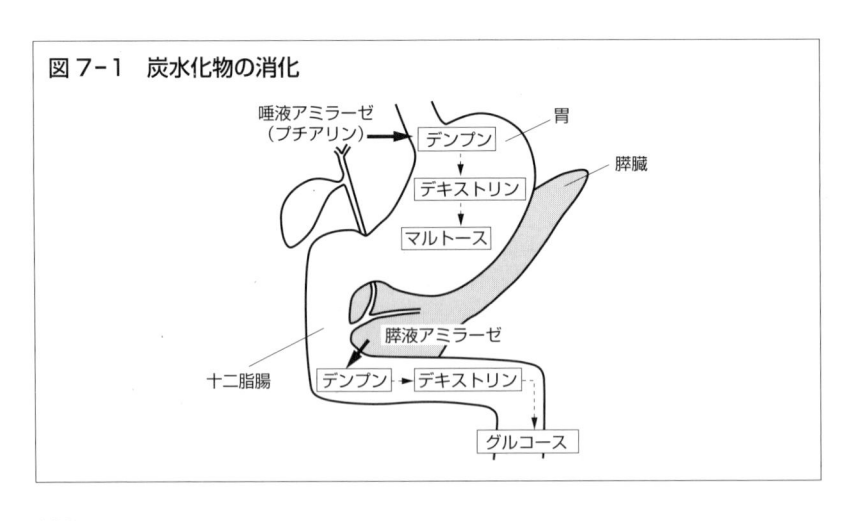

唾液アミラーゼ（プチアリン）→ デンプン → デキストリン → マルトース
胃
膵臓
膵液アミラーゼ
十二指腸　デンプン → デキストリン → グルコース

炭水化物の代謝（ゆくえ）

グルコースは2つの異なった条件下で分解され、ATPを産生します。

A. **解糖** glycolysis では、酸素が供給されない無気的分解（嫌気的異化）によって、グルコースからピルビン酸を経て乳酸が生成されて、少量のATPが得られます。

B. 酸素が供給される有気的分解（酸化、好気的異化）では、ピルビン酸はアセチルCoAとともにTCA回路（クレブス回路、クエン酸回路）に入ります。グルコースは完全に分解されて、二酸化炭素と水と多量のATPが得られます。

グルコースは体内で以下の3つのいずれかの経路をたどります。
① エネルギー源としてすぐに燃やされて利用される。
② 糖質のグリコーゲンとして貯蔵され、後に燃料として燃やされる。
③ 糖質の脂肪として貯蔵され、後に燃料として燃やされる。

Level Up ● 体温調節機能（→詳しくはStage 55・56参照）

ヒトを含めた動物の平均体温は、ほぼ限られた範囲内に保たれています。これは体内の**熱産生**と体表からの**熱放散**のバランスが間脳の一部である視床下部という部位で調節されているからです（視床下部体温調節中枢）。ちなみに、ヒトは安静時体重1kgあたり1時間に約1kcalの熱を産生するとされています（**基礎代謝**）。

発熱を起こす物質には白血球性発熱物質（リポタンパク、パイロジェン）があります。また、発熱は脳出血、脳腫瘍、頭蓋骨折など直接体温中枢が障害されると起きることがあります。感染症で発熱するのは、免疫細胞から放出されたインターフェロンなどから発熱物質がつくられ、これが視床下部を刺激して体温を上昇させるためです。病原微生物に対する免疫細胞の攻撃力の増強が、発熱の目的です。

体温の調節機能が正常で設定温度が変化しない状態でも、暑熱負荷が大きい場合、体熱の産生量あるいは吸熱量に対して放熱量が不十分だと、体内に熱が蓄積して体温が上昇します（**蓄熱**）。このような高体温状態を**うつ熱**といい、熱痙攣、めまい、失神が起きます。発熱に頭痛、吐き気、意識障害をともなう場合は、脳の髄膜がおかされる髄膜炎やクモ膜下出血などの脳卒中が疑われます。高熱で咳、タン、胸痛を伴うときは肺炎や肋膜炎の心配があります。そのほか高温を出す病気としては、腎盂炎、胆のう炎、敗血症などがあります。

Chapter 7　物質・エネルギー代謝と体温調節

Stage 54　タンパク質・脂質の代謝
タンパク質・脂質の種類とその利用

タンパク質の消化と代謝

　食物中のタンパク質は、消化（分解）されてアミノ酸を供給します（図7-2）。アミノ酸は貯蔵できないので毎日補給する必要があり、体内で合成できないので食事で摂取しなければならない必須アミノ酸と、体内で合成される非必須アミノ酸があります（表7-2）。

　タンパク質には3つの用途があります。

　①生体の構成成分：血漿タンパク質、筋肉タンパク質、ヘモグロビン、

表7-2　アミノ酸の20種類

必須アミノ酸 （9種類）	ロイシン、イソロイシン、メチオニン、バリン、リジン、フェニルアラニン、トリプトファン、スレオニン、ヒスチジン
非必須アミノ酸 （11種類）	アラニン、アスパラギン、アスパラギン酸、セリン、システイン、プロリン、グルタミン、グルタミン酸、グリシン、チロシン、アルギニン

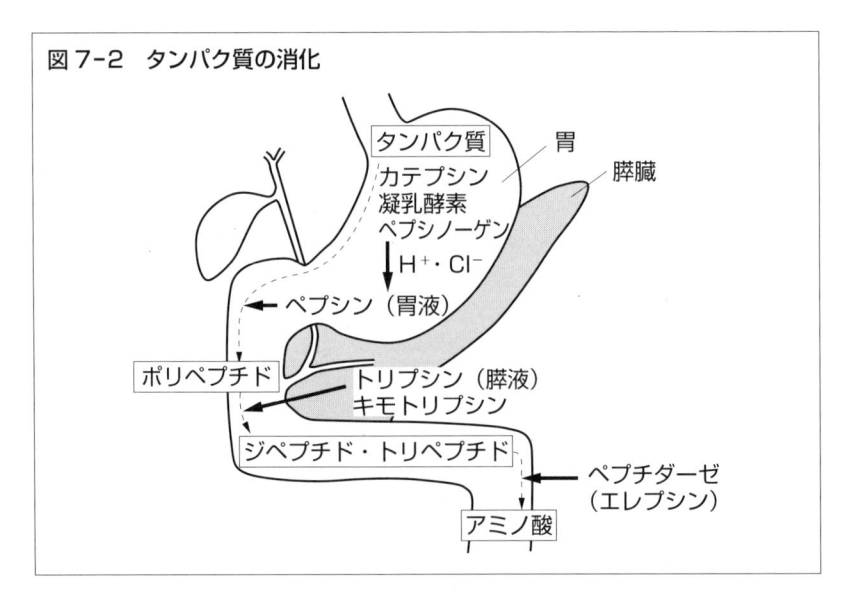

図7-2　タンパク質の消化

ホルモン、酵素、抗体、細胞膜の合成に使われます。
②エネルギー源：アミノ酸に分解され、ATP産生に使われます。ただし、タンパク質よりも炭水化物と脂肪がエネルギー源として優先的に使われます。
③グルコースの産生：アミノ酸に分解され、グルコースの産生（糖新生→血糖値の低下の防止）に使われます。

脂肪の消化と代謝

脂肪（脂質）は中性脂肪、リン脂質、ステロイドとして人体のいたるところにあります（表7-3）。食物中の脂肪の大部分はグリセロールと脂肪酸を含んだトリグルセリドです。脂肪酸はつぎの2つに分類されます。
飽和脂肪酸：バターやラードなど、おもに動物性食品に含まれ、室温では固体の状態です。人工的に硬化されたショートニングやマーガリンもあります。
不飽和脂肪酸：一般に油といわれ、室温では液体の状態です。

あらゆる脂肪酸は体内で合成できます。唯一例外なのが細胞膜の構成要素であるリノレイン酸です。リン脂質の一種であるリノレイン酸は、体内で合成できないので必須脂肪酸として食事で摂取する必要があります。

脂肪は、膵液中の**脂肪分解酵素リパーゼ** lipase により脂肪酸とグリセロールに分解され、小腸の絨毛の中心リンパ管（乳び管）から吸収されま

表7-3 脂質の種類

種類	体内での働き
中性脂肪	脂肪組織に存在し、主要なエネルギー貯蔵体となる
リン脂質	細胞膜を構成する
ステロイド	
コレステロール	ステロイドの合成に使われる
胆汁酸塩	脂肪の消化を補助する
ビタミンD	紫外線により皮膚で合成され、Ca^{2+}とリン酸の恒常性の維持に働く
ホルモン（副腎皮質ホルモン、卵巣・精巣の性ホルモン）	身体全体の機能、性機能に影響する
リポイド物質	
脂溶性ビタミン（A, D, E, K）	血液凝固、造血、骨形成に働く
プロスタグランジン	細胞膜でつくられ、平滑筋の収縮に影響する
リポタンパク質	脂肪の運搬体、HDL（高密度、'善玉'）、LDL（低密度、'悪玉'）コレステロールとなる

糖新生とは、炭水化物以外からグルコースを生成すること。

Chapter 7　物質・エネルギー代謝と体温調節

す（図7-3）。脂肪の消化には胆汁が必要です。なぜ、胆汁が必要なのでしょうか？　脂肪は炭水化物やタンパク質と異なり、水に不溶性で、水が加わると脂肪球となり、簡単に消化できないからです。胆汁はこの脂肪球を多数の小さな脂肪球に分け（これを乳化といいます）、リパーゼが表面に作用しやすくし、脂肪の分解を助けています。

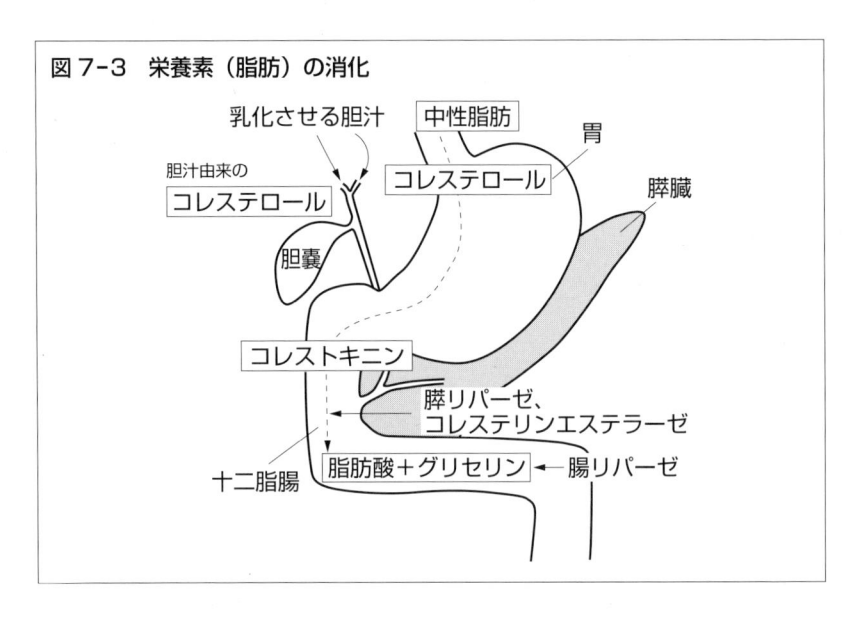

図7-3　栄養素（脂肪）の消化

乳化させる胆汁
胆汁由来のコレステロール
中性脂肪
コレステロール
胃
膵臓
胆囊
コレストキニン
膵リパーゼ、コレステリンエステラーゼ
十二指腸
脂肪酸＋グリセリン ← 腸リパーゼ

ビタミン

ビタミン vitamin は小さな有機化合物の分子で、生体の機能維持に必須の微量栄養素です。一種類でも欠けるとビタミン特有の欠乏症を起こします。たとえばビタミンAが欠乏すると夜盲症や皮膚の乾燥などの症状があらわれ、ビタミンDが欠乏すると子どもではくる病となります。ビタミンには、脂溶性ビタミンと水溶性ビタミンがあり、細胞の代謝を調整しています。脂溶性ビタミンにはビタミンA, D, E, Kがあり、水溶性ビタミンにはビタミンB, Cがあります。とくにビタミンB_{12}は胃液中のタンパク質と結合して腸で吸収されます。したがって、胃液分泌が低下するとビタミンB_{12}の吸収が悪くなり、悪性貧血とよばれる貧血になることが知られています。ビタミンCはおもな骨のタンパク質であるコラーゲンの合成や骨細胞となる骨芽細胞の分化などに必要です。

ミネラル

　生体内に含まれる元素のうち、C, H, O, N 以外の元素を**ミネラル** mineral といいます。ミネラルは必要量に応じて、主要ミネラル（K, Na, Ca, P, Fe, I, Mg, F など）と微量ミネラル（Zn, Cu, Mn など）に大別されます。人体の正常な機能を保つための必要な無機物質で、機能はさまざまです。たとえばカルシウムやリン化合物は骨の成長・リモデリング（再構築）に必須です。

Chapter 7　物質・エネルギー代謝と体温調節

Stage 55　熱の産生と損失
体温はどのように調節されているのか

熱の産生

　人体の細胞では、多くの化学反応で熱が産生されます。安静時は、主に骨格筋（55％）、肝臓（22％）、そのほかの臓器（19％）で産生され、血液により全身に運ばれます。熱生産はおもに、①身体活動、②特異動的作用（食物摂取）、③ふるえ、④各種ホルモン作用、⑤新生児の褐色脂肪組織で促進されます。

熱の損失

　熱の大部分（約80％）は皮膚を通して失われ、残りは呼吸器系（肺）と排泄物（尿・大便）を通して失われます。熱の損失は以下、4つの物理現象によります。
　①放散：身体周囲の冷たい空気で熱を失う
　②伝導：身体に接触する冷たいものに熱をうばわれる
　③対流：皮膚表面の空気の対流により熱が減失する
　④蒸発：皮膚表面の汗が蒸発して熱を失う
　体表面からは絶えず水分が蒸発しており、呼気によって失う水蒸気も含めて、**不感蒸散**といいます。気温の高いときに汗がでますが、汗は気化して気化熱になるので体熱の放散に役立っており、これを**温熱性発汗**といいます。精神的な興奮に伴って手掌や腋窩が発汗するのを**精神性発汗**といい、いわゆる「手に汗をにぎる」ということです。ほかに、辛味などの味覚刺激によっておこる**味覚性発汗**があります。
　汗の成分は尿の成分に似ていますが、濃度は尿よりもずっと低く、固形物が0.3～1.5％（尿は約5％）、塩分濃度も0.6～0.9％程度です。発汗が盛んになると濃度は増して塩分の消失が多くなるので、水分とともに塩分の補給が必要となります。

体温の分布と測定

体温は、身体の部位により異なります。中心部の温度を核心温といい、直腸温で表されます。日本では通常、体温の測定には腋窩温（欧米では口腔温）を用い、平均36.6℃です。ちなみに直腸温の平均は腋窩温より0.4〜0.7℃高い37.0℃くらいです。

体温は1日のなかで0.6〜0.9℃変動します（日内変動）。早朝の睡眠時に最低となり、覚醒時に上がり、朝食後には急激に上昇します。その後緩やかに上昇しつづけ、夕方に最高となったあと、夜中には急激に低下します。成熟女性では、性周期に伴い体温が変化します。視床下部のプロゲステロンの作用により、排卵後分泌期には体温が約0.6℃上昇します。

体温調節のフィードバック

ヒトには体温が変化したとき早急に戻そうとするフィードバック機構があります（図7-4）。寒さや暑さをできるだけ避けることにより、自発的に体温を調節（行動性体温調節）し、それだけでは維持できなくなると、皮膚の血管を収縮・拡張、発汗、ふるえなどの体温調節反応で補います。

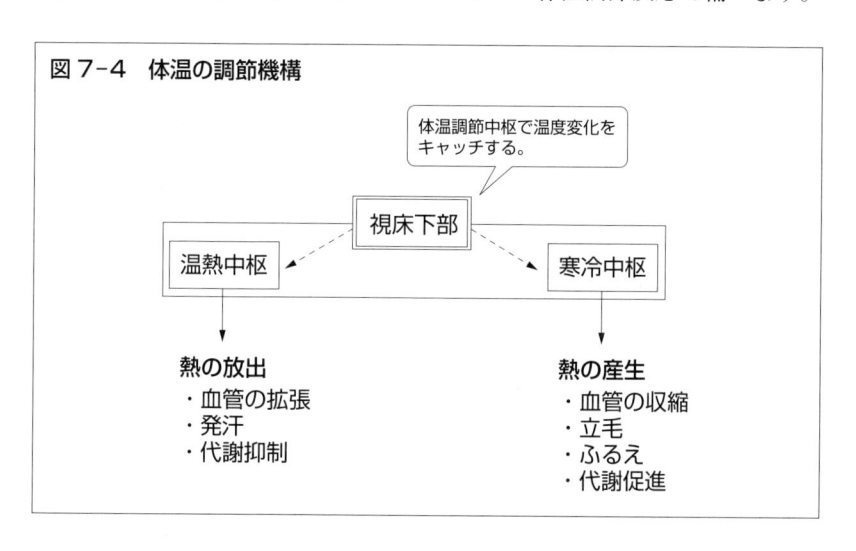

図7-4 体温の調節機構

体温調節中枢で温度変化をキャッチする。

視床下部 → 温熱中枢／寒冷中枢

熱の放出
・血管の拡張
・発汗
・代謝抑制

熱の産生
・血管の収縮
・立毛
・ふるえ
・代謝促進

関連項目 性周期（Stage 72）、尿（Stage 58）

Chapter 7　物質・エネルギー代謝と体温調節

Stage 56　発熱と解熱

悪寒と戦慄はどうしておきるのか？

発熱と解熱

　発熱 fever とは、何らかの原因で熱産生と熱放散のバランスが崩れ、相対的に熱放散が増大し、平常時の変動体温（基準体温）範囲の上限を超えて、体温が上昇した状態をいいます。**体温調節中枢**の設定温度が仮に38℃まで上昇すると、それ以下の温度では「体温が低い」と寒気（悪寒）を感じます。そうすると、無意識のうちに筋肉の緊張が増し、ふるえ（戦慄）が起こり、体温を上げるように体熱の産生が高まるとともに、毛細血管が収縮して熱の放散が抑制されます。反対に、発熱から開放されるときには、熱感を感じ、発汗が起こり、熱の放散が促進されます（図7-5）。

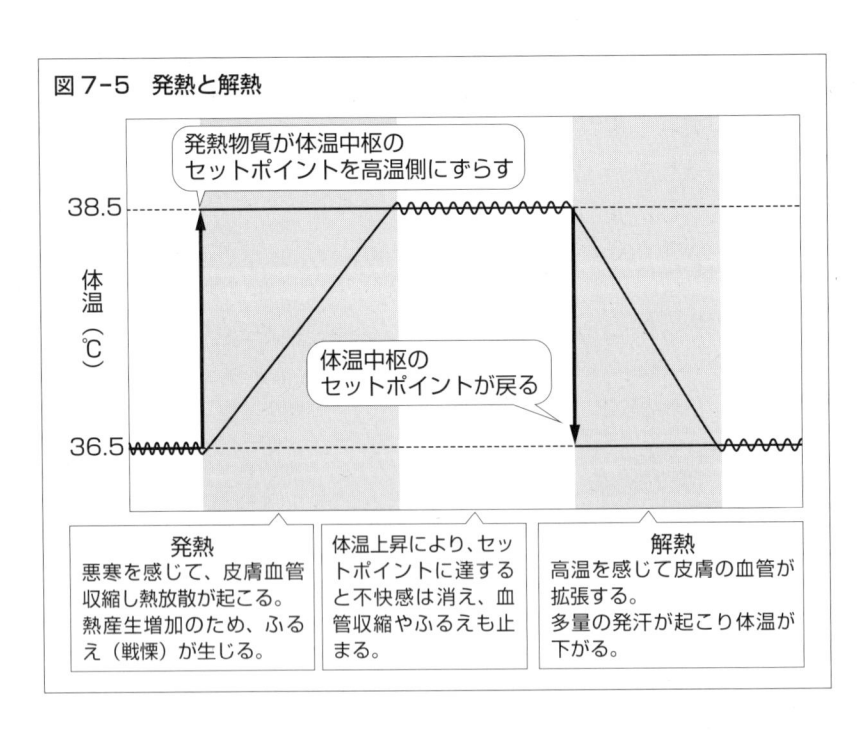

図7-5　発熱と解熱

発熱物質が体温中枢のセットポイントを高温側にずらす

38.5

体温（℃）

体温中枢のセットポイントが戻る

36.5

発熱
悪寒を感じて、皮膚血管収縮し熱放散が起こる。熱産生増加のため、ふるえ（戦慄）が生じる。

体温上昇により、セットポイントに達すると不快感は消え、血管収縮やふるえも止まる。

解熱
高温を感じて皮膚の血管が拡張する。多量の発汗が起こり体温が下がる。

134

発熱の分類

1) **化学的発熱** 発熱物質（リポ多糖類）が視床下部にある体温調節中枢に作用して起きる場合。発熱物質は細菌や壊死組織を貪食した白血球からも遊離されたり（内因性発熱物質）、細菌の破壊による遊離毒素や組織（腫瘍・心筋梗塞）破壊により遊離されます（外因性発熱物質）。
2) **機械的発熱** 脳出血、脳腫瘍、頭蓋骨骨折などで、体温調節中枢が機械的圧迫により刺激された場合。
3) **精神的発熱** ヒステリーや神経症で、大脳皮質が体温調節中枢に作用して生じる場合。

産熱と放熱

産熱：骨格筋のふるえによる熱産生で、短時間のうちに大量の熱を生じます。また、ふるえを伴わず、交感神経の興奮による肝臓、脂肪組織や筋肉組織での熱産生が亢進されます。安静時には、交感神経の興奮によって熱産生が約20％増加します。

放熱：発汗と皮膚血流量が増加します。発汗は汗腺の数によって放熱量が異なります。実際に汗を分泌する汗腺の数は一般に暑い地方で育った人のほうが寒い地方に育った人より多い傾向にあります。皮膚血流量は体表面積によって異なり、熱帯、亜熱帯の人は四肢の長い人が多く、イヌイットやロシアなど寒い地方では四肢が短い人が多いことと関係しているようです。

　暑がりと寒がりの違いはこの産熱と放熱のメカニズムの差であると考えられます。ふるえによる熱産生をしていない状態では「寒い」という自覚がありません。また、皮膚血流量の増加の段階のみで発汗がみられないと「暑い」という自覚はほとんどありません。ふるえによる熱産生や発汗による熱の放散が起きてはじめて人は「寒い」とか「暑い」という感覚が生まれます。ふるえによらず熱を産生したり、皮膚血流量の増加による放熱のメカニズムが発達している人ほど寒さや暑さに強くなります。また、暑がりと寒がりの違いは、放熱を抑制し熱を保持する働きを持つ脂肪のつき方にも関係しています。暑い地方にはやせている人が多く、寒い地方には太っている人が多いのは脂肪の量によって産熱と放熱のバランスが保たれているからです。一般に太っている人は暑がりで寒さに強く、やせている

Chapter 7　物質・エネルギー代謝と体温調節

人は寒がりで暑さには強いという傾向があります。

　暑さ寒さの感覚は、大脳の視床下部にある体温調節中枢の感覚センサーが関係しています。1～2℃程度の温度変化で体温調節中枢が敏感に反応する人もいれば反応しない人もおり、わずかな温度変化に敏感な人ほど、暑く感じたり、寒く感じたりするわけです。

体温の異常

高体温：体温が異常に上昇した状態には、発熱と**うつ熱** heat stagnation があります。うつ熱は、高温環境で放熱が不十分なために体内に熱が蓄積した場合や、運動による放熱能力を超えた過剰な熱産生の場合にみられます。

低体温：外気温の低下で、熱の放散量と産熱量とのバランスが保たれず、熱量が放散量に追いつかなくなると次第に体温が低下します。体温が30～33℃以下になると体温調節機能が失われて死に至ります（凍死）。

Column　熱中症

　暑熱環境による生体の障害を**熱中症** heat illness といいます。**日射病** sun stroke や**熱けいれん** heat cramp など体温上昇がない場合は、循環血液量の減少と Na 欠乏性脱水であることが多く、予後は良好です。**熱疲労** heat exhaustion や**熱射病** heat stroke など体温上昇を伴う場合は、循環血液量の減少や Na 欠乏性脱水の程度が強くなります。

◆熱中症の予防

　発生には気温、湿度、風速、幅射熱（直射日光）が関係するので、炎天下での長時間にわたる運動や作業は避けましょう。このような環境での長時間の作業の際には、こまめに塩分を含んだ水分（0.2％食塩水、スポーツドリンク）を補給するようにします。

◆応急処置

①涼しい場所で、衣服を緩めて寝かせ、首・腋窩部・鼠径部を氷嚢などで冷やす。

②塩分を含んだ水分を補給（輸液）する。

③血液凝固障害・多臓器不全の治療の行える医療機関にすみやかに搬送する。熱射病の場合、ともかく積極的に体を冷やすことが大切です。

◆熱中症の診断の3つの落とし穴

①腋窩温の測定に頼ること（正確なものとして深部体温である直腸温、鼓膜温を測定する）。

②発汗があるため、重症でないと勘違いすること。

③意識障害を頭部打撲によるものと誤診すること。

この章で学ぶこと

□ 泌尿器系（腎臓・尿管・膀胱）の構造
□ 腎臓による体液の調節
□ 尿の生成
□ 体液の組成
□ 電解質バランス
□ 排尿路と排尿しくみ

Chapter 8
体液の調節と尿の生成

　人体に含まれる体液としての水分は、成人で体重の55〜60％、小児では体重の約80％です。水分量の調節はそこに溶けている電解質の濃度を一定に保つためにきわめて重要です。体液の調節に関わる器官は、消化器（飲食）、呼吸器（水蒸気）、皮膚（発汗による体温調節）のほか、泌尿器（尿の生成）があります。体液量の調節は血液循環の保持に重要であり、生体内部の恒常性（ホメオスタシス）の維持に不可欠です。

Chapter 8　体液の調節と尿の生成

Stage 57　腎臓とその働き

腎臓の浄化作用

老廃物の排出

　消化・吸収された食べ物（物質）の多くは、体内で完全に分解されると水と二酸化炭素になります。水は細胞や組織をうるおす水分として体内で利用されますが、二酸化炭素は呼吸により体外へ捨てられます。しかし、窒素、硫黄、リンなどの元素を含む物質は、水と二酸化炭素に完全に分解されないこともあり、その場合は尿として排出されます。尿の産生と排出に関与する器官が**泌尿器**です。なかでも腎臓 kidney は、体液の量と成分を一定に保つという重要な働きをしています（図8-1）。

腎臓の構造

　腎臓は脊柱の両側で腹膜の後方（**腹膜後器官**）にあり（図8-2）、脂肪被膜に包まれたソラマメ状の実質器官です。腎臓の上端はほぼ第11胸椎、下端は第3腰椎に位置し、右腎は左腎より半椎体（1個の椎体の半分の長さ）

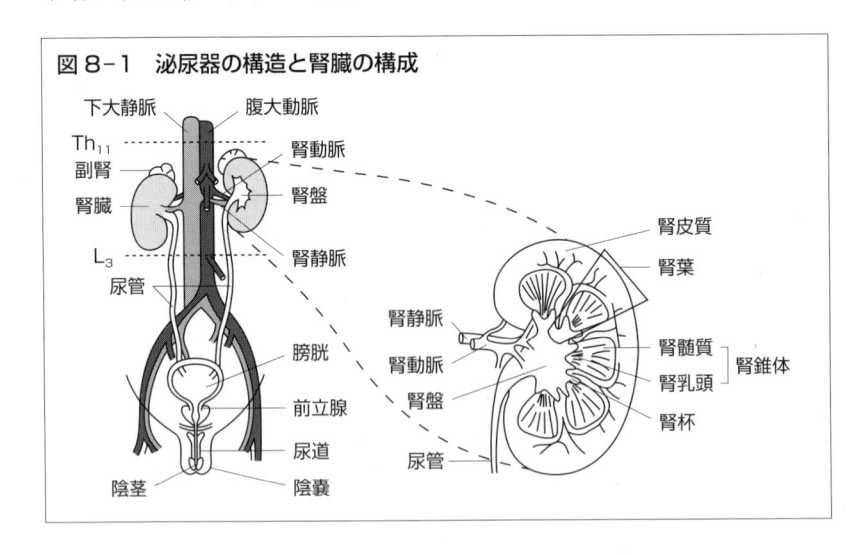

図8-1　泌尿器の構造と腎臓の構成

下大静脈／腹大動脈／Th₁₁／副腎／腎動脈／腎臓／腎盤／L₃／腎静脈／尿管／膀胱／前立腺／尿道／陰茎／陰嚢／腎皮質／腎葉／腎静脈／腎動脈／腎髄質／腎乳頭／腎錐体／腎盤／腎杯／尿管

Stage 57 腎臓とその働き

だけ低い位置にあります。

　腎臓は、外層の皮質と内層の髄質とに区別されます。髄質は、腎柱（皮質性）によって十数個の腎錐体に分けられていて、先端は腎乳頭となって腎洞に突き出ています。腎乳頭は腎杯という袋におおわれ、腎杯は集まって1つの腔、すなわち**腎盤**（腎盂）をつくっています。尿はこの扇状に広がった腎盤に集められ、腎門から尿管へと運ばれます。

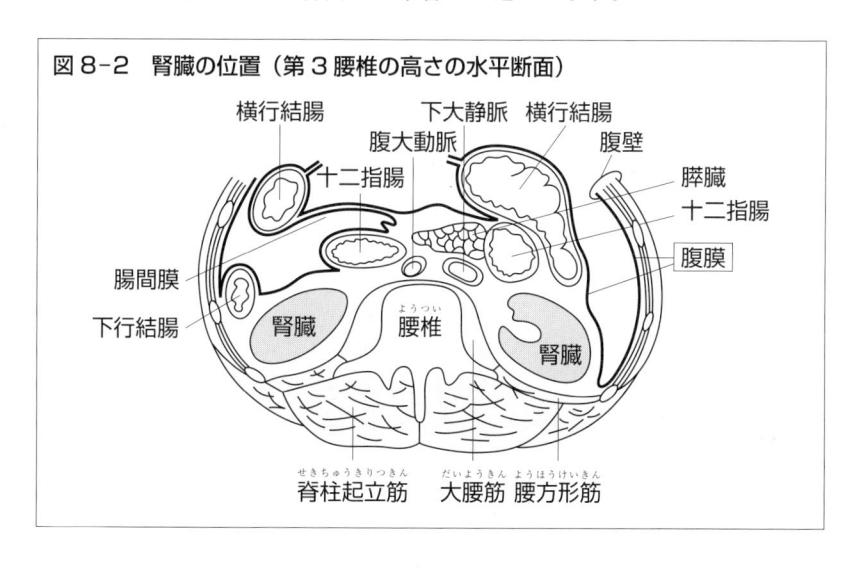

図8-2　腎臓の位置（第3腰椎の高さの水平断面）

横行結腸　下大静脈　横行結腸
十二指腸　腹大動脈　腹壁
　　　　　　　　　　膵臓
　　　　　　　　　　十二指腸
腸間膜　　　　　　　腹膜
下行結腸　腎臓　腰椎　腎臓
脊柱起立筋　大腰筋　腰方形筋

実質器官

memo　実質器官とは、表面が結合組織性の被膜でおおわれ、内部に器官固有の機能を営む組織（実質）がつまっている器官のことです。被膜が内側に入り込んで多数の小葉という小部に仕切られています。

腹膜後器官

memo　腹膜後器官（または後腹膜器官）retroperitoneal organs とは、腹部にある臓器のうち、小腸間膜や結腸間膜を持たず、後腹壁に固定されている臓器のことです。腎臓や副腎などがあります。また、わずかしか腹膜腔に突出しておらず、表面のみが壁側腹膜でおおわれている膵臓、十二指腸、膀胱、腹大動脈、下大静脈なども腹膜後器官とされます。

ホメオスタシス

memo　ホメオスタシス homeostasis は、「homeo = 同じ」と「stasis = 留まる」の意味です。生体外部の環境の変化に対して生体内部の環境を一定範囲内に保つことをいい、これをホメオスタシス機能といいます。

Chapter 8　体液の調節と尿の生成

Stage 58　腎臓の濾過作用と尿の生成
尿はどこでどのようにしてつくられるのか

腎臓の組織構築

　腎臓の外層の皮質には、**腎動脈から続く毛細血管が糸球のようにつまった糸球体** glomerulus という構造体があります（図8-3, 4）。糸球体では血液からの老廃物が濾過され、糸球体の周辺で糸球体を取り巻く**糸球体嚢**（ボウマン嚢）で尿の元になる**原尿**がつくられます。糸球体と糸球体嚢を合わせたものを**腎小体**といい、この腎小体と糸球体嚢に続く吸収能のある**尿細管**を合わせて**ネフロン** nephron（**腎単位**）といいます。ネフロンは片方の腎臓だけで約100万個もあるので、腎臓は片方でも十分機能します。複数の尿細管を集めた集合管は、皮質と髄質を貫いて乳頭の先端に開口します。

　腎動脈は分枝して葉間動脈となり、さらに弓状動脈として皮質と髄質の間に分布します。糸球体に入るのは小葉間動脈で、小葉間動脈が小葉間結合組織を通って皮質に向かい、糸球体へ輸入細動脈を出します。

　糸球体の血管の出入りする領域（血管極）の傍らにある遠位尿細管の壁にある尿細管細胞集団（緻密斑）を**傍糸球体装置**といい、過剰な尿生成を防止し、Na^+の再吸収とK^+の排出を促進して、循環血液量を増加させます。

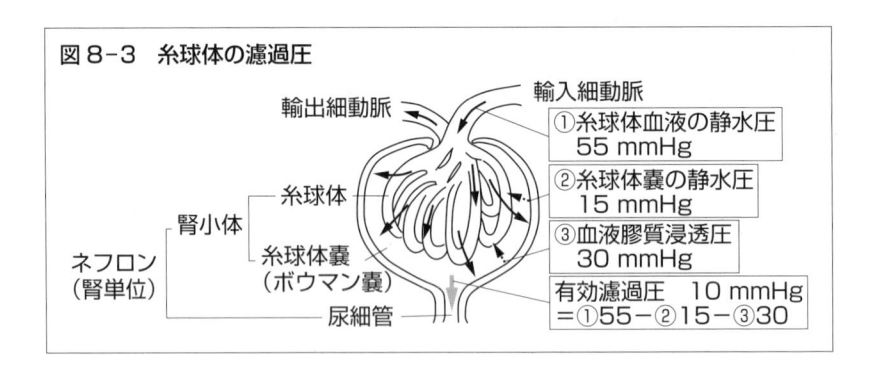

図8-3　糸球体の濾過圧

- ネフロン（腎単位）
  - 腎小体
    - 糸球体
    - 糸球体嚢（ボウマン嚢）
  - 尿細管
- 輸出細動脈
- 輸入細動脈
- ①糸球体血液の静水圧　55 mmHg
- ②糸球体嚢の静水圧　15 mmHg
- ③血液膠質浸透圧　30 mmHg
- 有効濾過圧　10 mmHg ＝①55－②15－③30

関連項目　レニン－アンギオテンシンⅡ－アルドステロン系（Stage 61）

尿生成のしくみ

腎小体（糸球体）の濾過作用

　血液が糸球体の毛細血管を通過するとき、血球やタンパク質のような大きな粒子や分子量の大きいものは通過できず、それ以外の水分、電解質（ナトリウム、カリウムなど）、グルコース、アミノ酸、体内の不要代謝産物（尿素、尿酸、アンモニア）などが濾過されます。その濾過圧は糸球体毛細血管圧（図8-3 ①）とボウマン嚢内圧（図8-3 ② + ③）との圧差です。輸入細動脈の動脈圧が一定以上ないと、濾過されないので、尿がつくれなくなり、老廃物が体内に溜まり尿毒症とよばれる重篤な病態となります。

　ある血中の物質が、腎小体でどのぐらい濾過されるか、つまり、1分間にどれだけ（単位 mL）尿中に排泄されるかを、その物質の**クリアランス**（清掃率）といいます。また、一定時間（1分間）に糸球体から濾過される尿量を**糸球体濾過量** glomerular filtration rate, GFR といいます。

$$GFR \times 60 \times 24 = 1日の糸球体濾過量$$

尿細管での再吸収

　尿細管は**近位尿細管、ヘンレループ、遠位尿細管**の3つに分けられ、それぞれ機能（吸収・分泌）が異なります。糸球体で濾過された原尿中の成分のうち、生体にとって必要な成分は尿細管を通るあいだに再吸収され、毛細血管に戻されます（図8-4）。

　糸球体では、一日に約 160 mL の原尿が糸球体嚢へ出されますが、その99％は尿細管に絡み付いている毛細血管から吸収され、残り1％（1.0〜1.5 mL）だけが尿として排泄されます。尿が再吸収されるのは、原尿にはブドウ糖などの栄養素が残っているため、また、進化の過程で水中から陸上生活になった際、体内に水分を保持する必要が生じたためです。

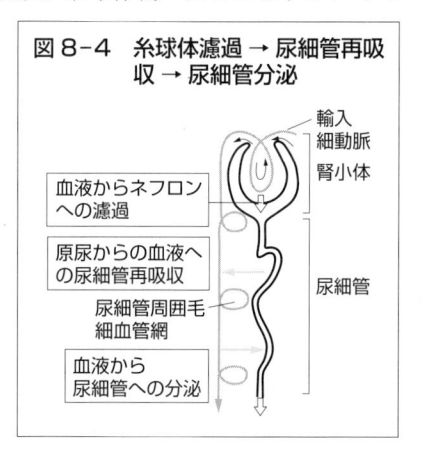

図8-4　糸球体濾過 → 尿細管再吸収 → 尿細管分泌

Chapter 8　体液の調節と尿の生成

尿の成分と性状

　尿は一般に、含まれる色素（ウロクローム、ウロビリン）により淡黄色をしています。尿量が多くて水分の割合が多い場合、色は薄くなります。尿の95％は水で、5％程度の固形成分は、尿素、尿酸、クレアチニン、ウロクロームなどです。無機成分としてはNa^+、Cl^-が多く、K^+やリン塩も少し含まれています。通常の尿の比重は1.015〜1.025ですが、水分（水の比重は1.00）を取らないと1.060程度まで上昇し、多量の水を飲むと1.002程度まで低下します。通常の尿のpHは約6.0前後で弱酸性ですが、長いあいだ放置すると尿素が分解されてアルカリ性に変わります。

　病態によって尿の性状が変化します（表8-1）。

表8-1　尿の異常

尿の種類	尿の性状	疑われる病気
タンパク尿	タンパク質が多量に含まれる（正常：10〜20 mg/100 mL尿中）	腎臓糸球体や尿路の異常
血尿	血液が含まれる	腎疾患、膀胱や尿管の障害
細菌尿	細菌が含まれる	尿管、膀胱、尿道のウイルス感染
糖尿	ブドウ糖が含まれる	糖尿病や腎臓の機能低下

Level Up　脱水は水分の平衡異常

　皮膚（汗など）や腎臓（尿）、肺（水蒸気）からは、絶えず水分が失われていくので、それに見合う水分が補給されないと体液が濃くなり、浸透圧が上昇します。成人では、汗、尿、便などで失われる水分は1日におよそ2,500 mLくらいです。ちょうどそれに見合う水分量を補っている状態を、水バランスがとれている状態といいます。

　失われた水分やナトリウムの補給量が少ないと体内の水分不足が進行し、高張性脱水症となります。脱水症の主症状は、細胞外液量とくに循環血漿量の減少、頻脈、起立性低血圧（たちくらみ）、腎臓循環障害（高尿素窒素）、表在性静脈の虚脱などです。細胞外液浸透圧が上昇すると、口渇、唾液・涙の減少、濃縮尿、精神症状（興奮・幻覚）がみられるようになり、細胞間基質の液量が減少すると、皮膚弾力性の低下、粘膜・皮膚の乾燥、眼の落ちくぼみがみられます。さらに高度の脱水の場合は体温の低下が起こります。脱水症は、失った水分量が体重の約10％以上となると、高度の血圧低下、ショック、意識障害など生命の危機を伴います。体重の約2〜6％の範囲であれば、皮膚の状態変化や目のくぼみなど多少の変化が現れますが、バイタルサインは安定しています。

Stage 59 排尿路―尿管・膀胱・尿道

尿の排導とその調節

尿管は尿の輸送路

尿管は、長さ25〜30cm、直径約5mmの管で、腎臓で生成された尿を膀胱へ運んでいます（図8-5）。腎盤から腎門のところで尿管となり、腹膜におおわれて後腹壁を下行し、総腸骨動・静脈の前を乗り越えて骨盤腔に入り、膀胱底の尿管口に開口します。その際、尿管は膀胱壁を斜めに貫いて入るので、この部が弁の働きをして、尿の逆流を防いでいます。尿管の壁は粘膜・筋層・外膜からなり、平滑筋の周期的な蠕動運動により膀胱へと運ばれます。

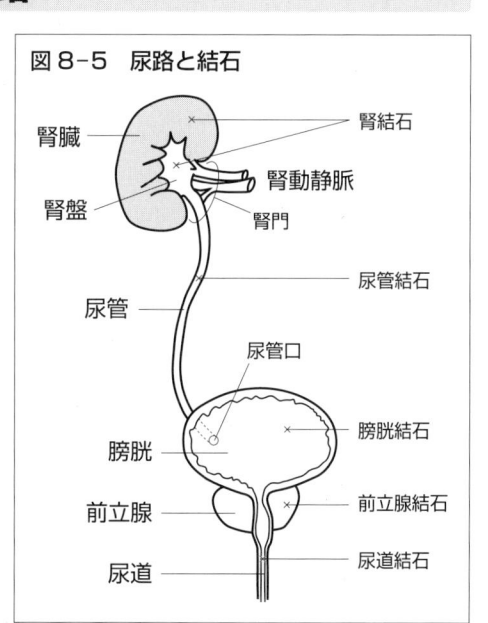

図8-5 尿路と結石

腎臓／腎結石／腎動静脈／腎盤／腎門／尿管／尿管結石／尿管口／膀胱／膀胱結石／前立腺／前立腺結石／尿道／尿道結石

膀胱は尿の貯水池

膀胱は、平滑筋性の袋で、尿を一時的に貯めています。骨盤腔の最も前部に位置し、男性では直腸の前方、女性では子宮と腟の前方にあります。膀胱の内腔には左右の尿管が開口する尿管口と下部中央の尿道への出口である内尿道口があります。この3点に挟まれた領域を膀胱三角といい、他の部分と異なり粘膜のヒダがありません。内尿道口の周囲には輪走の平滑筋が肥厚して、不随意性の**膀胱括約筋（内尿道括約筋）**となっています。膀胱の粘膜は移行上皮からなる粘膜のヒダが発達しており、尿が膀胱に充

Chapter 8　体液の調節と尿の生成

満して膀胱壁が拡張します。

尿道は対外への導尿路

　尿道は、溜まった尿を体外へ排導します。男性の尿道は約16〜18cmで、前立腺部・隔膜部・海綿体部に区分されます。内尿道口から前立腺を貫き（前立腺部）、精路と合わさって尿生殖隔膜を貫きます（尿生殖隔膜部）。尿生殖隔膜部には横紋筋からなる随意性の**尿道括約筋（外尿道括約筋）**があります。さらに陰茎の尿道海綿体内（尿道海綿体部）を走り、陰茎亀頭の外尿道口に開いています。女性の尿道は約3〜4cmで腟前庭の外尿道口に開きます。

　尿道は性差が大きく、男性では前立腺より末梢の尿道が外尿道括約筋として働きますが、女性では外尿道口近くの短い部分だけが外尿道括約筋として働きます。そのため、排尿を止める力は男性のほうが女性より強く、女性は会陰の筋力が低下すると無意識の排尿（尿失禁）が起こったり、膀胱括約筋の調節や尿道の筋力が不充分だと、笑ったりして腹圧が高まったとき、尿漏れ（尿失禁）が起こります。

排尿のしくみ

排尿反射：膀胱内に尿が溜まると、しだいに膀胱壁が伸展します。膀胱内

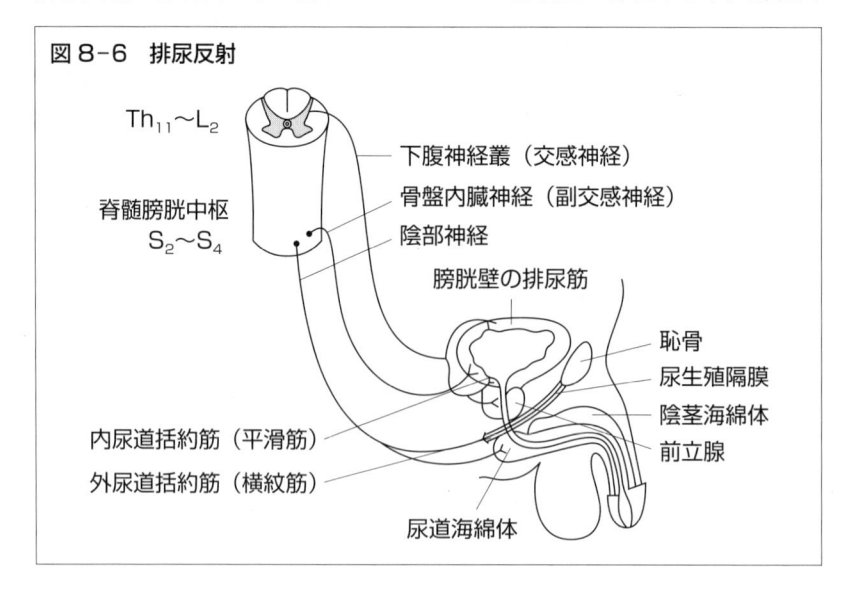

図8-6　排尿反射

Th_{11}〜L_2
脊髄膀胱中枢　S_2〜S_4

下腹神経叢（交感神経）
骨盤内臓神経（副交感神経）
陰部神経
膀胱壁の排尿筋
恥骨
尿生殖隔膜
陰茎海綿体
前立腺
内尿道括約筋（平滑筋）
外尿道括約筋（横紋筋）
尿道海綿体

容量が約 150 mL に達すると膀胱壁内の伸展受容器が刺激され、その情報が骨盤神経を通って腰・仙髄にある排尿中枢に伝わり、尿意を感じます。普通、200〜300 mL ぐらいで、排尿の準備が整う（トイレで準備万端になる）と大脳皮質からの抑制がとれて、排尿反射が引き起されます。つまり、排尿の反射中枢である脊髄膀胱中枢（S_2〜S_4）が興奮し、副交感神経性の骨盤内蔵神経を通り、排尿筋を収縮させ、内尿道括約筋と外尿道括約筋が同時に弛緩して、尿の通過が容易になります（図 8-6）。

蓄尿反射：排尿は意識的にコントロールできます。排尿の準備が整わない場合は、大脳皮質から排尿中枢抑制によって交感神経性の下腹神経が興奮し、膀胱壁の排尿筋が弛緩し、内尿道括約筋が収縮しています。同時に陰部神経も興奮し外尿道筋も収縮して尿道を閉鎖し、尿の貯留を促します。膀胱の尿量は 700〜800 mL ぐらいが限界です。

排尿異常

尿量の増加あるいは 1 回の排尿量の減少により、排尿回数が増加することを**頻尿**といいます。頻尿の原因には多尿、膀胱容量の減少、膀胱〜尿道（下部尿路）内の異物や結石、炎症などによる刺激、残尿、さらに神経性のものなどさまざまです。**排尿痛**では下部尿路の炎症により、排尿時に下腹部から尿道に痛みを感じます。1 日の尿量が 50〜100 mL 以下の場合、臨床的に尿生成が実質的でないものとして**無尿**といいます。ほかにも男性では、前立腺肥大症のような排尿困難や、膀胱結石が内尿道口につまって起こる尿閉があります。

◆ 利尿剤と抗利尿剤

利尿剤は、腎臓の尿細管で体内の水分と電解質（とくにナトリウム）の平衡に作用し、尿の生成を促進します。抗利尿剤は、体内の水分が少なくなると下垂体後葉から抗利尿ホルモンを放出し、集合管を刺激して水の再吸収を促進します。それによって尿の生成を制御し、循環血液量を増加させます。

関連項目　尿路結石（Stage 49 コラム）

Chapter 8　体液の調節と尿の生成

Stage 60　体液の組成と調節

水分と電解質のバランス

　水と電解質からなる体液は、細胞内液と細胞外液の2つに大別されます。細胞内液は体内水分量の約65%を占め、さまざまな化学反応の場となります。おもな細胞外液は組織細胞間にある組織液（間質液）、血液の液体成分である血漿、リンパ液です。脳脊髄液、眼の眼房水や硝子体液、関節液、腹水や胸水など体腔の漿液、腺の分泌液なども細胞外液に含まれます。

水分の摂取量と排出量

　通常、成人の水分の摂取量は、24時間ごとに約2.5 L（約60%は飲料水、残り40%は食物とその分解物から生じる**代謝水**）といわれています。水の排出量は摂取量とほぼ同じで、体内の水分量が一定に保たれています。

　体内の水分が過剰となると（過剰摂取）、水分の排出機能が低下して尿量は減少します。体内の過剰な水分は身体のさまざまなところに溜まり、いわゆる**浮腫**を起こします。浮腫が進行すると、組織液の血管への吸収が促進され、血液量が増加するので血液循環の負担により肝臓の機能不全の原因となります。また、過剰な水が肺に溜まると肺水腫となり、低酸素血症やチアノーゼの原因になります。

体液のpH調節

　体液のpH調節には、①血液のバッファー（緩衝）作用、②呼吸作用、③尿生成作用が関与しています。血漿のpHは7.4前後であり、酸塩基の平衡が保たれています。酸塩基平衡に異常がみられるとき、血漿のpHが7.35以下の場合をアシドーシス（酸血症）といい、血漿のpHが7.45以上の場合をアルカローシス（アルカリ血症）といいます。

Stage 61 腎臓から分泌される生理活性物質

生理活性物質とはどんなもの？

生理活性物質は、生物に対して生理的あるいは薬理的作用を発現します。

ホルモンによる水と電解質の調節

腎臓に働いて水と電解質の排泄を調節するホルモンがあります（表8-2）。

表8-2　ホルモンとその機能

ホルモンの名称	分泌器官	機能
アルドステロン	副腎皮質	Na^+と水の再吸収、K^+の排出を促進
上皮小体ホルモン（PTH）	上皮小体	Ca^{2+}の再吸収とリン酸塩の排出促進
心房性ナトリウム利尿因子（ANP）	心房	Na^+の再吸収を減少
抗利尿ホルモン（ADH）	下垂体後葉	尿細管・集合管での水分の再吸収を刺激

アルドステロンを例にとってみましょう。アルドステロンは副腎皮質から分泌されるミネラル（電解質、鉱質）コルチコイドで、Na^+やK^+のホメオスタシスを調節し、血圧と血液量を一定に保っています。アルドステロンが極端に不足すると、血液量の減少により血圧の低下とショックを引き起こします。アルドステロン放出までのメカニズム（レニン-アンギオテンシン-アルドステロン系、図8-7）は、以下の4ステップからなります。

ステップ1. 腎臓の傍糸球体装置（顆粒細胞）から、タンパク分解酵素である**レニン** renin が分泌される。

ステップ2. レニンは血漿タンパク質であるアンギオテンシノゲンを分解し、アンギオテンシンⅠが産生される。

ステップ3. アンギオテンシンⅠは、アンギオテンシン変換酵素Ⅱの作用で活性型アンギオテンシンⅡとなる。

ステップ4. 活性型アンギオテンシンⅡの働きにより、副腎皮質からアルドステロンが放出される。

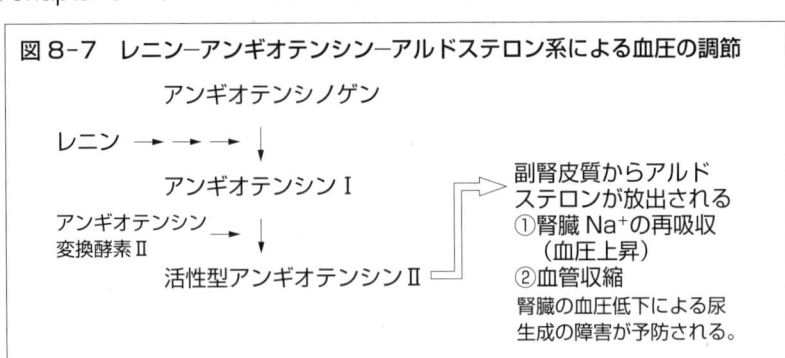

Chapter 8　体液の調節と尿の生成

図8-7　レニン―アンギオテンシン―アルドステロン系による血圧の調節

```
                アンギオテンシノゲン
    レニン → → →  ↓
                アンギオテンシンⅠ           ⇒ 副腎皮質からアルド
    アンギオテンシン     ↓                    ステロンが放出される
    変換酵素Ⅱ    →                          ①腎臓 Na⁺の再吸収
                活性型アンギオテンシンⅡ ⇒      （血圧上昇）
                                           ②血管収縮
                                           腎臓の血圧低下による尿
                                           生成の障害が予防される。
```

エリスロポエチンによる赤血球の産生

　特定の前駆物質の分化と増殖を調節している**造血成長因子** hemopoietic growth factors は数種類あります。そのうちのひとつ、**エリスロポエチン（EPO）** は、失血、登山時の気圧低下、肺・心疾患などによる酸素分圧の低下で腎臓（腎臓皮質尿細管周囲の線維芽細胞）から分泌され、血液幹細胞を刺激して、赤血球の分化・増殖を起こします。骨髄機能の低下によってEPOの分泌が障害された患者には、赤血球産生を促すため、EPOが投与されます。

ビタミンDによるカルシウム再吸収

　ビタミンDは、腎臓・小腸でのカルシウム再吸収を促進します。小腸で吸収されたビタミンD前駆体は、腎臓尿細管において活性化ビタミンDとなって働きます。

この章で学ぶこと

- □ 交感神経系の構造と機能
- □ 副交感神経系の構造と機能
- □ 内分泌器とホルモンの特徴
- □ ホルモンのフィードバック作用
- □ 視床下部—下垂体系
- □ 甲状腺、上皮小体
- □ 性腺・性成熟、松果体
- □ 副腎
- □ 膵臓

Chapter 9
内臓機能の調節

臓器の活動は、生体内外の環境の変化に応じて、自律神経系と内分泌系により調節されています。内分泌系では、内分泌器から分泌される液性の情報伝達物質である**ホルモン** hormone が調節します。自律神経系か内分泌系かのいずれかで調節される場合もありますし、神経内分泌のように自律神経系と内分泌系が共同で働く場合もあります。両者は互いに相補的な関係にあり、役割分担と共同作業によって生体内の恒常性の維持に働いています。

Chapter 9　内臓機能の調節

Stage 62　自律神経系

交感神経と副交感神経

自律神経系とは？

　自律神経系 autonomic nervous system は、呼吸・循環・消化・吸収・排泄、分泌および生殖など生体の諸機能を無意識的、反射的に調節する神経系です。臓器や血管にある平滑筋や心筋、腺を調節・支配します。**交感神経系** sympathetic nervous system と**副交感神経系** parasympathetic nervous system に大別されます。

◆ 自律神経系の特徴

① **自律性**：意思とは無関係に反射や情動によって調節します。その名のとおり、脳からの直接の命令を受けずに自律して働きます。

② **二重支配**：大部分の臓器を交感神経と副交感神経の両方で調節・支配します。

③ **拮抗作用**：交感神経と副交感神経は、車のブレーキとアクセルのように正反対に働きます。

④ **持続支配**：運動神経や感覚神経のように、必要なときにだけ刺激を送るのではなく、常時ある程度の刺激を送り続けます。

◆ 自律神経の形態

　自律神経系では、動物性機能（運動性機能）を支配する体性神経系と異なり、中枢（脳幹）から出て末梢の効果器（臓器の平滑筋・心筋や腺）に達する遠心性線維が途中でニューロンを交代し、自律神経節をつくります。

交感神経系の走行経路

　交感神経系の主要部は、脊柱の両側に沿う左右1対の交感神経幹（**幹神経節**）で、頸部3対、胸部10〜12対、腰部4〜5対、仙骨部4〜5対、尾骨部1対、合計22〜26対あります。中枢から出て神経節に入る前のニューロン（**節前ニューロン**）の神経線維（**節前線維**）が、前根、つづい

動物性機能は運動性機能、植物性機能は生命維持機能のことです。

て有髄線維の束である白交通枝を経て神経節から出る**節後ニューロン**とシナプスをつくり、効果器へと向かいます（図9-1）。交感神経幹よりあとの行き先は、①同位の神経節か上・下の幹神経節、②幹神経節を素通りして腹腔神経節や上・下腸間膜神経節の2つです。

◆ 節後ニューロンの走行経路

経路1	幹神経節の節後ニューロン → 灰白交通枝 → 脊髄神経
	……汗腺、皮膚、骨格筋の血管
経路2	幹神経節の節後ニューロン → 臓器への枝
	……頭部内臓（眼球、唾液腺）、胸部内蔵（心臓、肺）
経路3	幹神経節は素通り、腹部の神経節の節後ニューロンの枝*
	*大内臓神経・小内臓神経………腹部内臓
	*腰内臓神経・仙骨内臓神経……骨盤内臓

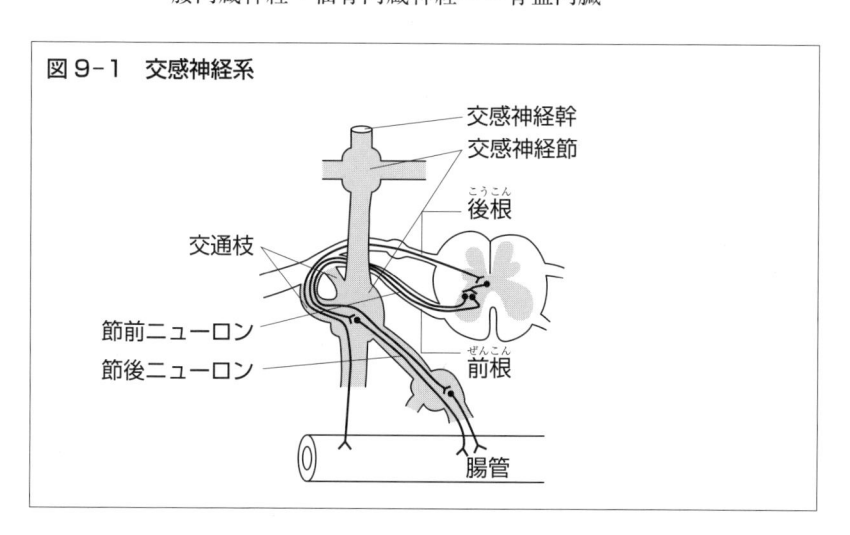

図9-1 交感神経系

副交感神経系の走行経路

　副交感神経系の節前ニューロンは脳（中脳・延髄の副交感神経核）と仙髄（S_2〜S_4）にあり、節前線維は以下の脳神経（動眼神経・顔面神経・舌咽神経・迷走神経）および仙骨神経に含まれていますが、形態学的に識別することは困難です。

　副交感神経系の神経節は、その節前線維の分布する臓器壁、またはすぐそばに位置します。

Chapter 9　内臓機能の調節

自律神経と化学伝達物質

　交感神経の末端からは、神経伝達物質ノルアドレナリンが放出されるので、交感神経節後線維はアドレナリン作動性神経と呼ばれます。いっぽう副交感神経の末端からは神経伝達物質アセチルコリンが放出されるので、副交感神経節後線維はコリン作動性神経と呼ばれます。

自律神経の作用と密接な関係のある薬

- アトロピンは、副交感神経の作用を抑え、胃痛・下痢（消化管運動の異常促進）の治療に用いられます。
- エフェドリンは、気管の弛緩（交感神経作用）、気管支喘息の治療に用いられます。
- ピロカルピンは、副交感神経の作用を促進させます。
- ニコチン・キサメソニウムは、交感神経を遮断します。

交感神経系と副交感神経系の違い

　基本的に、交感神経系は体の活動を活発化し、副交感神経系は安静化します。交感神経系が興奮すると、心臓の拍動が促進され、気管支が拡張され呼吸が活発になります。さらに、瞳孔が拡大（散大）し、皮膚などの末梢血管が収縮するので血圧が上がります。消化管の蠕動運動は抑制されます。いっぽう、副交感神経が興奮すると、交感神経の反応とはすべて対抗的・反対の作用がみられます。

壁内腸神経系

　消化管を支配する自律神経系には、交感・副交感神経系に加えて、消化管壁に内在する固有の壁内腸神経系があります。壁内腸神経系には、粘膜下組織内にあるマイスネル神経叢と平滑筋層の間にあるアウエルバッハ神経叢があり、2つは相互に連絡し、交感・副交感神経の支配を受けています。壁内腸神経系には膨大なニューロンがあり、平滑筋、腺、消化管ホルモン分泌細胞を支配するニューロンや感覚ニューロンも含まれていることから、「腸は小さい脳である」、「腸は考える」ともいわれています。

関連項目　脳神経（Stage 88）、マイスネル神経叢・アウエルバッハ神経叢（Stage 44, 45）

Stage 63 内分泌系

ホルモンによる恒常性の維持

　物質を合成して放出することを分泌といい、とくに、ホルモンを血液中に放出する現象を**内分泌**といいます。

内分泌系の特徴―内分泌器の種類と存在部位

　内分泌器（あるいは内分泌腺）（表9-1）は、①ホルモンを分泌する、②毛細血管がよく発達している、③それぞれの腺に特有な上皮性細胞が配列している、④導管を欠き、分泌物を血中へ分泌する、⑤神経やほかの腺の分泌によって刺激される、などの特徴があります。

　神経系では電気信号の神経インパルスが情報を伝達し、はやい反応で短期間の効果を及ぼしますが、内分泌系では化学的信号のホルモン（表9-2）が情報を伝達し、ゆっくりした反応で長時間効果を持続させます。

表9-1　内分泌器（腺）

内分泌器（腺）名	存在部位	特徴（構造）
下垂体	蝶形骨のトルコ鞍	腺性下垂体前葉細胞、神経下垂体後葉細胞
副腎	左右の腎臓の上端	副腎皮質・副腎髄質細胞
甲状腺	喉頭下部と気管上部の両側	濾胞形成細胞、傍濾胞形成細胞
上皮小体	甲状腺の裏側（背側）	両側上下2対、2種の実質細胞
松果体	第三脳室の後上壁正中部	脳軟膜に包まれる．松果体細胞
精巣	左右の陰嚢	精巣曲精細管の間質の間細胞
卵巣	小骨盤内、子宮の両側	卵巣の卵胞、黄体形成細胞
膵島	膵臓の実質（小葉）内	島状に点在する内分泌細胞
消化管	胃幽門部・十二指腸・空腸の粘膜	消化管ホルモン分泌細胞

Chapter 9　内臓機能の調節

ホルモンの標的器官と受容体

　ホルモンは特定の組織に特異的に結合し、結合する組織を**標的器官**（標的組織）といいます。標的器官は内分泌器の近くにある場合もありますし、離れている場合もあります。ホルモンは標的器官の細胞の細胞膜の外表面にある膜受容体や細胞内にある細胞内受容体に結合します。ホルモンと受容体は「鍵と鍵穴」のような関係で、特定のホルモンは特定の細胞だけに作用しますが、甲状腺ホルモンやインスリンのように、多くの標的器官をもつホルモンもあります。

内分泌細胞

　内分泌器官として分類されない器官でも、内分泌機能をもちホルモンを分泌する細胞があります（表9-3）。

表9-2　ホルモンの分類

ホルモンの化学構造	ホルモンの名称	内分泌器(腺)
アミノ酸誘導体	サイロキシン トリヨードサイロキシン	甲状腺
	アドレナリン、ノルアドレナリン（カテコールアミン）	副腎髄質
ペプチドホルモン	放出ホルモン(GHR, THR, CRH, PRH, GnRH-LH-RH) 抑制ホルモン（GIH, PIH）	視床下部
	成長ホルモン（GH）、甲状腺刺激ホルモン（TSH）、副腎皮質刺激ホルモン（ACTH）、プロラクチン、性腺刺激ホルモン*	下垂体前葉
	抗利尿ホルモン（バソプレシン） プロラクチン	下垂体後葉
	インスリン	膵島
	カルシトニン	甲状腺
	パラソルモン	上皮小体
ステロイドホルモン	コルチゾール、アルドステロン	副腎皮質
	テストステロン	精巣
	エストロゲン、プロゲステロン	卵巣

＊性腺刺激ホルモン（ゴナドトロピン）は、黄体形成ホルモンと卵胞刺激ホルモンの2つがある。

Stage 63 内分泌系

表 9-3 内分泌細胞を含む器官や組織から産生されるホルモン

器官・組織	産生されるホルモン	作　用
消化管	ガストリン	胃液の分泌促進、胃の運動を増進
	セクレチン	膵液と胆汁の分泌刺激
	グルコース依存性インスリン性ペプチド（GIP）	膵液（β細胞）インスリン放出刺激
	コレストキニン（CCK）	膵液の分泌刺激、胆嚢の胆汁放出調節、食後の満腹感
	モチリン	空腹時の消化管運動促進
脂肪組織	レプチン	食欲抑制、GnRH*とゴナドトロピンの活性に許容作用
腎臓	エリスロポエチン（EPO）	赤血球の産生促進
	カルシトリオール（ビタミンDの活性型）	Ca^{2+}、P^-の吸収補助
心臓	心房性ナトリウム利尿ペプチド	血圧低下
胎盤	ヒト絨毛性ゴナドトロピン（hCG）	卵巣の黄体を刺激、妊娠エストロゲン、プロゲステロンの産生を継続
	エストロゲン、プロゲステロン	妊娠の維持、乳腺の乳汁分泌準備
	ヒト絨毛性ソマトマンモトロピン	乳汁分泌のための乳腺発達

*GnRH は性腺刺激ホルモン（ゴナドトロピン）放出ホルモンのこと。

Level Up ● 外因性内分泌撹乱化学物質

　外因性内分泌撹乱化学物質は環境中に微量に含まれ、ホルモンと類似した作用をもつことが多いので、本来のホルモンの働きを阻害して健康状態に影響を及ぼします。「環境中に存在するホルモンのような物質」という意味合いから環境ホルモンとも呼ばれますが、生体の細胞から分泌されるわけではないので、この呼び方はあくまで便宜的なもので、適切ではありません。作用は大別して、性ホルモンと類似した作用をもつことによる「生殖障害」と、発がん性や神経障害・肝障害・成長障害の原因となる「一般毒性」があります。生殖障害としてよく知られているものに、エストロゲン（女性ホルモン）と類似した作用による雄動物の雌性化があります。一般毒性の代表的なものとしては、PCB（ポリ塩化ビフェニル）やDDT、BHCなど農薬やダイオキシンによる発ガンや生殖異常が知られています。

Chapter 9　内臓機能の調節

Stage 64　ホルモンの分泌調節
3つの調節機構

　ホルモンの分泌は、**フィードバック** feedback、**バイオリズム** biorhythm、中枢神経系の3つにより調節されています。

フィードバック

　分泌されたホルモンがその調節中枢（分泌器官や調節器官）に作用を及ぼすことをフィードバックといいます。

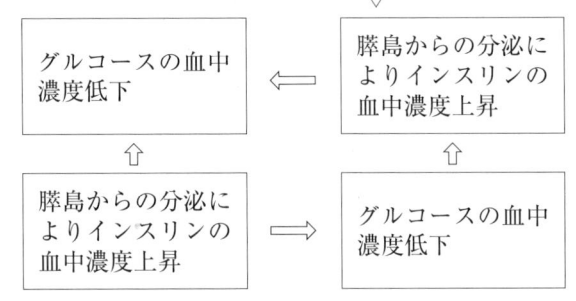

負のフィードバック（図9-2A）

　変化を打ち消す方向に作用する場合は、負のフィードバックといいます。食事による血糖値の上昇は、負のフィードバックによって制御されます。

　例）インスリンによる負のフィードバック

```
食後のグルコースの血中濃度上昇 ─┐
                              ↓
┌─────────────┐      ┌─────────────┐
│グルコースの血中│ ⇐══ │膵島からの分泌に│
│濃度低下      │      │よりインスリンの│
│             │      │血中濃度上昇   │
└─────────────┘      └─────────────┘
      ⇧                    ⇧
┌─────────────┐      ┌─────────────┐
│膵島からの分泌に│ ══⇒ │グルコースの血中│
│よりインスリンの│      │濃度低下      │
│血中濃度上昇   │      │             │
└─────────────┘      └─────────────┘
```

正のフィードバック（図9-2B）

　変化を増幅する方向に働く場合は、正のフィードバックといいます。

バイオリズム

　生体内に生じる一定の周期的変化を総称してバイオリズムといいます。ホルモンの血中濃度は、バイオリズムにより調節されています。とくに、コルチゾールのように、おおむね24時間を一周期として生じる変化を**概日リズム**（サーカディアンリズム）といいます。

図9-2A 負のフィードバック

調節中枢
視床下部
TSH放出ホルモン
抑制／抑制／抑制
下垂体前葉
TSH
甲状腺
T_3 T_4

図9-2B 正のフィードバック

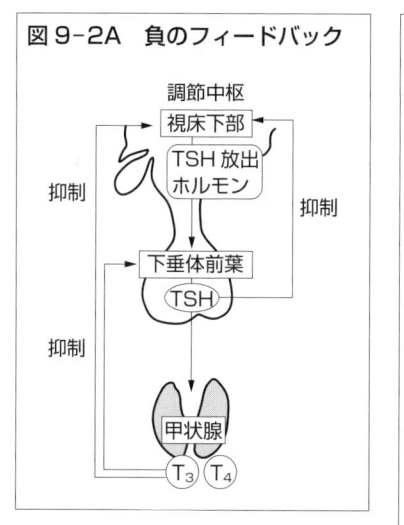

調節中枢
視床下部
GnRH放出ホルモン
促進／促進／促進／促進
下垂体前葉
GT
性腺（卵巣）
血中エストロゲン

卵胞期（月経から排卵まで）に血中のエストロゲンの濃度があるレベルまで高まると、正のフィードバックが働いて、排卵が起こるまで一気にエストロゲンの濃度が高まります。

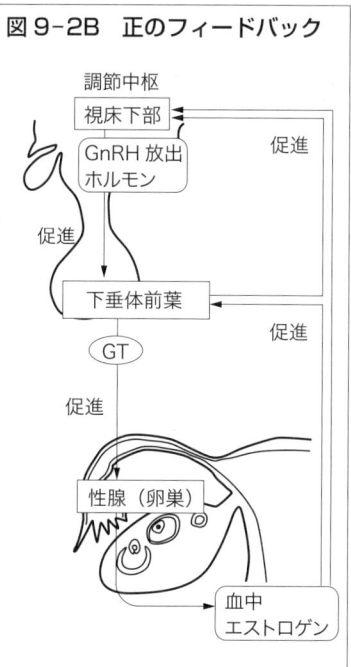

中枢神経系

神経内分泌では、神経終末から神経伝達物質が放出され血管に入りホルモンとしてほかの臓器・組織に影響を与えます。神経細胞が刺激を受けると興奮して活動電位を生じ、神経終末から神経伝達物質が分泌されます。

Level Up ◆ 活性酸素

物質を構成する最小単位の原子では、原子核を中心にしてその周囲を電子が2個ずつペアになって回っています。原子の種類のよっては、電子が1個しかない「不対電子」の場合があり、これを「フリーラジカル」（遊離活性基）といいます。フリーは「自由」、ラジカルは「過激な」という意味で、さしずめ「自由な過激原子」ということになります。フリーラジカルの代表が活性酸素であり、活性酸素は呼吸によって取り込んだ酸素がエネルギーを産生する過程で生じます。フリーラジカルは老化や癌化に関与しており、たとえば、放射線照射により遺伝子の異常変化が生じるのは、放射線により細胞内に存在する活性酸素がDNAを変性させるためです。なお、フリーラジカルに対する防衛システムとしては、カタラーゼなどの還元作用を持つ物質（抗酸化剤）によるフリーラジカルの捕捉があります。

Chapter 9　内臓機能の調節

Stage 65　視床下部—下垂体系
下垂体は小さな働きもの

　下垂体 pituitary gland（hypophysis）は、内頭蓋底の蝶形骨のトルコ鞍の上にのります。「下垂」というのはちょうど脳の視床下部からぶら下がっているような状態を表していて、そのため脳下垂体とも呼ばれます。下垂体は前葉、前葉の中間部、後葉の3つの部分からホルモンを分泌し、いろいろな器官に作用しています。

下垂体から分泌されるホルモン

　下垂体前葉は、口腔蓋の粘膜上皮（ラトケ嚢）に由来し、腺性下垂体といわれます。大きな前部とその後ろに中間部、隆起部があります。前葉には多種類の腺細胞が集まり、6種類の前葉ホルモンを分泌します。中間部は腺性下垂体の一部であり、メラニン細胞刺激ホルモンを分泌します。

　下垂体後葉は第三脳室の突出によって生じた神経性下垂体で、漏斗柄によって視床下部とつながっています。後葉ホルモンを分泌する神経内分泌細胞は視床下部の神経核（視索上核、室傍核）にあります。

下垂体の血管系

　視床下部の毛細血管は、下垂体門脈として下垂体に入ります。下垂体門脈は下垂体で再び毛細血管網となり、下垂体門脈系（図9-3）を構成します。

前葉、隆起、漏斗部の血管
　　脳底動脈輪 → 上下垂体動脈 → 毛細血管網隆起・漏斗部 → 下垂体門脈 → 洞様毛細血管網（前葉）→ 下垂体静脈 → 下垂体周囲の静脈洞（海綿静脈洞）

後葉の血管
　　内頚動脈 → 下下垂体動脈 → 毛細血管網 → 下垂体静脈 → 下垂体周囲の静脈洞（海綿静脈洞）

視床下部ホルモン

視床下部 hypothalamus から分泌される視床下部ホルモンは、下垂体前葉に作用して、ホルモンの分泌を調節（促進あるいは抑制）します（表9-4）。

表9-4 視床下部ホルモン

放出ホルモン（下垂体前葉からのホルモン分泌を促進する）	抑制ホルモン（下垂体前葉からのホルモン分泌を抑制する）
副腎皮質刺激ホルモン放出ホルモン（ACTH） 成長ホルモン放出ホルモン（CH） 甲状腺刺激ホルモン放出ホルモン（TSH） プロラクチン放出ホルモン（PRL） 性腺刺激ホルモン放出ホルモン（GnRH） 黄体形成ホルモン放出ホルモン（LH）	成長ホルモン抑制ホルモン（GH） 　（＝ソマトスタチン） プロラクチン抑制ホルモン（PIH） 　（＝ドーパミン）

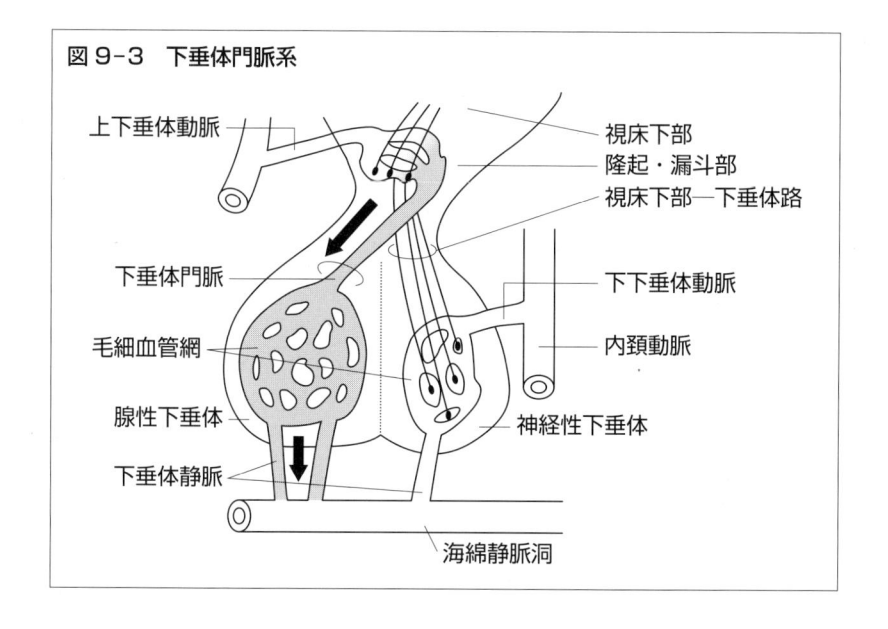

図9-3 下垂体門脈系

Chapter 9　内臓機能の調節

Stage 66　甲状腺・上皮小体

喉にある内分泌器

甲状腺

　甲状腺 thyroid gland は、喉にある内分泌器です。喉頭の下部で、気管の前面と両側面に付着し、左右の葉とそれをつなぐ峡部からなります（図9-4A, B）。発生の原基は第1咽頭嚢の高さで咽頭上皮からつくられますが、途中から甲状軟骨の下方まで下ります。その遺残が舌根部の舌盲孔です。甲状腺は多数の小葉に分かれ、小葉のなかには分泌された膠質（コロイド）を含む濾胞があります。濾胞を形成する濾胞上皮細胞は甲状腺ホルモン（トリヨードサイロニンT_3、サイロキシンT_4、ヨードを含有）を分泌します。コロイドはこれらがタンパク質と結合したサイログロブリンを含みます。また、濾胞と濾胞の間には傍濾胞細胞（C細胞）があり、カルシトニン calcitonin（CT）を分泌します。カルシトニンは上皮小体ホルモンであるパラソルモンの作用と拮抗して、血中のカルシウム濃度を低下させます。

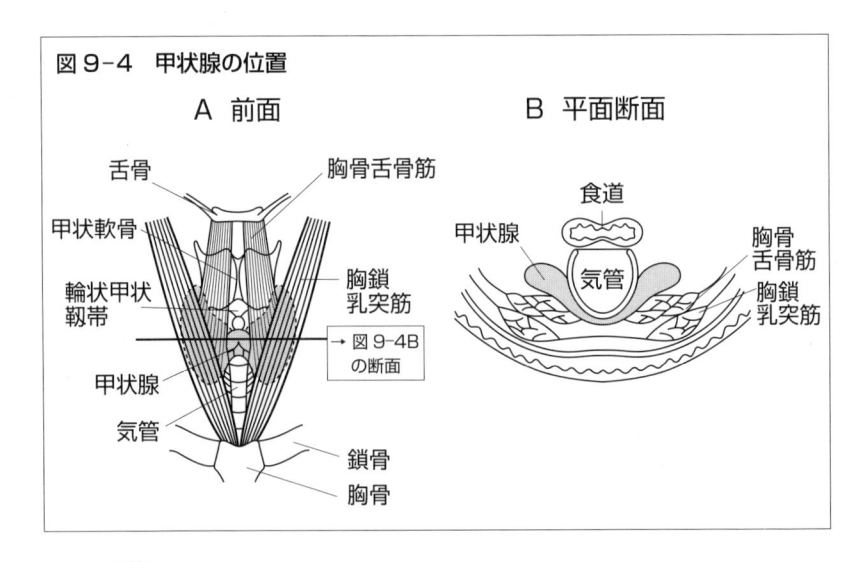

図9-4　甲状腺の位置

A　前面
舌骨／胸骨舌骨筋／甲状軟骨／輪状甲状靱帯／胸鎖乳突筋／甲状腺／気管／鎖骨／胸骨／→図9-4Bの断面

B　平面断面
食道／甲状腺／気管／胸骨舌骨筋／胸鎖乳突筋

関連項目　舌盲孔（Stage 37）

甲状腺ホルモン不足では、慢性甲状腺炎（橋本病）、特発性粘液水腫になりやすく、一方、甲状腺ホルモン過剰ではバセドウ氏病、無痛性甲状腺炎になりやすくなります。

上皮小体

上皮小体 parathyroid gland は、甲状腺の左右両葉の後縁の被膜内に上下2対あり、大きさはほぼ米粒大です。上皮小体ホルモンはパラソルモン parathormone（PTH）といい、①骨組織の破骨作用による骨吸収の促進、②腎臓でのカルシウム吸収の促進、③ビタミンDを活性化し腸管からのカルシウム吸収の促進により、血中のカルシウム濃度の増加（図9-5）に働きます。

上皮小体の損傷や障害、PTHの分泌不足により、血中のCa^{2+}濃度が低下してテタニー tetany（筋の強縮症）を起こします。PTHが過剰に分泌されると骨のカルシウムが動員され血中Ca^{2+}濃度が増加し、P^{2-}が減少して、骨折や尿路結石が起こりやすくなります。

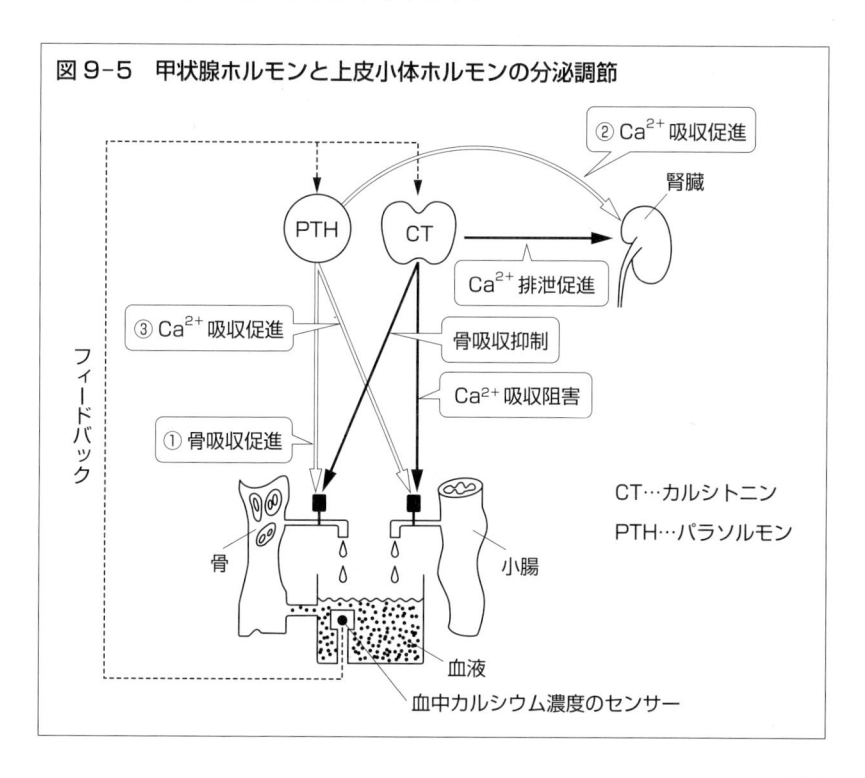

図9-5　甲状腺ホルモンと上皮小体ホルモンの分泌調節

CT…カルシトニン
PTH…パラソルモン

Chapter 9　内臓機能の調節

Stage 67　副腎
ストレスに抵抗するホルモンの分泌

副腎

　副腎 adrenal gland は、腎臓とおなじ腹膜後器官です。左右の腎臓の上端にあり、脂肪被膜でおおわれています。副腎は、発生と機能の両面で異なる2つの部分からなります。表層の副腎皮質と、深層の副腎髄質です（図9-6）。

　副腎皮質：表層・中層・内層の3つの層領域に分けられます。表層（球状帯）からは電解質コルチコイド（鉱質コルチコイド）、中層（束状帯）からは糖質コルチコイド、内層（網状帯）からは男性ホルモンのアンドロゲンがそれぞれ分泌されます。副腎皮質の機能が低下すると、低血圧、皮膚の色素沈着、貧血、筋無力症などの症状を起こし（アジソン病）、逆に機能が高まると、性ホルモンを過剰に分泌します（クッシング病）。副腎皮質は中胚葉性です。

　副腎髄質：交感神経の支配を受け、交感神経-カテコールアミン系をなします。副腎髄質ホルモンはアミンで、髄質のアドレナリン（エピネフリンともいう）とノルアドレナリン（ノルエピネフリンともいう）があり、器官に対する作用が異なります。アドレナリンは、血糖上昇、心拍促進に働き、ノルアドレナリンは、末梢血管の収縮に働きます。副腎髄質は外胚葉性です。

副腎の脈管と神経

脈管　　上副腎動脈　←　下横隔動脈　　右副腎静脈　→　下大静脈
　　　　中副腎動脈　←　腹大動脈　　　左副腎静脈　→　左腎静脈
　　　　下副腎動脈　←　腎動脈

神経
　　　副交感性の線維である迷走神経と、内臓神経の交感神経があります。
　　　いずれも、無髄神経線維で皮質と髄質内に神経線維網をつくっています。

関連項目　腹膜後器官（Stage 57）

Stage 67 副腎

図9-6 副腎の位置・構造と分泌されるホルモン

副腎髄質から分泌されるホルモン
　アドレナリン（心機能促進、糖代謝促進）
　ノルアドレナリン（末梢血管の収縮）

副腎皮質から分泌されるホルモン
　表層…鉱質コルチコイド
　　（電解質の量を調節する）
　中層…糖質コルチコイド
　　（血糖値を上げる、ストレスに対する抵抗力を高める）
　内層…性ホルモン（アンドロゲン）
　　（生殖器の発達や体毛の発育
　　男性の変声に関係する）

Level Up ◆ パラガングリオン

　パラガングリオン paraganglion は、動脈血の酸素分圧や二酸化炭素分圧、pHを感知する化学受容器です。コルチコイドやアンドロゲンなどのホルモンを分泌するので内分泌器とされます。しかし、内分泌器とするには不適当なこともあり、主として発生起源からパラガングリオンとされています。交感性パラガングリオンと副交感性パラガングリオンに大別されます。

交感性パラガングリオン
・副腎髄質（クロム親性細胞）
・腹大動脈パラガングリオン

副交感性パラガングリオン
・頚動脈小体
・大動脈小体

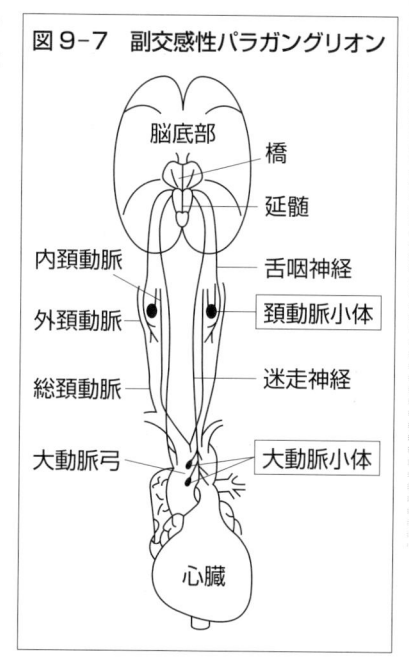

図9-7 副交感性パラガングリオン

Chapter 9 ｜ 内臓機能の調節

Stage 68 性腺と松果体
性熟成にかかわるホルモンの分泌

性腺

　精巣と卵巣は、それぞれ男性ホルモンと女性ホルモンを分泌する器官（性腺 gonad）です。精巣の曲精細管のあいだにあるライディッヒ細胞（間質細胞）では、男性ホルモン（**アンドロゲン** androgen）であるテストステロンがつくられます。卵巣では卵胞ホルモン（エストロゲン）が、排卵後の黄体では黄体ホルモン（プロゲステロン）がそれぞれつくられます。とくに妊娠中の胎盤の絨毛膜からは、**ヒト絨毛性ゴナドトロピン** human chorionic gonadotropic hormone；hCG、**エストロゲン**などさまざまなホルモンが分泌されます。これらの性腺ホルモンの分泌は、下垂体から分泌される性腺刺激ホルモンの1つである黄体形成（黄体化）ホルモンにより促進されます。

松果体

　松果体 pineal body は、脳のほぼ中央部で第三脳室の後壁に付着する小さい松かさ状の器官です。ちょうど脳梁膨大部と中脳上丘にはさまれたような位置にあります。松果体細胞、神経膠細胞（グリア細胞）と神経線維からなり、組織内に脳砂といわれる石灰沈着がみられるのが特徴です。松果体細胞からは**メラトニン** melatonin が分泌され、下垂体に作用して性腺刺激ホルモンの分泌を抑制し、思春期まで生殖腺の早期発育を抑制しています。そのため松果体の発育不全や松果体の損傷によって性器発育過剰（性的早熟）がみられます。また、メラトニンは網膜から入る光刺激に対して一日の明暗のサイクルを同調させ、概日リズムを調節しています。

関連項目　メラトニン（Stage 85）

Stage 69 膵島

膵臓の内分泌

膵島(ランゲルハンス島)

　膵島は、膵臓の小葉間にある細胞塊の内分泌部です。外分泌部に周りを囲まれているので、ちょうど島のように孤立してみられます。発見者の名にちなんで**ランゲルハンス島** islets of Langerhans ともいいます。膵島は、膵臓の部位のなかでは膵頭より膵体や膵尾に多く分布しています。細胞内顆粒の性状により3種類(α, β, δ または A, B, D で表す)の細胞があり、分泌するホルモンや作用が異なります。α細胞は血糖値を上げる**グルカゴン** glucagon、β細胞は血糖値を下げる**インスリン** insulin、δ細胞は成長ホルモンの放出を抑制する**ソマトスタチン** somatostatin をそれぞれ分泌します。これら3種類の細胞は、すべて糖代謝に関与しています(表9-5)。

表9-5　糖代謝に関わるホルモン

内分泌器	ホルモン	作　用
下垂体前葉	成長ホルモン	肝臓での糖新生促進
甲状腺	サイロキシン	肝臓でグリコーゲンの分解促進
副腎皮質 副腎髄質	糖質コルチコイド アドレナリン ノルアドレナリン	筋肉のタンパク質の分解促進(糖新生) 肝臓・筋肉の貯蔵グリコーゲンを分解 → 血中へ放出
膵　臓	グルカゴン	肝臓でグリコーゲンの分解
	インスリン	筋肉:糖・アミノ酸の取り込み促進 → グリコーゲン・タンパク質合成
		脂肪組織:脂肪・タンパク質の合成促進
		肝臓:糖新生抑制、タンパク質の合成促進

関連項目　膵臓(Stage 51)

Chapter 9 | 内臓機能の調節

Column ● 思春期

　思春期は小児から大人への成長の過程で、最初の目立った変化は外陰部の発毛（陰毛の出現）であり、大人になり始めたしるしといえるでしょう。陰毛はラテン語でpubesといい、このことをよく表しているのが思春期の英語名のpubertyです。もともとpubertyは、いよいよ外陰部に陰毛が生えたということ（始点）を指していましたが、その後、生殖器（精巣や卵巣）の発達、乳房の発達、声変わり、生理的に射精や初潮など性成熟の何らかの兆候が現れたことを示す語として用いられるようになりました。最近ではpubertyという語は、身体的生理的な発達に限って用い、これに対して心理的・精神的な発達には別にadolescenceという語が用いられます。その結果、pubertyは始点だけではなく、かなりの長さの期間を指すようになりました。つぎのChapterのStage 75を参照してください。

この章で学ぶこと

☐ 精巣の構造と精子形成
☐ 勃起と射精
☐ 卵巣・子宮の構造と性周期
☐ 外生殖器と付属生殖腺
☐ 胎盤と臍帯
☐ 成長と老化のしくみ

Chapter 10
生殖・発生と老化のしくみ

　一般に生物体は種を存続させるため、雌雄の生殖細胞（卵子・精子）の産生と生殖活動により新しい個体を生み出します。生殖細胞を産生する生殖器は、1）性腺（卵巣・精巣）、2）生殖細胞を排出する生殖路、3）付属生殖腺から構成されます。生殖器は男女間で構造が著しく異なります。この章では、生殖細胞や生殖器の発生、生殖と受精、胎児の発生と成長、そして性成熟後の機能低下にともなう老化について学びましょう。

Chapter 10　生殖・発生と老化のしくみ

Stage 70　男性生殖器

精子はどこでつくられるか

　男性生殖器は、1) **精巣** testis（性腺）、2) 生殖路（**精巣上体** epididymis（精巣輸出管と精巣上体管からなる）、**精管** spermatic duct、射精管）、3) 付属生殖腺（**前立腺** prostatic gland・**精嚢** seminal vesicle・**尿道球腺** bulbo-urethral gland）と 4) 外陰部（**陰茎** penis・**陰嚢** scrotum）よりなります。

精巣（睾丸）と精巣上体

　精巣は陰嚢の中にある一対の楕円形の器官で、表面は結合組織性の被膜（精巣白膜）に包まれています。精巣の後上部から白膜に続く結合組織が精巣内の仕切り（精巣縦隔）を形成し、さらに多数の精巣中隔として放射状に広がり、精巣実質を約 250 個の精巣小葉に分けています（図 10-1A）。各精巣小葉には直径約 200 μm の曲がりくねった**曲精細管**があります。精巣上体は精巣の後縁におおいかぶさるように接し、**精子** sperm を精巣上体管から精管へと運びます。精管を通った精子は、射精管を経て尿道の前立腺部に放出されます（図 10-1B）。

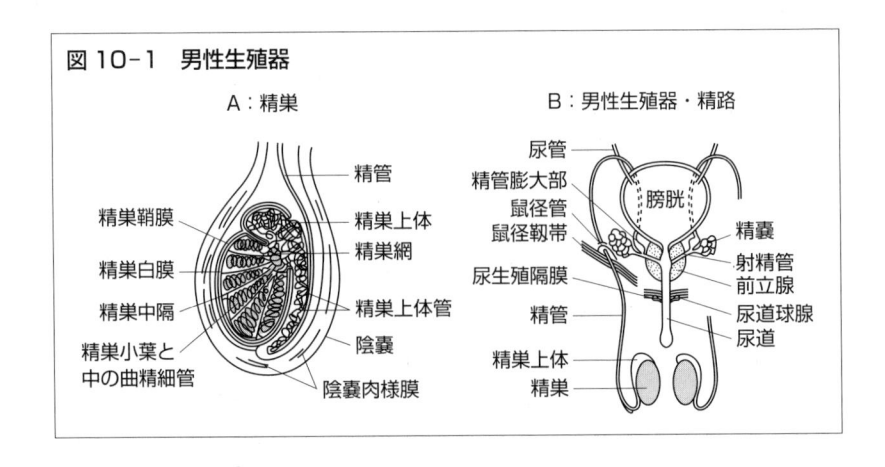

図 10-1　男性生殖器

A：精巣
精管／精巣上体／精巣網／精巣上体管／陰嚢／陰嚢肉様膜／精巣鞘膜／精巣白膜／精巣中隔／精巣小葉と中の曲精細管

B：男性生殖器・精路
尿管／精管膨大部／鼠径管／鼠径靱帯／尿生殖隔膜／精管／精巣上体／精巣／膀胱／精嚢／射精管／前立腺／尿道球腺／尿道

精巣の発生—精巣下降

精巣は胎生 28 〜 36 週頃になると腹膜が突出して鞘状突起となり、精巣はこれに沿って腹腔から下降し陰嚢に納まります（図10-2）。しかし、精巣下降後、腹膜の鞘状突起が完全に閉鎖しないと、腹腔内の腸が突出しヘルニアを起こします。出生後も精巣が下降せず、精巣停滞（停留睾丸）となると、腹腔内の温度が高いため、精子形成が正常に行われにくくなります。

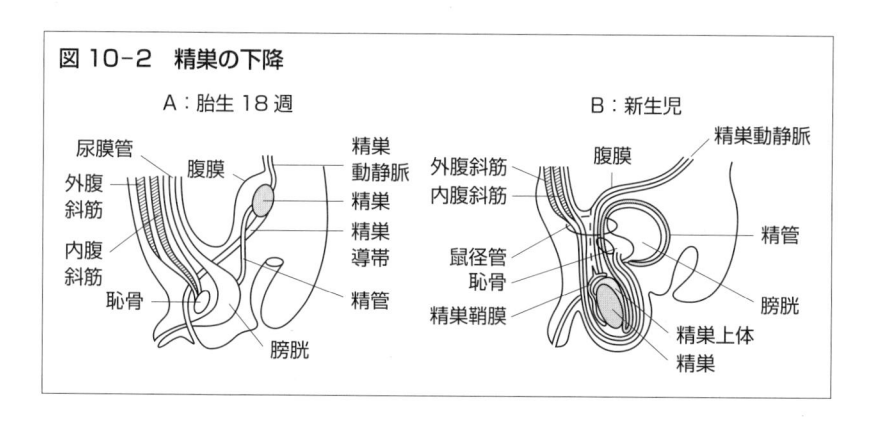

図 10-2　精巣の下降

A：胎生 18 週　　　B：新生児

精子の形成

曲精細管内面の精上皮には、精細胞と支持細胞（**セルトリ細胞** Sertoli cell）という 2 つの特徴的な細胞があります。精細胞は、精祖細胞（2n）→ 精母細胞（2n）—（**減数分裂**）→ 精娘細胞（n）→ 精子細胞（n）の分裂のあと、やがて変態して頭部・頚部・尾部からなる細長いオタマジャクシ状の精子となります。セルトリ細胞は精細胞に栄養を与え、**精子形成** spermatogenesis を支持します。また、精細管同士の結合組織には男性ホルモンを分泌する**ライデイッヒ間質細胞** Leydig cell があります。

精液の性状

精液 semen は精管、精嚢、前立腺から分泌された白く粘っこい特有な臭気のあるアルカリ性（pH 8.3）の液です。1 回の射精で約 3.5 mL の精液が放出され、精子の数は約 3 億にもなります。射精された精子は、pH 4.0

関連項目　ヘルニア（Stage 15）

Chapter 10　生殖・発生と老化のしくみ

の酸性の腟環境でも精液により保護され、約3時間以内には子宮頸部から子宮体・子宮底をとおって卵管へ入り、**卵管膨大部**へ達します。

前立腺：膀胱底の下、直腸の前方にある尿道と射精管を取り囲む腺で、精液の匂いのもとである乳白色で弱酸性の液を分泌します。

精嚢：精管膨大部の直下にある盲嚢で、タンパク質やフラクトース（果糖）を含む弱アルカリ性の液を分泌し、精子の運動を助けています。

尿道球腺：尿生殖隔膜の中にある1対の腺で、分泌液はアルカリ性の透明な液で、性的興奮により反射的に分泌されます。

Level Up　受精卵の着床から三胚葉の形成まで

◆受精卵の着床

受精卵は、受精してから3、4日で細胞分裂（卵割）を繰り返しながら卵管を子宮のほうへ下り、胞胚（胚盤胞）にまで卵割が進んで子宮内膜に侵入すると（着床）、妊娠が成立します。排卵後、着床が完了するまで約10日かかることになります。

◆胚子の形成

受精卵が着床すると、その部位に近い子宮内膜の間質細胞がプロゲステロンの働きでしだいに大きくなり、**脱落膜細胞**となります。内細胞塊は2層に分かれ、羊膜腔と卵黄嚢が形成されます。この羊膜腔と卵黄嚢とにはさまれた部分は**胚盤**とよばれ、将来胚盤から胎児に分化する**胚子**の本体が形成されます。

◆胚葉の分化―三胚葉の形成

受精後2週目には、内細胞塊の2層のうち、胞胚の内腔に面する側の細胞層（胚盤葉下層）からは**内胚葉**、栄養膜に接する側の細胞層（胚盤葉上層）からは**外胚葉**が形成されます。内胚葉側は将来胎児の腹側、外胚葉側は背側になります。外胚葉と栄養膜との間には羊膜腔といい、その中は**羊水**で満たされています（図10-3）。

図10-3　2層性胚盤の形成

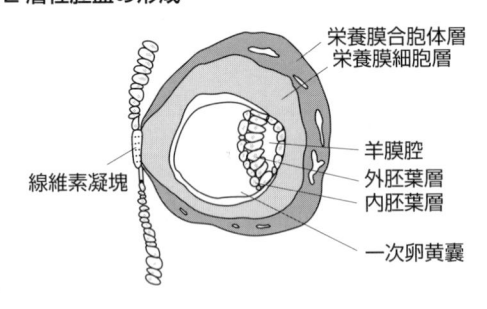

（図：栄養膜合胞体層、栄養膜細胞層、羊膜腔、外胚葉層、内胚葉層、一次卵黄嚢、線維素凝塊）

受精後3週目には、羊膜腔に面する細胞の一部が内胚葉と外胚葉のあいだで新しく中胚葉（結合組織）となります。

Stage 71 陰嚢と陰茎

精子を入れる袋と、精子の放出（射精）

陰嚢・陰茎

陰嚢の壁は図 10-1A、表 10-1 に示されているように、腹壁のそれぞれの構造の続きであり、内腹斜筋に由来する横紋筋性の精巣挙筋があります。この筋は陰部大腿神経の陰部枝に支配され、反射的に収縮して精巣を挙上します（精巣挙筋反射）。陰嚢の皮膚の特徴は、皮下組織に脂肪の代わりに平滑筋層（**肉様膜**）があり、収縮して表面にシワを生じていることです。また、温暖時に弛緩して陰嚢の表面積を変化させて精巣の温度調節を行っています。

陰茎は先端から陰茎亀頭・陰茎体・陰茎根部からなり、亀頭をおおう皮膚のヒダを包皮といい、包皮が亀頭をおおっている状態を包茎といいます。陰茎体には背部の**陰茎海綿体**と、尿道の周囲にある**尿道海綿体**の2つがあります。

表 10-1　腹壁と陰嚢壁の名称の比較

腹壁における名称	陰嚢壁における名称
表皮・真皮	表皮・真皮
皮下組織	肉様膜（平滑筋）
外腹斜筋筋膜	外精筋膜 ⎫
内腹斜筋筋膜	精巣挙筋 ⎬ 精巣挙筋膜
横筋筋膜	内精筋膜 ⎭
腹膜	精巣鞘膜

精管と精索

精管は、鼠径管に入る前は伴行する血管や神経とともに**精索** spermatic cord という索状物を形成しています。精索と精巣は、腹壁からのびてきた

Chapter 10 　生殖・発生と老化のしくみ

精巣挙筋膜に包まれています。

陰茎の血管と勃起・射精の機序

陰茎の血管：陰茎の主な動脈は内陰部動脈の枝である陰茎背動脈と陰茎深動脈です。この動脈の小枝は直接海綿体洞に開放して動静脈吻合をなしています。

陰茎の勃起：性的興奮により陰茎深動脈から多量の血液が陰茎海綿体に流れ込み、陰茎が充血・怒張して硬くなることを**勃起**といいます。

射精の機序：性的な興奮により尿道球腺の分泌が促進され、精巣上体管・精管・精嚢・前立腺にある平滑筋が収縮すると、前立腺や精嚢の分泌液のまざった精液がでます（図10-4）。

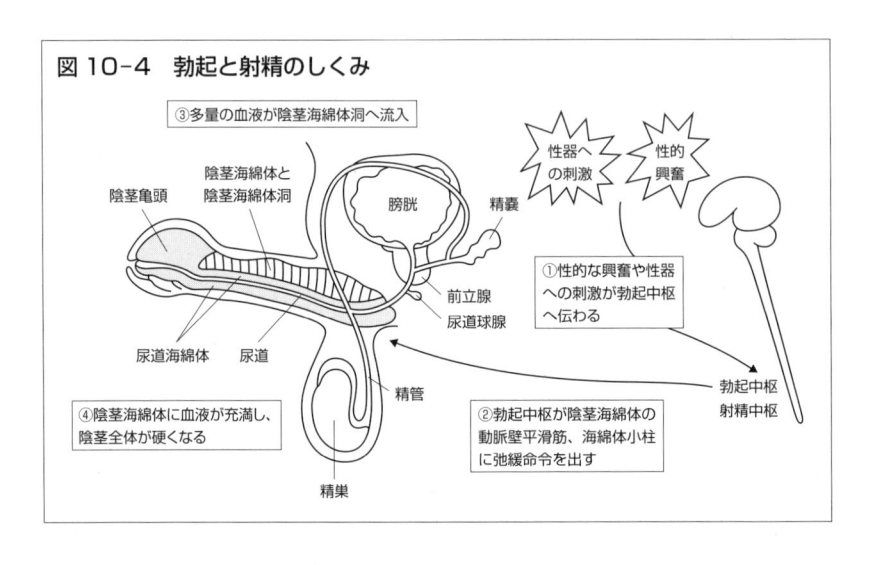

図10-4　勃起と射精のしくみ

③多量の血液が陰茎海綿体洞へ流入

陰茎亀頭
陰茎海綿体と陰茎海綿体洞
膀胱
精嚢
前立腺
尿道球腺
尿道海綿体
尿道
精管
精巣

④陰茎海綿体に血液が充満し、陰茎全体が硬くなる

性器への刺激
性的興奮

①性的な興奮や性器への刺激が勃起中枢へ伝わる

②勃起中枢が陰茎海綿体の動脈壁平滑筋、海綿体小柱に弛緩命令を出す

勃起中枢
射精中枢

Stage 72 女性生殖器

排卵までの道のり

　女性生殖器は、1）**卵巣** ovary（性腺）、2）生殖路（**卵管** uterine tube・**子宮** uterus・**膣** vagina）、3）付属生殖腺（大前庭腺＝バルトリン Bartholin 腺）と 4）外陰部（恥丘・大陰唇・小陰唇・陰核・膣前庭）よりなります。

卵巣

　卵巣・卵管・子宮・膣は、骨盤の中におさまっています（図 10-5）。卵巣は、骨盤腔の外側の近くに一対ある親指の頭くらいの大きさの器官です。卵巣の表面はほぼ腹膜でおおわれており、血管や神経の通る中央部（卵巣門）は卵巣間膜を介して子宮広間膜の背面についています。卵巣の表層部（皮質）には、種々の発育段階の卵細胞と、それを取り囲む卵胞上皮からなる卵胞があります。最も幼若な原始卵胞は新生児でもみられますが、成熟した女性では、月経の周期に合わせて卵胞上皮の重層化を伴う成熟化を開始し、一次卵胞、二次卵胞を経て大型（直径約 2 cm、卵細胞の直径は約 200 μm）の液腔をもつ成熟卵胞（グラーフ卵胞）になります。

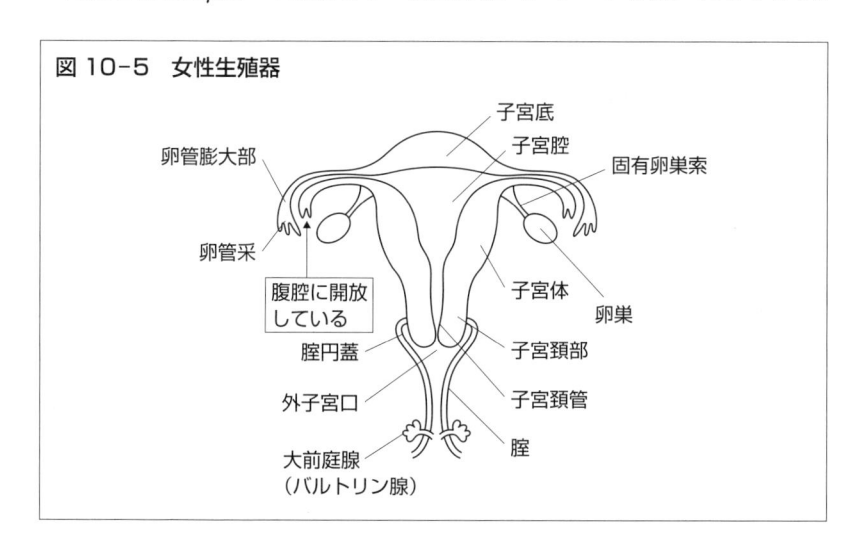

図 10-5　女性生殖器

Chapter 10 | 生殖・発生と老化のしくみ

卵胞の外周には卵胞膜があり、そこにある卵胞膜細胞から女性ホルモンであるエストロゲンが分泌されます。

排卵：排卵 ovulation とは、成熟卵胞が破れ、中の卵母細胞が腹腔内へ放出されることです。下垂体前葉の黄体形成ホルモン（黄体ホルモン、LH）や卵胞刺激ホルモン（FSH）の働きにより起こります（図10-6）。新生児の卵巣には両側で約40万個もの原始卵胞が含まれていますが、初潮（思春期）から閉経時までに排卵される卵細胞は約400個程度で、ほとんどは成熟卵胞になる前に退縮してしまいます（卵胞閉鎖）。

排卵後の卵胞は、血液を含んで赤体となり、やがて黄色の脂質顆粒を含んで黄体となります。受精しない場合、黄体は月経黄体とよばれ、10日前後で急速に退化します。いっぽう受精した場合は、増大して妊娠黄体とよばれ、黄体細胞から黄体ホルモンが分泌されます。

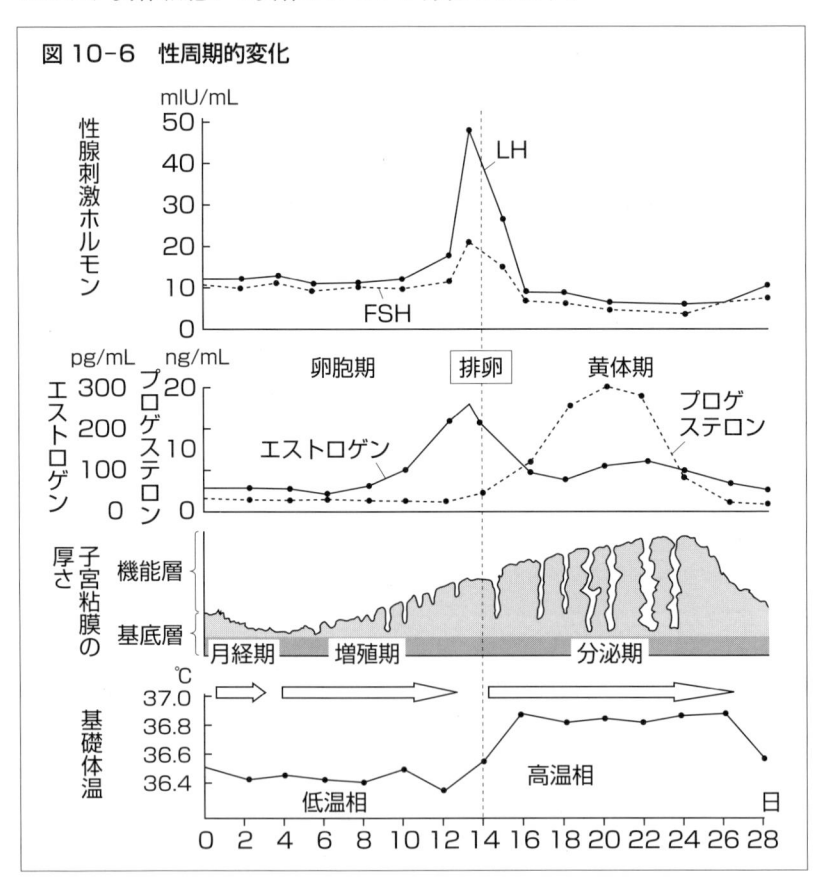

図10-6 性周期的変化

卵管

卵管は腹腔内で子宮広間膜の上縁を横走し、外側端（腹腔端）は漏斗状に腹腔へ開いています。漏斗状の卵管の縁を卵管采といい、腹腔内へ排卵された卵細胞を受け止めます。女性の腹腔は卵管→子宮→腟と外界へ連絡していることになります。卵管の内壁は線毛細胞と分泌細胞より成り、通常、粘液でおおわれています。

Chapter 10 　生殖・発生と老化のしくみ

Stage 73　子宮と腟

西洋梨型の子袋

子宮

　子宮の上部はわずかに前方へ傾いていて（前屈）、子宮底・子宮体・子宮頸に区分されます。子宮円索が子宮を骨盤壁に固定して前屈を保っているので、緩むと子宮が後屈します（図10-7）。

　子宮壁は子宮内膜（粘膜）・子宮筋層・子宮外膜（漿膜）の3層からなっています。

子宮内膜：上皮の下に子宮腺があります。月経の際に剥離する表層の機能層と残留する深層の基底層とがあります。機能層には子宮動脈の分枝であるラセン動脈があり黄体ホルモンの低下により、機能層の血行障害が生じ、粘膜が剥離し出血を伴って、月経をもたらします。月経終了後、粘膜は再生します。子宮内膜は、卵巣（卵胞）の成熟周期（卵巣周期）に伴って、月経期・増殖期・分泌期と一定の周期的変化を示します。

子宮筋層：約1cmの厚い平滑筋層（内縦・中輪・外縦）であり、妊娠すると平滑筋細胞と線維芽細胞が増殖し、筋線維も肥大して子宮壁は肥厚します。子宮筋腫は子宮の内側あるいは外側にできるこぶ（腫瘍）です。

子宮外膜：子宮体の側面は子宮広間膜に接します。

　子宮は子宮体の外側縁の上部から子宮広間膜（腹膜二重層）があり、その中には卵巣・卵管のほか、固有卵巣索や子宮円索があります。子宮の後壁と後方の直腸との間の腹膜で裏打ちされたくぼみを**直腸子宮窩**（ダグラス窩 Douglas pouch）といい、立位で腹腔の最下位となり、出血や膿がたまりやすいところです。

腟

　腟 vagina は管状の器官で、交接器と産道となります。子宮頸に続き、尿生殖隔膜を貫いて腟前庭で外尿道口の後方に開いています。処女では処

Stage 73 子宮と腟

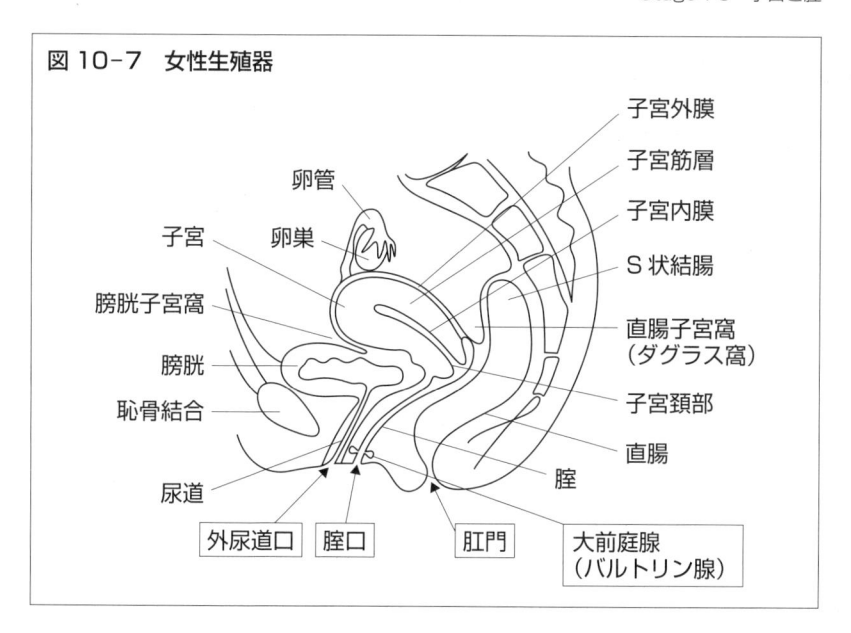

図 10-7 女性生殖器

子宮外膜／子宮筋層／子宮内膜／S状結腸／直腸子宮窩（ダグラス窩）／子宮頚部／直腸／腟／大前庭腺（バルトリン腺）／肛門／腟口／外尿道口／尿道／恥骨結合／膀胱／膀胱子宮窩／子宮／卵巣／卵管

処女膜により腟口が部分的に閉ざされています。腟上部は子宮腟部が突出し、その周囲のくぼみ（腟円蓋）は後方の直腸子宮窩に接します。

付属生殖腺

大前庭腺（バルトリン腺）は腟口の両側で腟前庭に開き、アルカリ性の粘液を分泌して性交時に腟前庭をうるおします。男性の尿道球腺（カウパー腺）に相当するところです。

外陰部と会陰の筋

恥丘とは、恥骨の上のふくらみの部分です。恥丘の下部から肛門のほうへ向かい唇のように合わさった部位が大陰唇、その内側にある1対のヒダが小陰唇、さらに小陰唇に囲まれた部分が腟前庭です。**腟前庭**では、前に外尿道口、後ろに腟口が開いています。左右の小陰唇が前方で合わさったところが陰核で、陰核海綿体は男性の陰茎亀頭に相当します。

会陰は骨盤の出口にあたる領域で、筋・筋膜・皮膚でおおわれています。前方の尿生殖三角（尿生殖隔膜）と後方の肛門三角（外肛門括約筋）に区分されます。尿生殖部は、男性では尿道、女性では尿道と腟に貫かれ、肛門部は肛門管に貫かれています。

Chapter 10 　生殖・発生と老化のしくみ

Stage 74　胎盤と臍帯

胎児と母をつなぐ命綱

胎盤形成とその構造

　受精後、約1週間して子宮内膜に付着した胞胚が粘膜に進入（着床）します。胞胚の表面の栄養膜は増殖して多数の突起（絨毛）を出し、絨毛膜となり、周囲から栄養を吸収します。絨毛膜の一部は母体側の脱落膜とともに**胎盤**placenta を形成します。胎盤は直径約15 cmの円盤状の形で、絨毛膜と脱落膜のあいだには母体の血液を満たす空洞（絨毛間腔）があります。

　胎児の血管は、絨毛間腔内の母体血と隔離されているので、その構成を**胎盤関門**といいます。つまり、胎児の血液と母体の血液は混じり合うことはありません。胎児側の絨毛が母体の血液に浸り、酸素と栄養素の吸収や二酸化炭素やその他の老廃物の排泄に働きます。羊膜腔の中には羊水があり、外からの刺激や振動を緩和しています。胎児はこの羊水の中で発育します。胎児を娩出した後、胎盤は剥離して出る（後産）ので子宮内膜から出血しますが、子宮筋の収縮により自然に止血します。

胎盤関門の構成と機能
構成要素：外側から内側へ、栄養膜層合胞体→栄養膜細胞層→上皮の基底膜→絨毛の結合組織→基底膜→胎児毛細血管の内皮
機能：①呼吸作用、②栄養作用、③排泄作用、④保護作用、⑤内分泌作用

妊娠中のホルモン分泌と妊娠の維持

　妊娠中に妊娠黄体から分泌されるプロゲステロンは、妊娠の維持に不可欠です。受精卵の子宮粘膜への着床を促進し、子宮平滑筋の収縮を抑制しているので流産を防いでいます（そのため妊娠中は便秘になりやすくなります）。胎盤から分泌されるヒト絨毛性ゴナドトロピン（hCG）は、妊娠初期にプロゲステロンの分泌を促進します。

Stage 74 胎盤と臍帯

> **memo 妊娠の判定**
> hCG は受精卵の着床（妊娠）後、14 日目頃より尿中に現れるので、抗 hCG 抗体を用いて（濾紙）尿中の抗原（hCG）を検出できます。

臍帯と胎児の血液循環

臍帯 umbilical cord は、胎児と胎盤をつなぐ長さ 50 〜 60 cm、太さ約 2 cm のひも状の帯です。内部には**臍静脈**（1 本）、**臍動脈**（2 本）、尿膜管、卵黄腸管が通り、その間には膠様組織（ワルトンのゼリー）とよばれる胎生期の未熟な結合組織で埋められています。分娩開始時には羊膜が破れ羊水が子宮外に出ます（**破水**）。

胎児の血液は胎盤に送られ、ガス交換、栄養補給、老廃物の排泄を行ったあと胎児の右心房にもどります。血液は肺を通らず動脈系へ送られるので、静脈系から動脈系へ抜ける 2 つの迂回路があります（図 10-8）。

①下大静脈 → 右心房 → 卵円孔 → 左心房 → 左心室 → 大動脈
②上大静脈 → 右心房 → 右心室 → 肺動脈幹 → 動脈管（ボタロー管） → 下行大動脈

生後における血液循環路の変化

出生後に始まる肺呼吸にともなって肺循環が始まると、胎児期の血液循環路は以下 1) 〜 5) のように変化します。

　　　胎児期　→　出生後
1) 臍動脈　→　臍動脈索（腹膜の外側臍ヒダ）
2) 臍静脈　→　肝円索（肝鎌状間膜下縁 → 肝下面）
3) 静脈管　→　静脈管索
4) 動脈管　→　動脈管索
5) 卵円孔　→　卵円窩

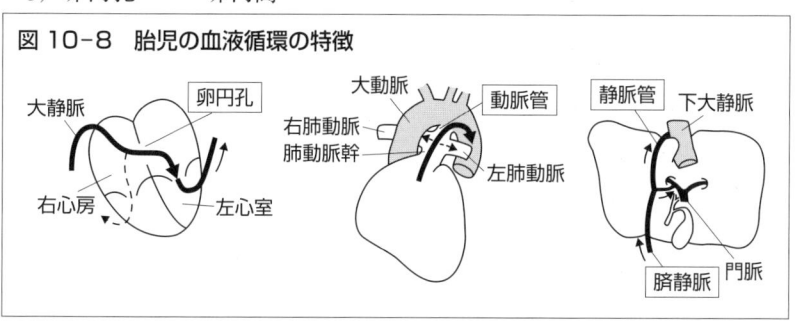

図 10-8　胎児の血液循環の特徴

「臍帯」とはへその緒のことです。

Chapter 10　生殖・発生と老化のしくみ

Stage 75　発育と老化

発育とは成長と発達をあわせたもの

発育

　成長は、生物の大きさ（容積・重量など）が増加する現象であり、発達は未熟な状態から成熟し、機能が変化・向上していく現象です。成長と発達をあわせて発育といいます。発育に影響するものとして、①遺伝因子、②内部因子（ホルモン）、③外部因子（栄養、睡眠・運動、自然・社会環境など多い）が挙げられます。

性成熟

　思春期には、内部因子のうち、性ホルモンの影響による男女の性的特徴（**二次性徴**）が出現します。二次性徴の出現メカニズムには、視床下部の成長ホルモン放出ホルモン→下垂体の性腺刺激ホルモン→性腺の性ホルモンという関係がみられるので、視床下部、下垂体、性腺系のいずれかに異常があると正常な性成熟が妨げられます。

　思春期には身長・体重など急速な成長がみられるとともに、さらに以下のような男女の性的特徴が出現します（成長加速現象—思春期スパート）。

- **男性**　①陰茎・陰嚢の肥大と色素沈着、②精巣における男性ホルモンの分泌開始、③体毛（陰毛・腋毛・髭毛）の発生・増加、④骨格・筋肉の発達による体型の変化、⑤甲状軟骨の肥厚・隆起、変声、⑥皮脂腺・大汗腺（アポクリン腺）の分泌増加
- **女性**　①乳房・乳腺の発育、②殿部などの皮下脂肪沈着、骨盤発達などによる体型の変化、③**月経** menstration の発来（**初潮** menarche）、④陰唇の発育と色素沈着、⑤卵巣・子宮・腟の成長、⑥陰毛・腋毛の発生

Stage 75　発育と老化

> **memo** **性同一性障害**
> 自己の生物学的（解剖学的）性と性別自己認識・社会的性との不一致を**性同一性障害**といいます。

胎児の成長

胎児の**月齢**は、最終月経の初日から起算し、4 週（28 日）をもって 1 カ月とします。280 日の妊娠期間を 10 カ月に分けて考えます（表 10-2）。

表 10-2　胎児の成長にともなう身長と体重の変化

胎生月数	身長 cm（Haaise 法）	体重 g（榊法）
1	$1^2 = 1$	$1^3 = 1$
2	$2^2 = 4$	$2^3 = 8$
⋮	⋮	⋮
5	$5^2 = 25$	$5^3 = 150$
6	$6 \times 5 = 30$	$6^3 \times 3 = 648$
7	$7 \times 5 = 35$	$7^3 \times 3 = 1029$
⋮	⋮	⋮
10	$10 \times 5 = 50$	$10^3 \times 3 = 3000$

老化

生命体の誕生から死まで、若年時の成長も含めた時間的経過を加齢といい、身体的・精神的な衰えが老化です。老化のメカニズムについては諸説ありますが、ここでは器官系・組織ごとに老化現象をみていきましょう。

1．運動器（骨・関節・筋）

加齢とともに Ca^{2+} の摂取・吸収能が低下するため、血中 Ca^{2+} 濃度を維持するために骨吸収が促進され、骨量が減少します（**骨粗鬆症**）。

2．血液・循環器

心筋の収縮機能自体には加齢による影響はありませんが、運動負荷時の心機能の上昇の程度は減弱します。血管では、動脈壁の肥厚と結合組織の増加による血管の伸展性の低下がみられます。造血能の低下による血球数の減少は、白血球数より赤血球数のほうが顕著です。

3．リンパ・免疫系

老化による嚥下障害や排尿障害のため感染の機会が増えたり、慢性の消

関連項目　骨粗鬆症（Stage 05 レベルアップ）

Chapter 10　生殖・発生と老化のしくみ

耗性疾患による栄養障害などにより、免疫機能が低下します。高齢者では、感染症のなかでも肺炎の頻度が高くなります。

4. 神経系

脳内に老人斑など特徴的な変化がみられるようになります。また、身体的能力の低下や痴呆などの影響により、性格が変化する場合があります。

5. 消化・呼吸器系

老化の影響を受けにくいものの、反射機能低下による誤嚥や、消化管の運動機能低下による便秘などがみられます。呼吸筋が低下し、肋軟骨の石灰化や胸郭組織の線維化のため胸壁の弾性が低下し、肺活量が減少します。また、動脈血酸素分圧も低下します。

6. 泌尿・生殖器系

腎臓の細動脈の硬化によって腎血流量・糸球体濾過量・再吸収量などが減少して腎機能の低下が起こり、水―電解質バランスの異常が起こります。また、男性では前立腺の肥大による排尿障害や、女性では括約筋機能の低下による尿失禁が出現しやすくなります。

7. 内分泌系

老化によって分泌量が低下したり，増加したりするホルモンがあります。性ホルモンの分泌量の変化は男女で大きく異なります。男性のテストステロン分泌量の減少は軽度ですが、女性の閉経によるエストロゲンの分泌量の減少は顕著です。

この章で学ぶこと

- 神経系の基本構造と発生
- 活動電位と興奮の伝達
- 髄膜と脳室・脳脊髄液
- 脊髄と脳幹の構造と機能
- 間脳の働き
- 小脳の働き
- 終脳（大脳半球）
- 脳の高次機能
- 運動・感覚機能と伝導路
- 脳神経・脊髄神経の支配

Chapter 11
神経系

神経系は、さまざまな情報を受容して処理することによって、からだのおかれている外部や内部の状態を把握し、それをもとに各器官に指令を出して働きを調節しています。ヒトは「知覚」と「運動」という2つの神経機能をつかって環境に適応しているわけです。ヒトの神経機能は、知覚・運動機能に加えて、摂食・性本能行動や喜怒哀楽の情動行動、高度な認知機能に分化していることが特徴です。

Chapter 11 神経系

Stage 76 神経系の基本構造と発生
脳と神経のなりたち

神経系は、**脳** Brain と**脊髄** Spinal cord からなる**中枢神経系** Central nervous system, CNS と、**体性神経**と**自律神経** Autonomic nervous system, ANS からなる**末梢神経系** Peripheral nervous system, PNS の２つの系からなります（図11-1）。

末梢神経系

末梢神経系には２つの区分の方法があります。
①支配する器官による区分

末梢神経系のうち、体性神経である脳神経（12対）と脊髄神経（31対）は、外部環境に適応するために必要な受容器（感覚器）や効果器（運動器）を支配する神経です。動物性・感覚性神経系ともよばれます。

もう１つの末梢神経系である自律神経系は、個体の生命維持に必要な生体内部の効果器としての内臓を支配する神経です。内臓神経系あるいは植物性神経系ともよばれます。自律神経系は交感神経系と副交感神経系および壁内腸神経系（腸管内在神経系）よりなります。

②情報を送る方向による区分

末梢から中枢に向かって情報を送る**求心性神経**と中枢からの命令を末梢に送る**遠心性神経**があります。

◆ 末梢神経の組織

神経線維の被膜は、内側から**神経上膜**、**神経周膜**、**神経内膜**より構成されています。神経線維どうしは錯綜して網目構造を示す神経叢をつくっています。なお、末梢神経系では、神経細胞の集団を**神経節**といいます。

中枢神経系

大脳や小脳の脳表層（皮質）は、おもにニューロン（神経元）の細胞体が多く集まる**灰白質**からなり、深層（髄質）は神経線維が多く集まる**白質**から構成されています。一方脊髄や脳幹では、脳とは逆に、深層に灰白質

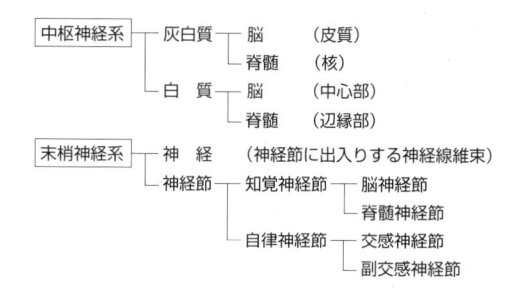

```
                    ┌ 灰白質 ┌ 脳   （皮質）
          ┌ 中枢神経系┤       └ 脊髄 （核）
          │         └ 白 質 ┌ 脳   （中心部）
          │                 └ 脊髄 （辺縁部）
          │         ┌ 神 経 （神経節に出入りする神経線維束）
          └ 末梢神経系┤       ┌ 知覚神経節 ┌ 脳神経節
                    └ 神経節 ┤           └ 脊髄神経節
                            └ 自律神経節 ┌ 交感神経節
                                        └ 副交感神経節
```

が多くあり、その表層周囲に白質が多くあります。大脳や小脳では、神経伝達の中継に重要な働きをしている神経細胞の集団（灰白質）が深層の白質のなかにあり、これを**神経核**といいます（末梢神経でいう神経節）。また、大脳や小脳では**網様体**は脳幹全領域にある脳幹網様体のように網状に線維が交差し、その間に神経核や神経束があります。

神経系の発生

　神経系は外胚葉からつくられます。胎生第3週目頃に胚子の背側正中部の外胚葉が肥厚して神経板となり、脳の最初の形ができます。さらに神経溝や神経堤ができ、やがて胎生第4週目には神経板が皮下に落ち込んで閉じて神経管が形成されます。神経管の頭側部は脳管、尾側部は脊髄管と呼び、やがて脳管が膨らんで前脳胞・中脳胞・菱脳胞の3つの脳胞がつくられます（図11-1a）。胎児の脳は急速に発達して、胎生第6週目には二次脳胞とよばれる終脳、間脳、中脳、後脳および髄脳の5つの脳胞がみられます（図11-1b）。脳の発育とともに神経管の内腔も拡大して、側脳室、第三脳室、第四脳室と中脳水道、脊髄中心管が発達します（図11-1c）。

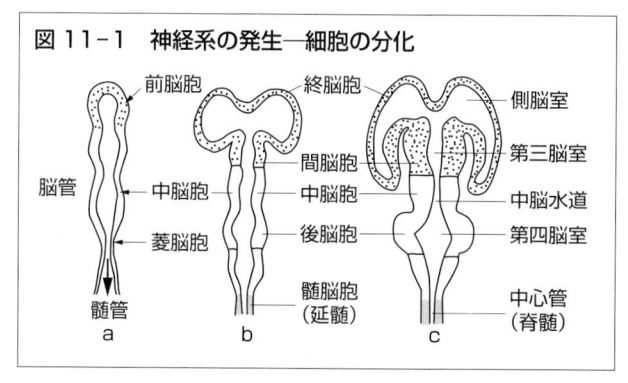

なお、生理機能の観点からは、脳は**大脳外套**（**大脳半球**）、**脳幹**、**小脳**と大きく3つに分けられます。

図11-1　神経系の発生―細胞の分化

a: 脳管 — 前脳胞、中脳胞、菱脳胞、髄管
b: 終脳胞、間脳胞、中脳胞、後脳胞、髄脳胞（延髄）
c: 側脳室、第三脳室、中脳水道、第四脳室、中心管（脊髄）

関連項目　神経叢（Stage 89）、大脳基底核（Stage 83）

Chapter 11　神経系

Stage 77　興奮の伝達

活動電位と神経伝達物質

静止電位と活動電位

　静止細胞では、細胞内にカリウムイオン（K^+）が多く、ナトリウムイオン（Na^+）が少なく、細胞外に Na^+ が多く、K^+ が少ない状況にあります。細胞外へ K^+ を出す力を濃度勾配といいます。細胞内外の K^+ 濃度が同じになるように、濃度勾配にしたがって K^+ は細胞内から細胞外へ流出します。すると、細胞内は陽イオンである K^+ が流出したため細胞外より電気的に負となるので、陽イオンの K^+ がこれ以上流出しないように引き止める力が発生します。この力を電気抵抗といいます。この濃度勾配と電気抵抗とがつり合った平衡状態での電位を**静止電位**といいます。別に説明の仕方では、細胞は Na^+ と K^+ の交換という形で、Na^+ を細胞外にくみ出す（ナトリウムポンプ）ことによって、電気的変化を起こしています。

　神経線維や筋線維を電気的に刺激すると、電気的に負になっていた細胞内の電位が上昇し、ゼロに近づいていきます、これを**脱分極**といいます。脱分極がある一定（7 mV）のレベル（**閾値**）をこえると膜の Na^+ 透過性が大きくなって、Na^+ は細胞外より細胞内に入り、脱分極によって膜電位が低くなります。膜電位が低くなると膜の Na^+ 透過性は大きくなり脱分極がさらに進んで**活動電位**（action potential, AP；一過性の脱分極の膜電位変化）という電気信号つまり神経インパルスが発生します。電気的、化学的、物理的刺激などが与えられた場合に、膜電位の脱分極により活動電位が生じることを**細胞の興奮**といいます。

　神経線維や筋線維に電気的刺激を加える場合、活動電位の大きさは一定ですので、閾値以下では活動電位は生じず反応はおこりません。刺激が閾値に達すると反応が起こり、それ以上強い刺激を加えても活動電位が大きくなることはありません。このような活動電位の性質を「**全か無かの法則**」"all or none's law" といいます。また、細胞が興奮しているとき、すなわち

活動電位の発生の経過中には、刺激を加えても反応しません。この時期を**不応期**といい、どんな強い刺激でも反応が起こらない絶対不応期と強い刺激なら反応をおこす相対不応期があります。

ニューロンでの興奮伝導

細胞が興奮すると、細胞内のある部位で電位が逆転（細胞内が正、細胞外が負）することにより局所電流が生じ、両隣を興奮させます。これがつぎつぎにおこり、興奮が神経線維の中を移動（伝導）し、その情報は、活動電位（持続時間 1～5 m 秒）という弱い電流となって伝わります。軸索の活動電位の伝導（興奮伝導）には、3つの原則があります。

① 両側性…順方向性伝導と逆方向性伝導がある。
② 絶縁性…ある線維の興奮が他の線維に移らない。
③ 不減衰性…活動電位が次々に隣接部位に生じるため、興奮は減衰することなく遠隔の部位まで伝えられる。

活動電位は、神経線維が**髄鞘**（ミエリン鞘）でおおわれている有髄線維のほうが、おおわれていない無髄線維より早く伝わります（図11-2）。とくに有髄線維で、髄鞘におおわれていない部位（**ランビエの絞輪**）の脱分極による伝わり方を**跳躍伝導**といい、無髄神経より約50倍以上も早く伝わります。無髄神経の伝導速度は一般に神経線維が太く、温度が高いほど早くなります。

図 11-2 神経線維と興奮スピード

有鞘神経線維：興奮の伝達は、髄鞘を飛び越えてランビエの紋輪を伝導するので早い。

シュワン鞘　ランビエの紋輪　ミエリン鞘　軸索

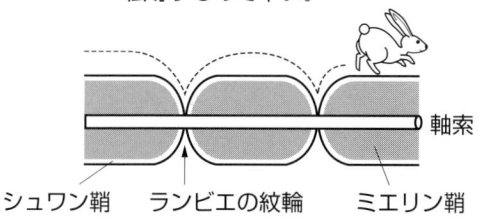

無鞘神経線維：興奮の伝達は、飛び超える髄鞘がないので遅い。

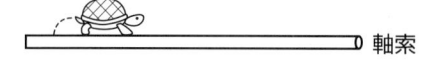

軸索

関連項目 ニューロン（Stage 06）

Chapter 11 神経系

シナプスでの興奮伝導

軸索の先端の神経終末部は、次のニューロンとのシナプス接合部で少し膨らみ、神経伝達物質を蓄えた多数のシナプス小胞があります（図11-3）。活動電位が神経終末部に達すると、カルシウムチャネルが開いてCa^{2+}が流入し、シナプス小胞が開口して神経伝達物質が放出されます。

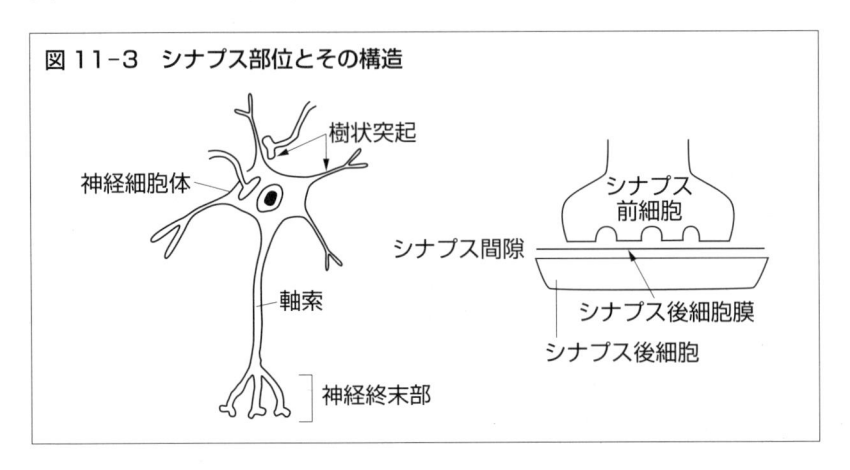

図11-3　シナプス部位とその構造

（樹状突起、神経細胞体、軸索、神経終末部、シナプス前細胞、シナプス間隙、シナプス後細胞膜、シナプス後細胞）

つぎのシナプス後細胞を興奮させるシナプスを興奮性シナプス、抑制させるシナプスを抑制性シナプスと呼び、これは神経伝達物質の種類によって決まります。促進物質としては、アセチルコリン、ノルアドレナリン、グルタミン酸、ドーパミン、アデノシンなどがあります。一方、抑制物質しては、セロトニン、ギャバ（γ-aminobutyric acid, GABA）などがあります。

> **memo　神経インパルス**
> 神経インパルス nerve impulse は、ニューロン（軸索）に沿って伝わる電気信号のことです。細胞の内部の荷電は、静止状態（負の状態、−）→脱分極状態（正の状態、＋）→再び元の静止状態（−）に戻ります。

Level Up ◆ ヒト神経伝達物質の分泌とその作用

　誰でもストレスや過労などで、気分が落ち込んだり、憂うつな気分になったりすることがありますが、それが神経伝達物質の**セロトニン**の分泌量の減少と関係するのではないかと推測されています。不安や憂うつな気分が続くと、悲観的になったり、意欲や好奇心も少なくなり、思考力の低下などの精神的症状や不眠、食欲不振など身体的症状が現れます。

　また、セロトニンは片頭痛とも関係しています。ストレスなどでセロトニンが過剰放出されると脳血管が縮小し、三叉神経が刺激され神経炎物質の放出が起こり片頭痛が生じます。

　脳内の**ドーパミン**が過剰に分泌されると、思考や感情、行動などの精神活動のバランスが崩れ、感情のコントロールができなくなり、しばしば幻聴や幻覚、妄想などに悩まされます。これは**総合失調症**と呼ばれ、主にドーパミンのレセプターを遮断する抗精神病薬が使用されます。パーキンソン病では、脳内の線条体（間脳）へ投射する黒質（中脳）のニューロンが変性脱落してドーパミンの放出が減少します。すると筋肉がこわばりからだがスムーズに動かなくなり、手足や首が震えて動きがぎくしゃくする症状がみられます。治療薬としてのドーパミンは血液脳関門を通過できないので、通過可能なL-ドーパミンを使用します。パーキンソン病や統合失調症の治療として現在ドーパミンを分泌する副腎やドーパミンを産生する培養細胞の移植など、さらに脳内の刺激電極の埋めこみなどの治療法が試みられています。

Chapter 11 　神経系

Stage 78　髄膜・脳室・脈絡叢
脳脊髄液の分泌・循環とその役割

髄膜の構成

　髄膜は、脳や脊髄を包む結合組織性被膜（脳脊髄膜）のことです。外側から**硬膜**、**クモ膜**、**軟膜**の三層で構成されます（図11-4）。

硬膜：その名のとおり硬くて厚い丈夫な結合組織からなり、脳硬膜は頭蓋骨内面をおおう部分と脳をおおう部分（クモ膜に接する）とが癒合しています。硬膜の一部で広がった空間を**硬膜静脈洞**といいます。

クモ膜：薄い膜の内側から細い結合組織線維がクモの巣のようにはっています。下層の軟膜との間を**クモ膜下腔**といい、脳脊髄液で満たされていて、血管が走っています。これらの血管の一部が破れて出血するのがクモ膜下出血です。クモ膜下腔が広がったところを**クモ膜下槽**といいます（例**小脳延髄槽**）。

軟膜：脳実質の表面を直接おおう薄い膜で、脳の溝や裂の内部まで侵入しています。

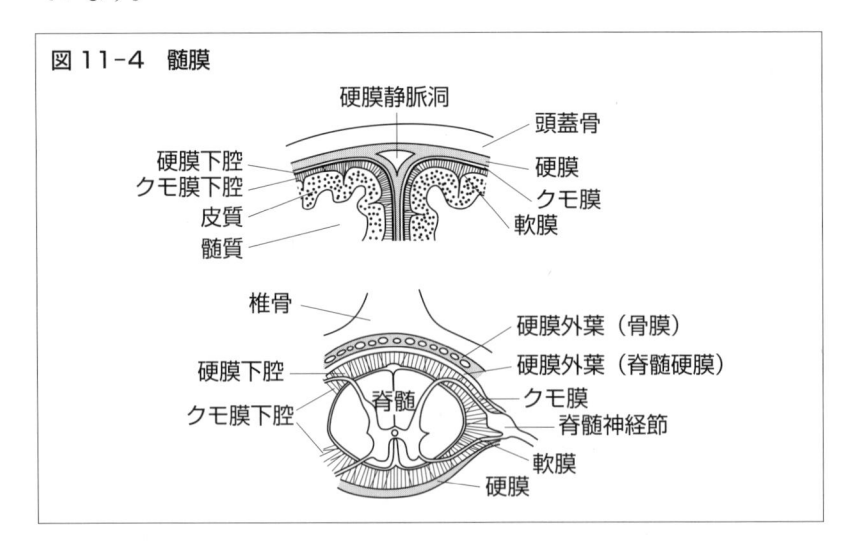

図11-4　髄膜

脳室

中枢神経の内部に広がる4つの空間を**脳室**といいます（図11-5）。脳室のうち、側脳室は大脳半球の左右に1対あり、室間孔を通って第三脳室につながります。第三脳室の下方は中脳水道により第四脳室につながります。上壁に付く第三脳室脈絡叢は前後を走り、室間孔から側脳室脈絡叢に続きます。第四脳室は、背方の小脳や腹方の橋、および延髄との間にある広い菱形の腔で上方は中脳の中脳水道へ、下方は延髄下半部の中心管に続きます。第四脳室の底は菱形の浅いくぼみは**菱形窩**といい、この深部には脳神経の核があります。

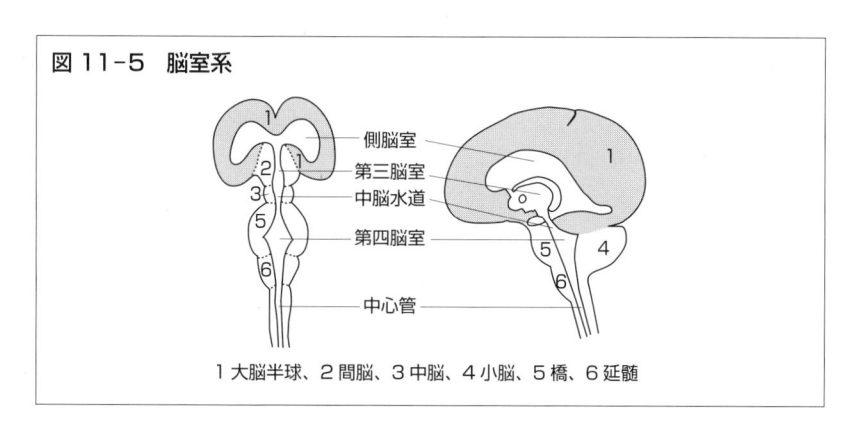

図11-5　脳室系

側脳室
第三脳室
中脳水道
第四脳室
中心管

1 大脳半球、2 間脳、3 中脳、4 小脳、5 橋、6 延髄

脈絡叢

脳室の内腔面は**上衣細胞**で裏打ちされ、脳の表面は三層の髄膜の内層である軟膜によりおおわれています。ところが、脳室周囲の特定の領域では、脳実質がなく、軟膜と上衣細胞層が接しているところがあり、この軟膜と上衣細胞層からなる組織を脈絡組織といいます。さらに、脈絡組織が血管や結合組織を伴って脳室内へ膨隆したものが**脈絡叢**で、脳脊髄液を産生し脳室内へと分泌しています。脳脊髄液は延髄の3つの孔（左右の第四脳室外側口と第四脳室正中口）からクモ膜下腔を循環し、クモ膜顆粒により硬膜静脈洞へ排出されます。

Chapter 11 神経系

Stage 79 脊髄
全身にわたる神経線維の網

脊髄は、脊柱管の中におさまっています（図11-6）。上方は大後頭孔のところで延髄に続き、下端は第1腰椎の下縁の高さで**脊髄円錐**となって終わります。脊髄円錐の下端からは終糸と呼ばれる細い糸状の構造物が尾骨まで伸びています。脊髄は、脊髄神経に対応して頸髄・胸髄・腰髄・仙髄・尾髄に区分され、脊髄で上肢や下肢の支配神経が出入りするやや太くなっているところは、それぞれ**頸膨大部**、**腰膨大部**と呼ばれます。胎生3カ月目では脊髄と脊柱管の長さは同じであるので、各脊髄神経はほぼ水平に走り椎間孔を出ます。しかし、胎令が進むにつれて脊髄より骨（脊柱管）の方が急速に伸長するので、脊髄神経と椎間孔との位置関係がずれ、脊髄神経の出る位置は下方になりま

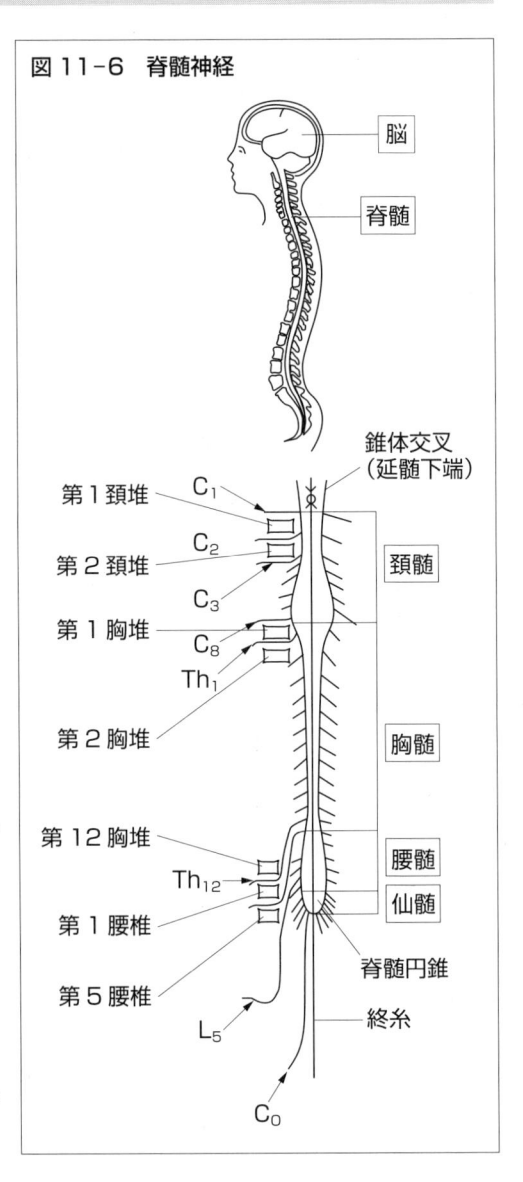

図11-6　脊髄神経

- 脳
- 脊髄
- 錐体交叉（延髄下端）
- 第1頸椎　C_1
- 第2頸椎　C_2
- 　　　　　C_3
- 第1胸椎　C_8
- 　　　　　Th_1
- 第2胸椎
- 頸髄
- 胸髄
- 第12胸椎
- Th_{12}
- 第1腰椎
- 腰髄
- 仙髄
- 第5腰椎
- 脊髄円錐
- L_5
- 終糸
- C_0

す（「脊髄の位置の相対的な上昇」）。腰髄や仙髄から出る脊髄神経は馬尾となって第2腰椎以下の脊柱管の中を下ります。したがって、麻酔薬の注入や脳脊髄液の採取のために**腰椎穿刺**する場合、通常第3〜4腰椎の間で行えば、**終糸**や**馬尾**は走るが、脊髄はないので傷つける心配はありません。体表では左右の腸骨稜の最高点を結ぶ線（ヤコビー線）を目印としますが、腰椎の椎弓間を広くして針を入れやすくするため、側臥位あるいは座位で体幹を強く前屈させて穿刺します。

脊髄の横断面では、中央に中心管があり、H字形の**灰白質**（深部）と**白質**（表層部）からなります（図11-7）。灰白質にはおもに神経細胞が集まり、前方への突出部を前角、後方への突出部を後角といい、胸髄では前角と後角の中間部が側方に突き出している部位を側角といいます。前角は大型の運動神経細胞、後角は感覚を中継する神経細胞、中間部は自律神経細胞が集まっています。脊髄を連続した1つの柱としてみた場合、前角・側角・後角はそれぞれ前柱・側柱・後柱となるわけです。白質は有髄神経線維からなり、前索・側索・後索に区分されます。白質を構成する神経線維束は、知覚や運動を伝える上行性・下行性伝導路が走っています。

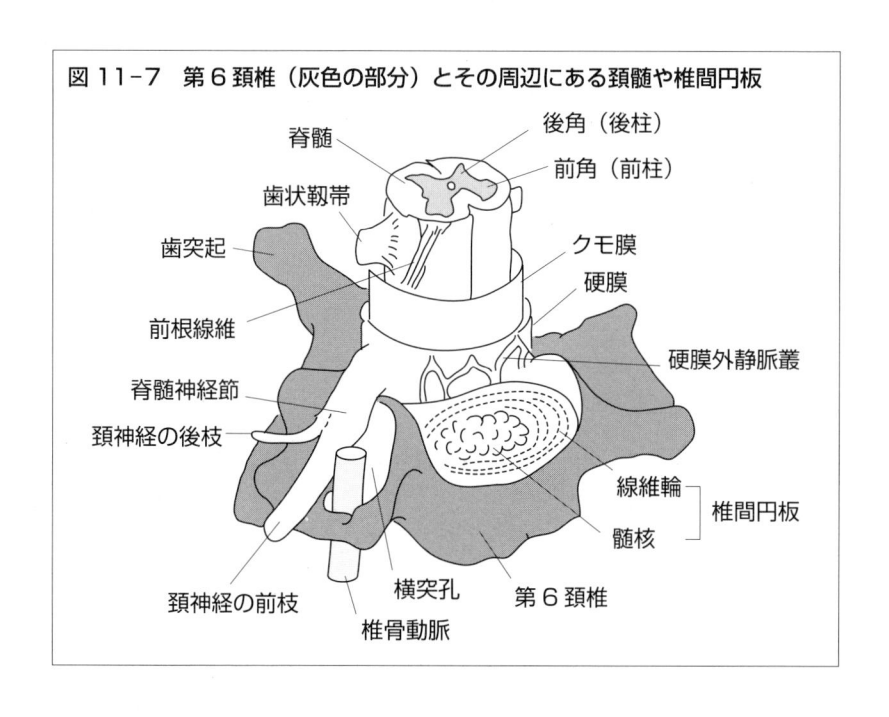

図11-7 第6頚椎（灰色の部分）とその周辺にある頚髄や椎間円板

Chapter 11　神経系

Stage 80　脳幹

脳幹は生命を維持する「いのちの座」

　脳幹は延髄、橋、中脳と間脳の一部（視床、視床下部）よりなる部位（図11-8）で、無意識的、自律的な活動（①内臓機能の調節、②体温調節や血圧・血流の調節など）を行っています。意識的な活動の中枢である大脳が、動物性機能を司っているのに対して、無意識的な活動の中枢である脳幹は、植物性機能を司るといわれます。

延髄

　延髄は脊髄に続き太くなった部分です。錐体は錐体路を形成する有髄線維束によりつくられており、線維の大部分は前正中裂を横切り左右に交差します（**錐体交叉**）。この錐体交叉の下端が延髄と脊髄との境目です。延髄の背側には菱形窩があり、第四脳室の底になっています。菱形窩からは舌咽神経、迷走神経、副神経、舌下神経が出ます。延髄の正中の両側には内側毛帯という線維束があり、これは**識別性触覚**の情報が脊髄の後根から入り上行して延髄の後索核から**毛帯交叉**として交叉して反体側に移った線維束です（延髄視床路）。延髄は呼吸数、心拍数、血圧を調節しています（**呼吸中枢、心臓・血管中枢**）。

　延髄だけでなく脳幹の橋・中脳あわせて脳幹網様体という神経細胞群があり、**セロトニン**という化学物質を含んでいます。セロトニンは眠りを誘う物質です。ノルアドレナリンとともに、睡眠と覚醒を調節しています。

橋

　脳幹の腹側面にある高まり（橋底部）で、その外側部は中小脳脚によって小脳に連なっています。橋はヒトの脳で特に発達しており、この名称は左右の**小脳半球**を連ねる橋のように見えることに由来します。なお、橋底部にある運動性・下行性線維には橋核に終わる皮質橋路や、延髄の錐体に入り脊髄に向かう皮質脊髄路や一部錐体から脳神経核に行く皮質橋路の線

維もあります。橋の外側部から三叉神経、下縁から外転神経、顔面神経、内耳神経がでます。橋の正中線上には脳底溝という脳底動脈の通る溝があります。延髄と橋を総称して**菱脳**(りょうのう)といいます。

中脳

橋の腹側部には大脳を支える**大脳脚**(だいのうきゃく)があり、両大脳脚の間を脚間窩(きゃっかんか)といい、ここから多くの血管が脳に入ります。また、大脳脚の背側に**黒質**(こくしつ)というメラニンを含む神経細胞の集団があり、ドーパミンを伝達物質として分泌します。一方、背側部を視蓋（中脳蓋）、中央部を被蓋といい、視蓋には、視覚に関係する**上丘**(じょうきゅう)と聴覚に関係する**下丘**(かきゅう)があります（**四丘体**(しきゅうたい)）。

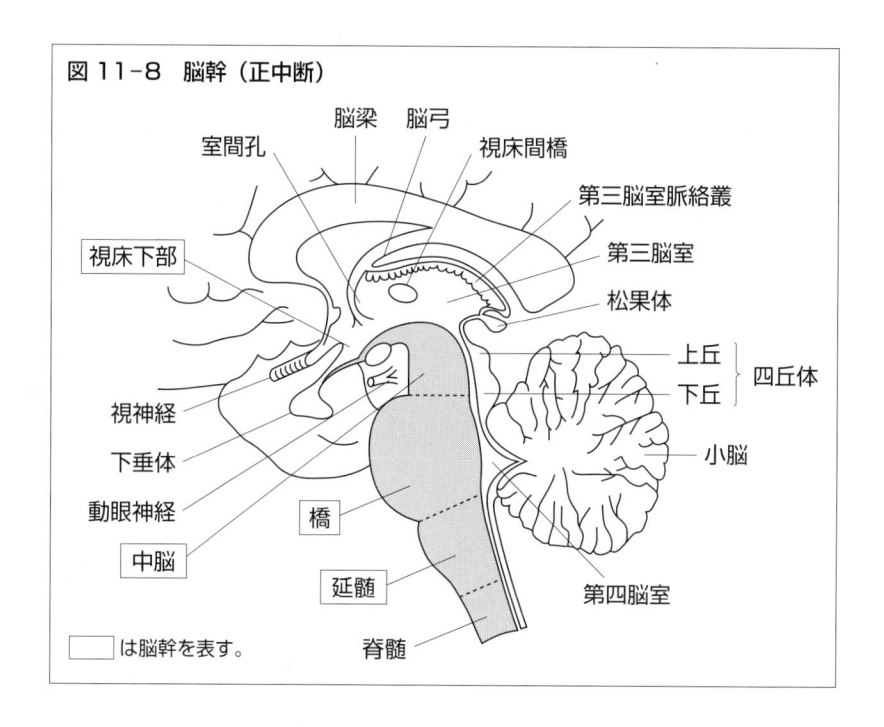

図11-8 脳幹（正中断）

室間孔、脳梁、脳弓、視床間橋、第三脳室脈絡叢、視床下部、第三脳室、松果体、視神経、上丘、下丘、四丘体、下垂体、小脳、動眼神経、橋、中脳、延髄、第四脳室、脊髄

□は脳幹を表す。

Chapter 11 | 神経系

Stage 81 間脳

中継（視床）と生命維持（視床下部）

視床と視床下部からなる間脳

　間脳は大脳半球と中脳との間にあり、第三脳室周囲で終脳によっておおい隠されている領域です。その主要部は視床脳（視床）と視床下部とに分けられます。

```
          ┌─ 視床上部…手綱、松果体、髄条、後交連
視床脳 ┼─ 視床　　…核（前核・内側核・外側核・視床後核）、線維
          └─ 視床後部…内側・外側膝状体

視床下部　　視神経交叉、視索、終板、漏斗、灰白隆起、乳頭体
```

視床上部：第三脳室の後上壁にあたる部分です。内分泌腺の松果体があります。松果体はメラトニンを分泌し睡眠を誘発したり、視床下部の性腺刺激ホルモン放出ホルモンの産生を抑制します。

視床：視床脳の約4/5を占める第三脳室側壁の灰白質塊です。視床の神経核は大脳皮質と相互に連絡しており、どの皮質部位と連絡しているかにより区分されています。視床の腹側には視床下核があり大脳基底核と密な関連をもって運動の制御にかかわっています。血管性障害などで視床下核が障害されるとヘミバリスムと呼ばれる不随意運動が出現します。さらに反対側の上肢や下肢に、投げ出したり打ったりするような急激な屈伸や回転の運動が起こることもあります。

視床下部：第三脳室の側壁下部と底部をなす部分です。視床とは視床下溝により隔てられています。高位の自律神経中枢の存在部位として重要です。前方に終板、後方に灰白隆起や乳頭体、さらに、下前方には視交叉があり、その後方の先端に下垂体があります。視床下部の前交連と下垂体漏斗と乳頭体を結ぶ三角形の領域には、視床下部神経核（視索上核＋室傍核）があり、神経内分泌部といいます。

Stage 82 小脳

運動の微調整

小脳の形態と機能

小脳は延髄や橋の背側で、後頭蓋窩にあり、第四脳室の天井をつくりながら大きく左右に膨らんでいます（図11-9）。3つの脚（上・中・下小脳脚）がそれぞれ中脳、橋、延髄と連なっています。重さは120〜130gで、大脳の約10％ですが、表面には多数の小脳溝と小脳回による細かいシワが多数あるので、その表面積は大脳の約70％にもなります。小脳は大脳のように左右2つの半球に分かれ、小脳半球のあいだに虫部という系統発生的に古い脳があります。小脳の内部は表層（灰白質層）の小脳皮質と深部の白質層からなり、表層は**分子層、神経細胞層（プルキンエ細胞層）、顆粒層**からなります。深部の白質層には**小脳核（歯状核、室頂核、球状核、栓状核）**があります。

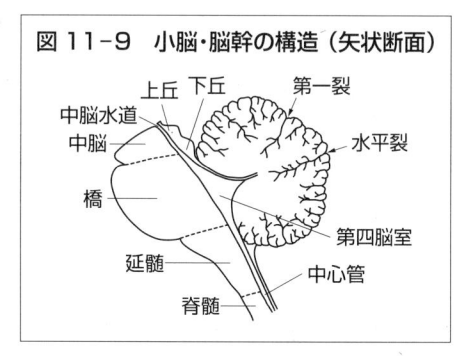

図11-9 小脳・脳幹の構造（矢状断面）

小脳のおもな機能は、随意運動の調整と、体の平衡の保持・姿勢の調節の2つです。

随意運動の調整：大脳からの指令（自分の意思）に基づいて運動を行うときに、小脳が運動の強さやバランスなどを調節しています。大脳と小脳が協力して働くことで、思い通りの細かい動きができます。

体の平衡を保持・姿勢の調節：スケートや自転車運転などの平衡感覚を必要とする運動では小脳が働いています。練習中に自分のフォームが形づくられていくとき、小脳が運動の微調整をし、大脳基底核が必要な動きと不要な動きを判断しています。

Chapter 11 　神経系

Stage 83 終脳（大脳半球）
左右2つの半球体に何があるか？

大脳半球の形態

　終脳は脳重量の約80%を占めており、**大脳縦裂**という前後に縦走する裂隙によって、左右の大脳半球に分けられます（図11-10）。さらに、**小脳横裂**という水平に走る裂隙により、大脳半球と小脳に分けられます。大脳半球の表面の大脳皮質には、シワ（大脳溝）が多数ありますが、側面には外側溝という深く大きい溝があり、前頭葉と側頭葉を境しています。外側溝のほかに、中心溝、頭頂後頭溝という特に深く大きい溝があり、それにより前頭葉、頭頂葉、後頭葉、側頭葉に区分されます。大脳溝の間の隆起部位は大脳回といいます。

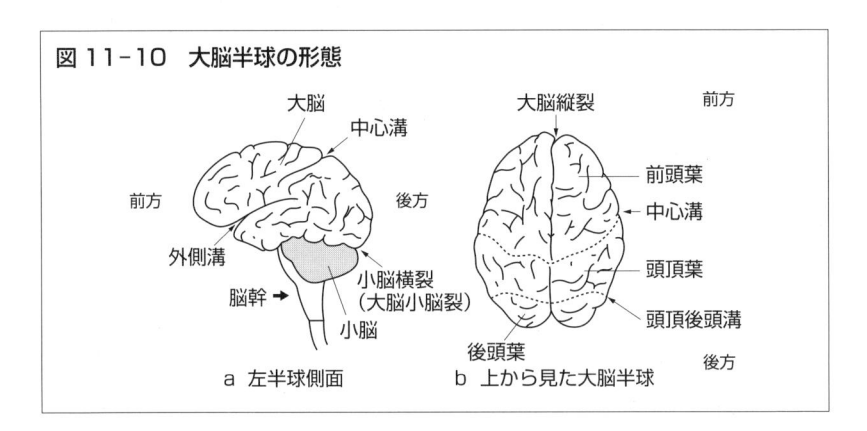

図11-10　大脳半球の形態

a　左半球側面
（大脳、中心溝、前方、後方、外側溝、脳幹→、小脳横裂（大脳小脳裂）、小脳）

b　上から見た大脳半球
（大脳縦裂、前方、前頭葉、中心溝、頭頂葉、頭頂後頭溝、後頭葉、後方）

大脳皮質の機能局在

　大脳皮質（正確には大脳新皮質、厚さ2～5mm）では約150億もの神経細胞が集まって複雑な神経回路をつくり、思考・言語・記憶・感覚・運動など高度な働きを担っています（図11-11）。中心溝より前方の運動野（中心前回）も後方の体性感覚野（中心後回）も、微妙で豊かな働きをする部

分ほど広い面積を占めています。左半球の外側溝の前方には**運動性言語中枢（ブローカ中枢）**が、後方 1/3 の領域には**感覚性言語中枢（ウェルニッケ中枢）**が、さらに外側溝の中に隠れた側頭葉上面（横側頭回）には**聴覚中枢**があります。

大脳皮質のなかでも特に複雑で高度な働きをする部分を大脳皮質の**連合野（前頭連合野、頭頂連合野、側頭連合野）**といいます。前頭連合野（前頭前野）は、思考・創造・計画・実行・推理・判断・意欲・喜怒哀楽など精神機能を司るところです。ほかの連合野からの情報を総合的に判断して処理する機能をもつ領域で、高等な動物ほど前頭連合野の占める割合は大きく、ヒトでは大脳皮質の約 30% を占めています。

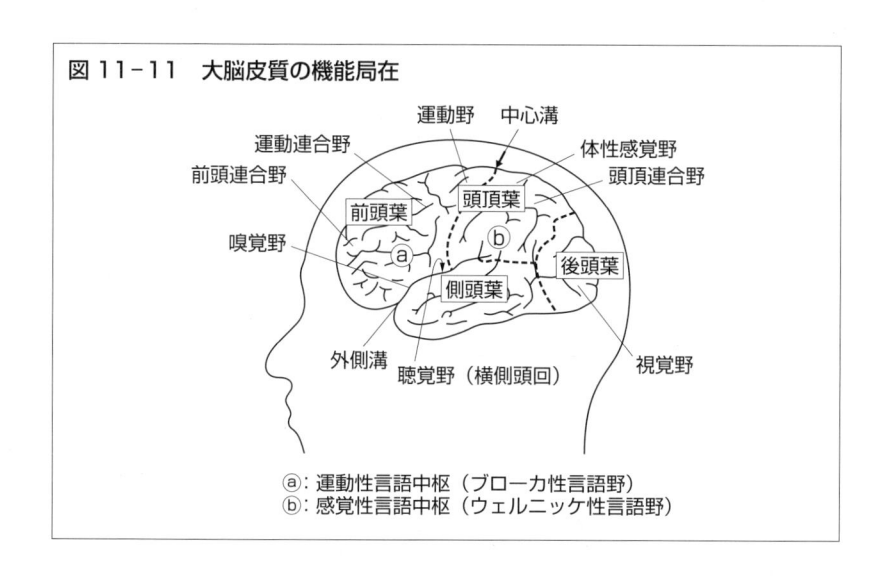

図 11-11　大脳皮質の機能局在

ⓐ：運動性言語中枢（ブローカ性言語野）
ⓑ：感覚性言語中枢（ウェルニッケ性言語野）

Chapter 11 　神経系

Stage 84　大脳辺縁系と大脳基底核
本能と情動の行動

　ヒトでも動物でも、原始的情動や本能的活動を調節する領域（扁桃体・海馬）があります。これが大脳辺縁系（辺縁系）と、大脳基底核とよばれる終脳（大脳）の一部です。

大脳辺縁系

　大脳辺縁系の辺縁という名前は、進化とともに新しい皮質が大きく発達し、古い脳の部分は端っこ（脳の内側のほう）へ押しやられたためにつけられました（図11-12）。脳内ではドーパミンという興奮性の物質が放出されて、辺縁系から大脳新皮質へと伝わり、活動意欲や快感、記憶力などの行動を起こすエネルギーとなっています。また、海馬は大脳皮質の連合野と連絡し、記憶と密接な関連を持つといわれています。

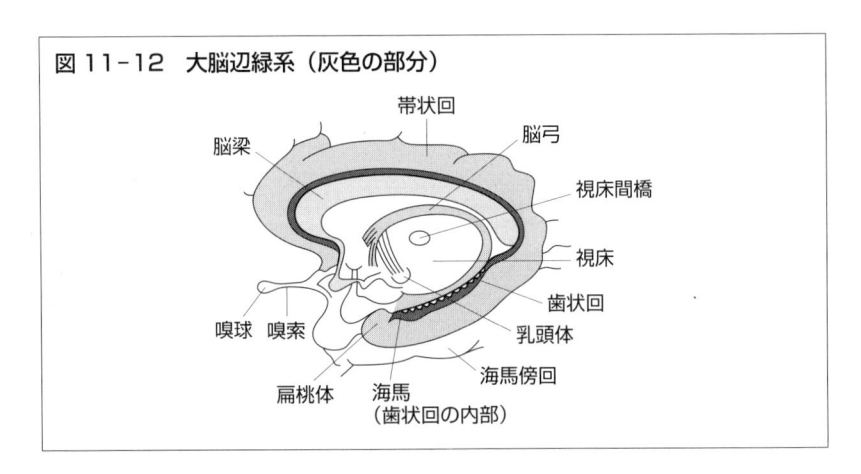

図11-12　大脳辺縁系（灰色の部分）

大脳基底核

　大脳の内部は、表層の神経細胞の多い大脳皮質（灰白質）とその内側（深層）の神経線維の集まった大脳髄質（白質）からなります。大脳髄質には

Stage 84 大脳辺縁系と大脳基底核

神経細胞の集合した**大脳基底核（尾状核・レンズ核・前障）**があります（図11-13）。尾状核とレンズ核は、筋緊張や不随意運動などと深い関係があり、運動の開始・抑制・停止などを支配しています。これらが障害されると、意志とは関係ないさまざまな異常運動が起こります（ハンチントン舞踏病、運動性・言語性チック）。

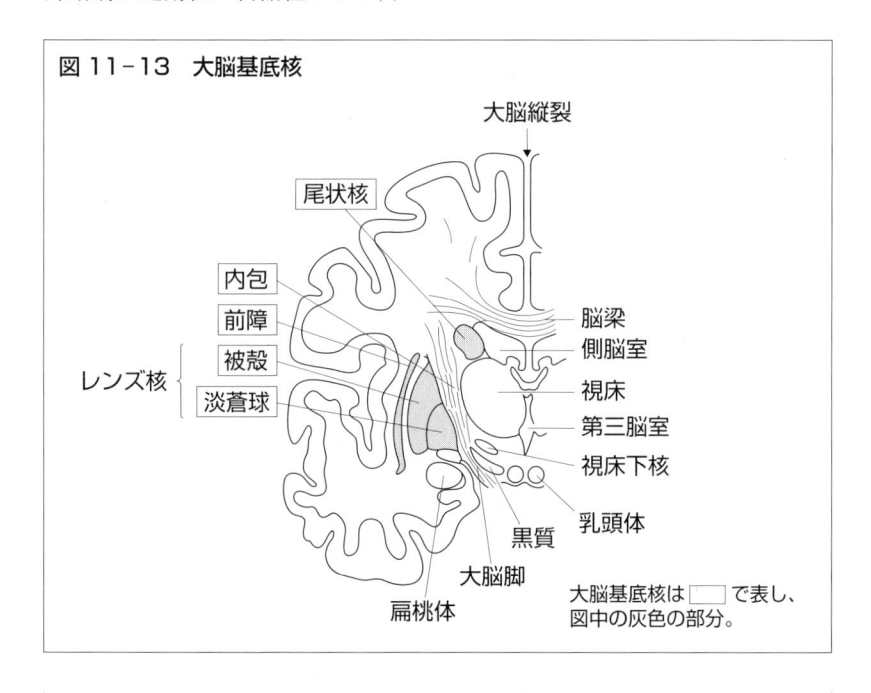

図11-13 大脳基底核

大脳縦裂／尾状核／内包／前障／被殻／淡蒼球／レンズ核／脳梁／側脳室／視床／第三脳室／視床下核／乳頭体／黒質／大脳脚／扁桃体

大脳基底核は□で表し、図中の灰色の部分。

Column　間脳の視床は頭の中の寝室

視床とは、狭義には視床脳をいい、視床下部とともに間脳に属します。視床脳の大部分は背側視床からなります。視床のラテン語名はthalamusといい、ギリシャ語のtalamos（花嫁の部屋、新婚夫婦の寝室）に由来しています。視床は第三脳室の壁にあたる部分で、内部が空洞になっているわけでもないのに、なぜ、寝室なのでしょうか？

もともと、解剖学者ガレノスGalenosu（384～322 BC）は脳底に一室（側脳室？）を想定してthalamosと名づけました。当時、脳室には「プネイウマ」（精神・精気）が貯えられ、それが視神経を通って眼（opticus）に送られ視覚が生じるという説もありました。それで、英国の医師トーマス・ウイリス（1664）が視床をthalamus opticusとしました。しかし、後に、視床は外側膝状体（視床後部）以外に視覚とは関係ないことがわかり、opticusは除かれ、thalamusのみとなりました。上述の、thalamus opticusが左右の視神経が相伴って休むところだと考えるとなかなかおもしろいものです。

Chapter 11 神経系

Stage 85 睡眠・記憶

脳内神経回路での情報分析活動

メラトニンは眠りを誘う脳内ホルモン

　第三脳室の後ろにある松ぼっくりのような形をした松果体（しょうかたい）という分泌器官から**メラトニン**が分泌されます（図11-14）。メラトニン分泌は、光刺激のある昼間には抑制され、光刺激のない夜間には促進され、体内のさまざまな器官の働きを一定の概日リズム（**サーカディアンリズム**）に同調させています。

　脳では、脳幹網様体と呼ばれる神経細胞群にセロトニンという眠りを誘う化学物質があります。セロトニンが多くなるとウトウトと眠たくなりやがて深い眠りにおちます。セロトニンの量が減ると、脳幹の橋にある青斑核という神経細胞群に伝わり、ノルアドレナリンという化学物質が出され、セロトニンとは逆に興奮して目覚めさせます。

脳波と睡眠

　脳から出る自発的電気活動を記録したものを脳波（electroencephalogram, EEG）といい、一般に0.5〜60Hzの周波数で、約10〜100μVの電位を示します。特定の感覚刺激を与えたときの脳波の変化を記録したものを誘発電位といい、脳内伝導路のどこに障害があるのかを診断するのに役立ちます。

　睡眠の状態は普通の睡眠（**ノンレム睡眠** non-REM）と急速な眼球運動のみられる睡眠（**レム睡眠**、rapid eye movement, REM）とに分けられます。ヒトの睡眠は、まずノンレム睡眠から始まります。これは徐波睡眠とも呼ばれ、脳波の種類によって浅い眠りから深い眠りへと4段階に分類される、いわゆるスヤスヤ睡眠状態です。一方、レム睡眠では目覚めているような脳波を示しますが、刺激を与えてもなかなか目覚めないので、逆説睡眠とも呼ばれます。このレム睡眠は、新生児では全睡眠時間の約50％、成人では約20％を占めます。脳波をみると、特に大脳辺縁系や後頭葉の視覚野が活

図11-14 睡眠と脳

視索上核
体内時計の役割

大脳

松果体
「メラトニン」の分泌により、催眠が進む（「暗闇のホルモン」）
朝日の光により、メラニンが消失し、目が覚める

小脳

下垂体

中脳

橋

延髄

脊髄

青斑核
覚醒物質の「ノルアドレナリン」を分泌する
「セロトニン」分泌多い
→青斑核が刺激され、ノルアドレナリンが分泌
→覚醒

脳幹網様体
睡眠物質「セロトニン」を分泌する
分泌多い → 睡眠
分泌少ない → 覚醒

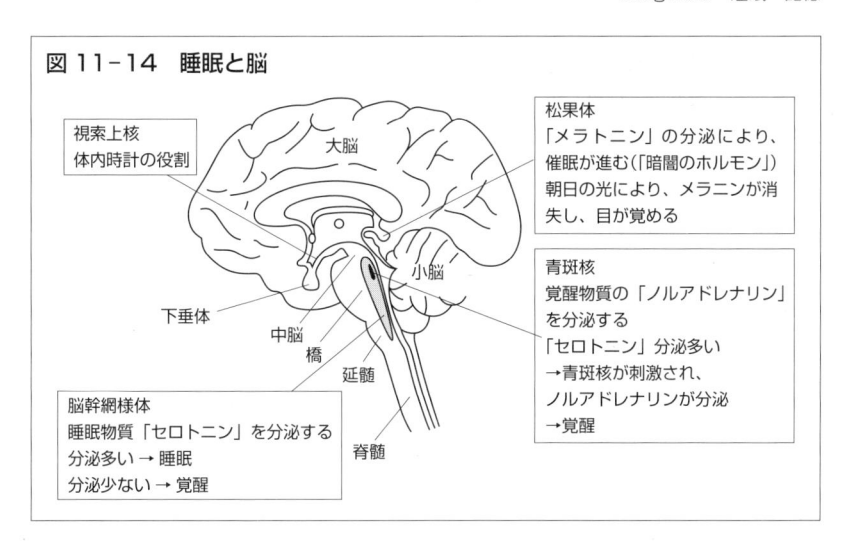

性化しているので、起きたあとも記憶によく残る内容の豊かな夢をみます。レム睡眠期には、1）早い呼吸と無呼吸を繰り返したり、2）陰茎の勃起がみられたり、3）骨格筋の活動が減少し、やがて消失するので、姿勢維持の筋も緊張が急速に落ちて、頭をガクンと垂れるような動作が起こります。

脳と記憶

　大脳辺縁系にある**海馬**（かいば）は、外から収集した情報を記憶として蓄えたあと選別し、大脳皮質へ送ります。記憶には、時間経過をもとに、学習により得た安定した長期記憶と、一時的な記憶である短期記憶（ワーキングメモリー）があります。さらに、作業記憶といって、前頭前野が関与する記憶で、現在進行中の事象を常に再生できる状態を保持しながら、別の課題を処理する記憶があります。

　長期記憶には、頭で覚える記憶で海馬やその周辺領域にある**陳述的記憶**と呼ばれるものと、体で覚える記憶、**非陳述的記憶**があります。陳述的記憶は、繰り返し反復して覚えた**意味記憶**と、毎日の生活の**エピソード記憶**（**できごと記憶**）があります。意味記憶もエピソード記憶もともに言語で記憶し、言語で再生できる言語記憶と、ヒトの顔の記憶のように、言語では表現できず、パターンとしてはっきり覚えている非言語記憶とがあります。非陳述的記憶には、前頭葉や小脳が関与する**手続き記憶**（**技術記憶**）と、自分の意識とは関係なく覚えるプライミング記憶があります。

Chapter 11　神経系

脳と心の動き

考えたり判断したりする高度の精神活動は、大脳の新皮質とくに**前頭連合野**でなされます。喜怒哀楽、快、不快などの感情は大脳辺縁系から生じます。さらに、意思は生きる意欲と関連し、脳幹に属する視床下部や扁桃核などの働きにより、コントロールされています。

性欲はヒトの種族保存のための動物的活動の1つですが、その調節は視床下部の性欲中枢で行われています。性欲中枢が同時に摂食中枢や満腹中枢と近接してあることは、性欲が食欲に影響を与えやすいことと関連して興味深いものです。

> **memo　海馬**
> 海馬という名称は、その形がギリシャ神話に出てくる海神ポセイドンがまたがるヒポカンパス *Hippocampus*（海馬）に由来する説と、海水魚のタツノオトシゴ sea horse に由来する説があります。

> **memo　血液脳関門**
> 脳の神経細胞は体のほかの細胞と異なり、一度死んでしまうと新しく分裂・増殖しません。そのため脳の毛細血管は透過性がきわめて悪く、血中の有害なものが脳内に入らないような血液脳関門という特殊な構造があります。

Level Up ◆ 脳脊髄液はどこから出てどこに流れ去るのか？

脳と脊髄には血管はありますが、リンパ管はありません。中枢神経系にはリンパ液の代わりに第3の体液として**脳脊髄液**があり、健常人で約 130 mL です。そのうち脳室内に含まれるのは約 20 mL で、大部分は**クモ膜下腔**にあります。脳脊髄液は、血液の濾過・選択的な分泌によって産生されるので、組成は血清やリンパ液と似ていますがタンパク質はわずかです（約 30 mg／100 mL）。

脳脊髄液の機能には、1）外部からの衝撃や内部の拍動をやわらげる、2）過剰の細胞外液を排出し、脳組織の性状を保つ、3）脈絡層の脳血液関門により、脳・脊髄の神経細胞の周辺環境を一定に保ち、必要な物質の出入りを調節する、などがあります。

脈絡叢とは脈絡組織（軟膜＋上衣）と毛細血管からなるものであり、脳脊髄液の大部分はクモ膜下腔にあるカリフラワーのようなクモ膜顆粒から静脈洞へ吸収され、一部は、直接クモ膜下腔の静脈や脳神経・脊髄神経の周囲のリンパ管にも吸収されると考えられていました。しかし最近の研究では、脳脊髄液は側脳室の脈絡叢と脳弓下器官、第三脳室の脈絡叢と松果体、下垂体、第四脳室の脈絡叢と最後野のそれぞれの静脈性毛細血管から吸収されることが明らかにされています。

脳脊髄液の過剰産生や吸収障害、循環経路の狭窄・閉塞などがあると、液の異常な増加が起こります。たとえば、脳腫瘍やそれに伴う脳浮腫などでは液の循環障害が起こり、脳脊髄液の量が増加して、頭蓋内圧が高まります。

Stage 86 感覚機能の伝導路

感覚情報の受容と伝達

視覚

網膜で受容された視覚情報（光信号）は、視神経を経て頭蓋内に入ります。頭蓋に入ると、左右の眼球からの線維は**視交叉**し、軸索となって大脳後頭葉にある視覚野で画像として分析・処理されます（図11-15）。視交叉とは、左右の視神経の半分ずつを交換すること（**半交叉**ともいう）で、左眼の視野の左半分は右脳へ、右眼の視野の右半分は左脳へと集まります。

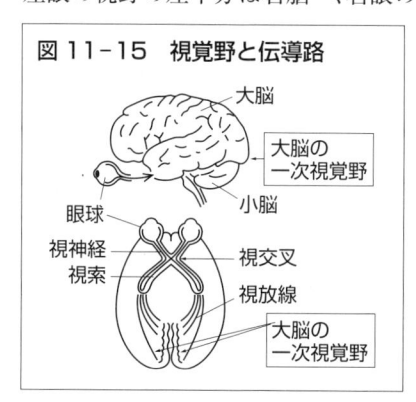

図11-15 視覚野と伝導路
大脳／大脳の一次視覚野／眼球／小脳／視神経／視交叉／視索／視放線／大脳の一次視覚野

網膜→視神経→視交叉→視索→視放線→視覚野の伝導路に障害があると視野欠損がみられます。

左右の眼の視野は、約80％以上重なっています。それぞれの視野の情報は、視交叉により左右から約半分ずつ後頭葉に集まり、修正されるので、物を立体的にみて、遠近感をつかむことができます。

聴覚・平衡感覚

内耳のコルテイ器にある有毛細胞からの刺激情報は、**蝸牛**神経節のニューロンを経て橋と延髄の境の高さにある蝸牛神経核に達した後、中脳や視床を経由して、聴放線となって大脳皮質の**聴覚野**（**横側頭回**）に入ります（図11-16）。左右の耳から入った音の強さや時間の差などから、音源の方向や距離などを判断しています。

からだのバランスを保つのにもっとも重要なのは平衡感覚です。内耳の前庭では**卵形嚢**や**球形嚢**という袋状の器官があり、からだの傾きを感知する炭酸カルシウムからなる**耳石**（**平衡砂**）がついています。三半規管は

Chapter 11 神経系

からだの回転を感知します。これらの2つの器官の情報は小脳にも送られ、眼球の位置やバランスを無意識のうちに調節します。

嗅覚・味覚

鼻に入ったにおいの分子（揮発性の化学物質）は嗅粘膜にある嗅細胞で感知され、嗅細胞→嗅神経→嗅球→嗅索→嗅三角→扁桃核・視床・視床下部→大脳皮質嗅覚野へ向かいます。

空腹感や満腹感を感知する食欲中枢は、間脳の視床下部にあります。視床下部の外側には「摂食中枢（空腹中枢）」があり、内側には「満腹中枢」があります。食欲は、血液中のブドウ糖量の増減に応じた食欲中枢の働きによって調節されています。

体性感覚

体性感覚を伝える経路には、皮膚感覚と深部感覚（筋・腱・靱帯・関節）の2つがあります。皮膚感覚には温度・冷覚・痛覚・触覚・圧覚があり、深部感覚には粗大（非識別性）触覚と識別性触覚があります。

温度・痛覚は、脊髄神経節の一次ニューロンが受容器より受けた情報を脊髄後根から後角の二次ニューロンへ伝え、白交連を通って交叉して反対側の側索を上行して視床に向かいます（外側脊髄視床路）。

触覚・圧覚のうち粗大触覚は前側脊髄視床路を通り、識別性触覚や意識性深部感覚は延髄下部で毛帯交叉し内側毛帯を形成し脳幹を上行します。非意識性深部知覚は上肢と上半身では、前脊髄小脳路や、下肢と下半身では後脊髄小脳路でいずれも視床へ向かいます。

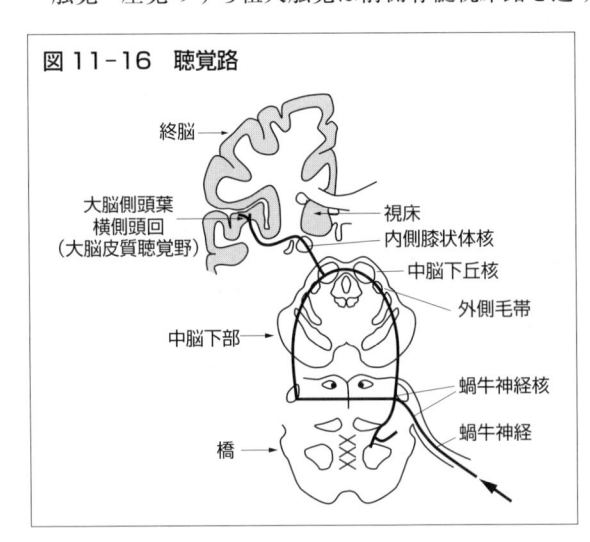

図11-16　聴覚路

終脳
大脳側頭葉横側頭回（大脳皮質聴覚野）
視床
内側膝状体核
中脳下丘核
外側毛帯
中脳下部
蝸牛神経核
蝸牛神経
橋

関連項目　それぞれの感覚の説明はChapter 12を参照。

Stage 87 運動機能の伝導路

大脳皮質からの運動指令

主として運動機能に関与する7つの伝導路があります。

下行性伝導路（運動性伝導路）

1）**皮質延髄路**（皮質核線維）は、大脳皮質の一次運動野（中心前回下1/3部）からの運動指令が起こり、内包→大脳脚→橋底部→延髄を通り、線維は脳神経の運動核（動眼神経核・滑車神経核・外転神経核・三叉神経運動核・顔面神経核・舌下神経核）に終わります。運動ニューロンは頭頸部の筋を支配します。また、2）**皮質脊髄路**（皮質脊髄線維）は大脳皮質の一次運動野（中心前回の中央部と上部）から起こり、内包、大脳脚を通り、**錐体交叉**（錐体路、約85％）して反対側（外側皮質脊髄路）と約15％は同側（前皮質脊髄路）を下行します。運動ニューロンは骨格筋の運動を起こさせます（図11-17）。他に、3）赤核脊髄路、4）網様体脊髄路、5）視蓋脊髄路、6）前庭脊髄路、7）オリーブ脊髄路があります。

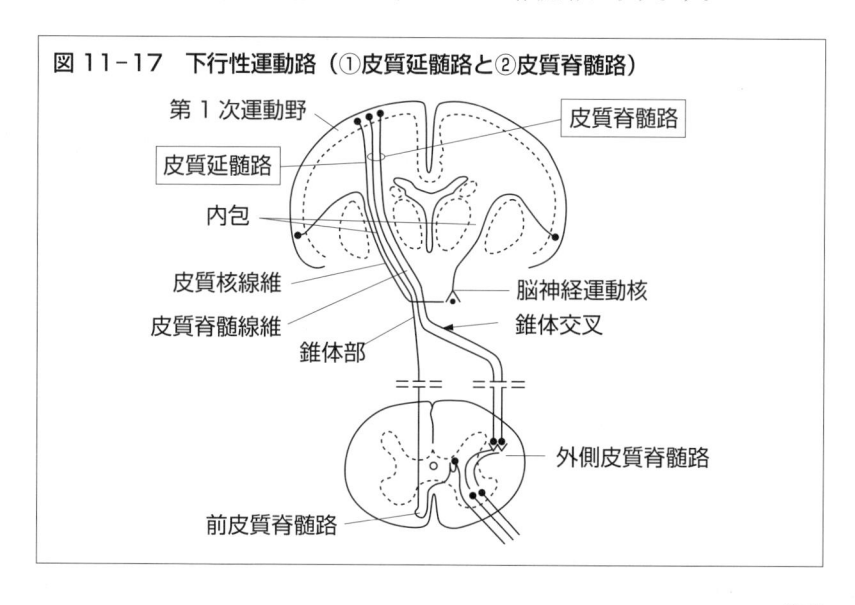

図11-17　下行性運動路（①皮質延髄路と②皮質脊髄路）

Chapter 11 神経系

Stage 88 脳神経

個性ある 12 対の神経

脳神経の成り立ち

脳神経は頭蓋底にある孔を通って頭蓋腔に出入りする末梢神経で 12 対あります（図 11-18）。脳神経に含まれる神経線維には体性運動性（骨格筋の運動）、体性感覚性（皮膚や粘膜の感覚）、副交感性（平滑筋の運動や腺の分泌）のほか、特殊感覚性（嗅覚、視覚、聴覚・平衡覚）などそれぞれ個性があります。

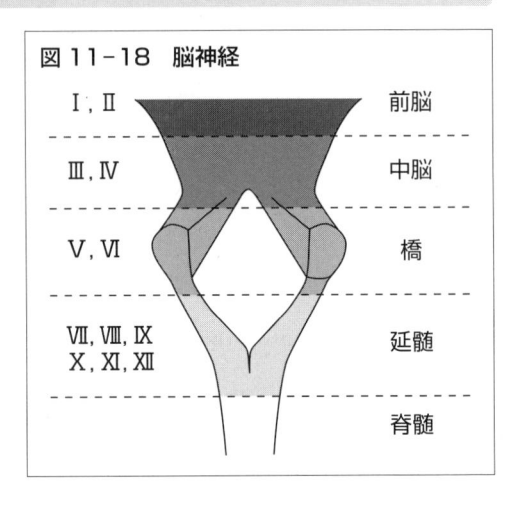

図 11-18 脳神経

Ⅰ, Ⅱ	前脳
Ⅲ, Ⅳ	中脳
Ⅴ, Ⅵ	橋
Ⅶ, Ⅷ, Ⅸ, Ⅹ, Ⅺ, Ⅻ	延髄
	脊髄

脳神経の種類と働き

Ⅰ **嗅神経** 嗅粘膜の嗅細胞からの神経突起が嗅神経となって篩骨の篩板を貫いて嗅脳の一部である嗅球に入ります。

Ⅱ **視神経** 網膜から始まり、視神経管から視交叉に達します。そこで網膜の内側半分からくる線維だけが交叉し、外側の半分は交叉せず（完全半交叉）、視索となって視床の外側膝状体や上丘に達します。

Ⅲ **動眼神経** 中脳の動眼神経核を出て上眼窩裂から眼窩に入り、上直筋、下直筋、内側直筋、下斜筋、上眼瞼挙筋に分布します。動眼神経副核からは副交感性線維が起こり、毛様体神経節から平滑筋である瞳孔括約筋や毛様体筋に分布します。

Ⅳ **滑車神経** 中脳の滑車神経核から出て、大脳脚の外側をまわって上

眼窩裂から眼窩に入り、上斜筋に分布します。

V　**三叉神経**　橋の腹外側面から知覚根と運動根から起こります。知覚根は三叉神経節をつくり、眼神経・上顎神経・下顎神経の3枝に分かれ、顔面の皮膚や粘膜に分布します。運動根は三叉神経節の直下を通り下顎神経と合流して、咀嚼筋の運動を支配します。

VI　**外転神経**　橋にありますが外転神経核から出て、眼窩に入り、外側直筋に分布します。内斜視は、外転神経の麻痺によって起こります。

VII　**顔面神経**　橋の下縁から起こり、顔面の表情筋を支配する運動線維です。これに中間神経と呼ばれる舌の前2/3の領域の味覚を伝える知覚線維と、舌下腺・顎下腺・涙腺などの分泌に関する副交感性線維とからなります。

VIII　**内耳神経**　延髄のオリーブと下小脳脚のあいだの2根からなります。上根は内耳の半規管および卵形嚢・球形嚢から出る前庭神経(平衡覚)で、下根は蝸牛から出る蝸牛神経(聴覚)です。

IX　**舌咽神経**　舌と咽頭に分布する混合神経です。舌根部の味覚と知覚を司る知覚線維と嚥下運動に関係する運動を支配する運動線維からなります。また、耳下腺の分泌に作用する副交感神経線維もあります。

X　**迷走神経**　延髄の迷走神経核から出て、大部分が内臓の平滑筋に分布して腺の働きを調節する副交感性線維です。一部咽頭と喉頭の運動および知覚を支配します。

XI　**副神経**　延髄根と脊髄根から起こります。前者は迷走神経中に入りますが、後者は胸鎖乳突筋や僧帽筋に分布します。

XII　**舌下神経**　延髄の舌下神経核から出て舌筋に分布します。

Chapter 11　神経系

Stage 89　脊髄神経と神経叢

全身の運動性・感覚性・自律性の神経網

脊髄神経の基本構造

　脊髄神経は、脊髄に出入りする末梢神経で、31対あります。内訳は、頚神経8対（C_1〜C_8）、胸神経12対（Th_1〜Th_{12}）、腰神経5対（L_1〜L_5）、仙骨神経5対（S_1〜S_5）、尾骨神経1対（Co）です。

　基本的に脊髄神経は、脊髄の後外側から入る後根と前外側から出る前根が椎間孔の近くで合わさってできています。後根は椎間孔に入ったところで、感覚神経の細胞が集まる脊髄神経節というふくらみをつくっています。前根は運動性（遠心性）、後根には脊髄神経節の感覚神経細胞からでる感覚性（求心性）の線維が通っています。

　脊髄神経は椎間孔を出るとすぐに、前枝と後枝を出します。前枝は一般によく発達していて太く、多くは上下の脊髄神経がからみ合って**脊髄神経叢**をつくり、そこから頚部と体幹の前部と外側部および四肢の筋・関節や皮膚に向かう筋枝、関節枝や皮枝を出します。一方、後枝は項部および体幹の固有背筋と後部の皮膚を支配します。なお、胸神経の領域では、神経叢をつくらず、**肋間神経**として分布します（図11-19）。そのほか、

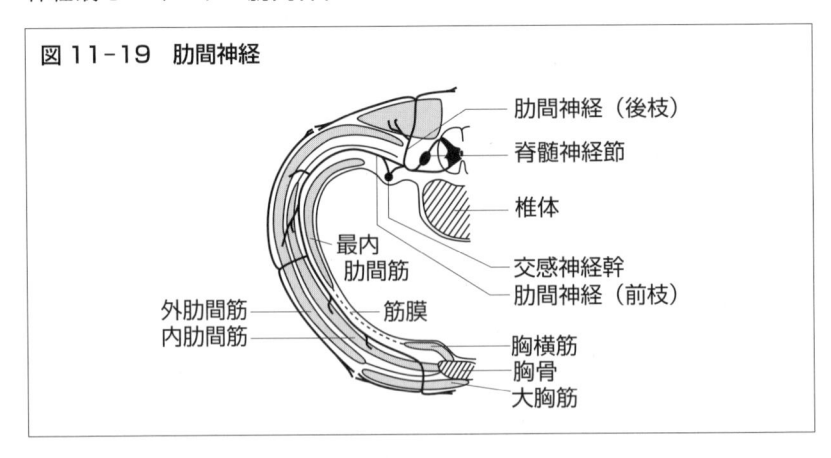

図11-19　肋間神経

交感神経節と連絡する交通枝や脊髄硬膜に分布する硬膜枝を出します。

頚神経叢

前枝は**頚神経叢**（けいしんけいそう）（$C_1 \sim C_4$）をつくり，後枝は一般に前枝より細くなります。ただし、第1頚神経の後枝＝後頭下神経→後頭部諸筋支配、第2頚神経の後枝＝大後頭神経→後頭部皮膚支配、とよく発達しています。第3頚神経の後枝は第3後頭神経です。なお、大後頭神経に対して、小後頭神経は第2頚神経の前枝（頚神経叢）に属するので、両者は名前は似ていてもその性質は異なります。また、頚髄 $C_3 \sim C_5$ から横隔神経が出ているので、この高さで損傷を受けると、横隔神経麻痺が起こります。

腕神経叢

腕神経叢（わんしんけいそう）は $C_5 \sim Th_1$ の前枝が吻合して形成された神経叢で、自由上肢と上肢帯の筋と皮膚を支配します（図11-20）。この神経叢は前斜角筋と中斜角筋との間（斜角筋隙）を通って上内方から下外方へ走行します。頚部に力が入り、前斜角筋が収縮すると、腕神経叢がその後ろにある頚肋に押し付けられて狭窄し、大鎖骨上窩の内側部に疼痛を起こします。痛みは上肢へ放散し、尺骨神経の知覚障害を起こします。

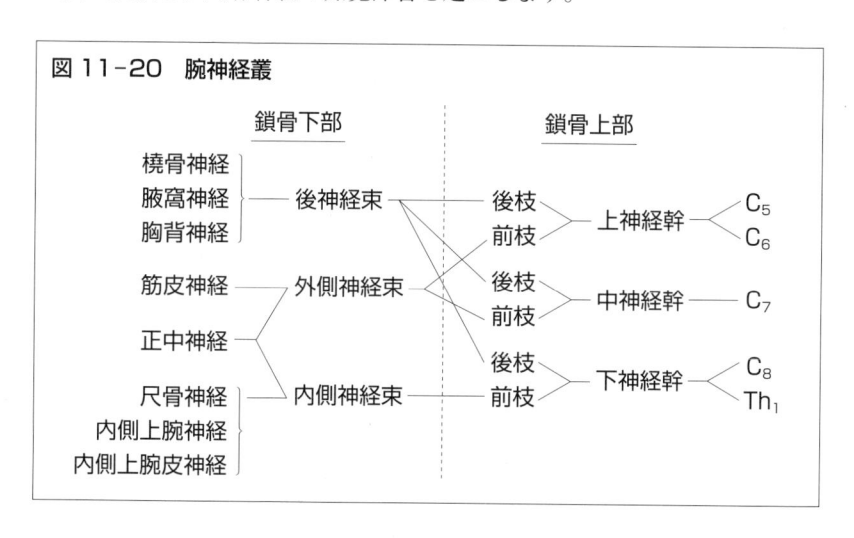

図11-20　腕神経叢

鎖骨下部

- 橈骨神経
- 腋窩神経　──後神経束
- 胸背神経

- 筋皮神経　──外側神経束
- 正中神経

- 尺骨神経
- 内側上腕神経　──内側神経束
- 内側上腕皮神経

鎖骨上部

- 後枝／前枝──上神経幹──C_5／C_6
- 後枝／前枝──中神経幹──C_7
- 後枝／前枝──下神経幹──C_8／Th_1

Chapter 11　神経系

胸神経

胸神経は 12 対でそれぞれ前枝と後枝に分かれます。前枝は Th_1 と Th_{12} の一部以外はつくりません。Th_1 の大部分は腕神経叢に加わり、Th_{12} の一部は腰神経叢に加わっています。$Th_2 \sim Th_{11}$ の前枝は肋間隙を通るので肋間神経と呼ばれます。また、最下位の 1 対は第 12 肋骨の下で肋下神経として走っています。

肋間神経は肋間隙の上位の肋骨の下縁に沿い、肋間動・静脈とともに最内肋間筋と内肋間筋との間を横走しています。肋間神経の支配領域には発作性の疼痛が出現します。胸骨縁の肋軟骨関節部および胸椎肋骨関節部のいずれでも肋骨下縁を肋骨に向かって圧迫すると、肋骨走行に沿って激痛を感じ、咳や深呼吸での胸の痛みが増します。

腰神経叢と仙骨神経叢

腰神経はの 5 対でそれぞれ後枝と前枝に分かれます。さらに後枝は内側枝と外側枝に分かれます。そのうち $L_1 \sim L_3$ の後枝の外側枝は上殿皮神経をつくり殿部上部の皮膚に分布します。腰神経、**仙骨神経**および**尾骨神経**の前枝からつくられる神経叢（共通して下肢を支配）を総称して**腰仙骨神経叢**と呼びます。

腰神経叢の枝は下腹部・鼠径部・大腿の筋と皮膚に分布します。この神経叢の最大の枝が**大腿神経**（$L_1 \sim L_4$）で、鼠径靱帯の深層を通って大腿前面に入ります。**閉鎖神経**（$L_2 \sim L_4$）は骨盤の閉鎖孔を通り、大腿の内側面に入ります。

仙骨神経叢は強大な神経叢であり、下肢の大半の筋と皮膚を支配します。その枝の**坐骨神経**（$L_4 \sim S_3$）は全身で最大の神経で、骨盤の大坐骨孔の梨状筋下孔から小骨盤を出て、坐骨結節から大腿骨大転子を結ぶ直線のほぼ中央に相当する部位（坐骨神経の圧痛点）を下行します。坐骨神経は膝窩の上部で脛骨神経と総腓骨神経に分かれます。ほかに、会陰・外陰部の筋と皮膚・粘膜に**陰部神経**（$S_2 \sim S_4$）に分枝します。

この章で学ぶこと

☐ 視覚—眼球・網膜の構造
☐ 眼球付属器官—眼瞼から涙器まで
☐ 視野と視力
☐ 皮膚の触覚・温度覚機能
☐ 聴覚・平衡覚—耳の構造
☐ 味覚・嗅覚—味とにおいの受容器

Chapter 12
感覚器

　身体の外部と内部からの刺激を情報として受容して認識することを感覚といい、この受容・認識のための器官が感覚器です。一般に五感とよばれるように、視覚、触覚、聴覚・平衡覚、味覚、嗅覚の5つあります。それぞれの感覚器には刺激を感受する特有な細胞があり、そこからつながった感覚神経によって情報が脳の決められた感覚野に伝えられます。

Chapter 12　感覚器

Stage 90　味覚・嗅覚
香りも味のうち

味覚

　舌の表面にある小さなブツブツは、糸状乳頭、有郭乳頭、葉状乳頭、茸状乳頭とよばれる4つの舌乳頭です。そのうち糸状乳頭を除いた3つの乳頭の粘膜の表面には花の蕾のような形をした**味蕾**という組織があります（図12-1）。味蕾のなかには味細胞という味覚を司る細胞があります。

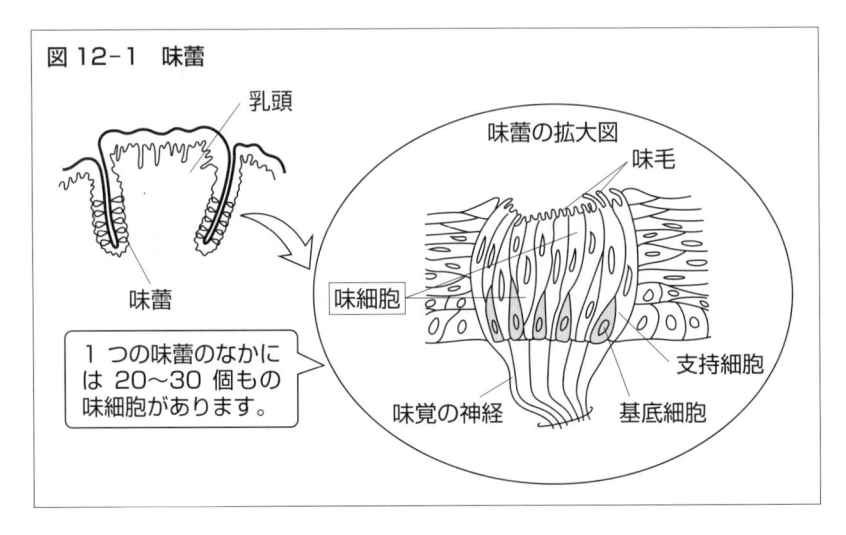

図12-1　味蕾

乳頭
味蕾
味蕾の拡大図
味毛
味細胞
支持細胞
味覚の神経
基底細胞

1つの味蕾のなかには20～30個もの味細胞があります。

　味細胞が受け取る味の情報の正体は、水や唾液に溶けた化学物質です。化学物質が味細胞の先端にある味毛を刺激することによって、味の情報が伝わります。味細胞が受け取った情報は、感覚神経である舌神経や舌咽神経から鼓索神経、顔面神経へと伝わり、延髄の孤束核や視床を経由し、大脳皮質の一次味覚野に伝えられます。
　味の種類は、甘味、塩味、酸味、苦味の4つの味が基本といわれていましたが、近年うまみも認知され、全部で5つとされています。食べものの

味はこれら基本味と温度や舌ざわりなどの感覚を総合したものです。なお、それぞれの基本味を感知する味蕾が舌に局在すると考えられてきましたが、最近では、基本的には舌の部位によって感受性に著しい差がないと報告されています。

嗅覚

鼻腔の最上部の粘膜には、嗅覚を司る**嗅上皮**（きゅうじょうひ）でおおわれる領域（鼻腔上部）があり、ここににおいを感じる**嗅細胞**があります（図12-2）。嗅細胞の表面からは鼻腔に向かって多数の特殊な線毛が生えており、**嗅腺**（きゅうせん）（ボウマン腺）から分泌される粘液が嗅上皮の表面をおおっています。

においの正体は空気中に浮遊する化学物質です。基本的には8種類のにおいが提案されていますが、感じ方は個人差が大きく、体調によってもその度合いは異なります。また、においの感受性は加齢により低下するとされています。更年期障害や副鼻腔の炎症などでは芳香を悪臭と感じたり、その逆だったりする嗅覚錯倒（きゅうかくさくとう）とよばれる状態になることがあります。

嗅細胞が受け取った情報は、感覚神経である嗅神経により、頭蓋内大脳前頭葉の下面にある嗅球（きゅうきゅう）に運ばれ、さらに嗅索を経て大脳皮質の嗅覚野に伝えられます。

嗅覚は1つのにおいに対して短時間で順応し、そのにおいを感じなくなります。これを選択的疲労といい、ほかの感覚にはみられない嗅覚だけの特徴です。

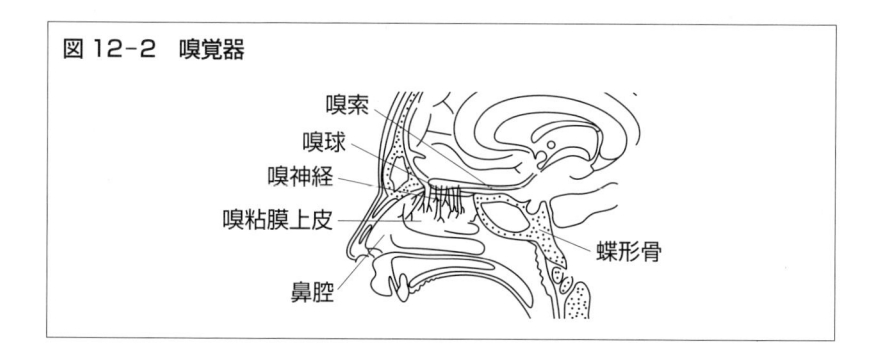

図12-2　嗅覚器

- 嗅索
- 嗅球
- 嗅神経
- 嗅粘膜上皮
- 蝶形骨
- 鼻腔

Chapter 12　感覚器

Stage 91　聴覚

外耳と中耳による集音と伝播

　耳は、外耳・中耳・内耳の3つから構成されます（図12-3）。外耳は集音、中耳は伝播、内耳は聴覚・平衡覚にそれぞれ働きます。

集音に働く外耳と音を伝播する中耳

　外耳は、耳介と外耳道からなり、耳介には弾性軟骨があり（耳垂にはない）、集音器として働きます。外耳道は長さ約3.5 cmで、かるくS状に彎曲しています。外耳道の外耳孔の近く1/3は軟骨、奥の2/3は骨（側頭骨）で囲まれており、外耳道壁にあるアポクリン汗腺（外耳道腺）から出る分泌物が耳垢となります。

　鼓膜は、外耳道と鼓室（中耳腔）の境界となっている薄い膜です。前下方に45°傾き、中央部が内側に軽く漏斗状にくぼんでいて、内面にツチ骨の柄が付着しています（ツチ骨条）。

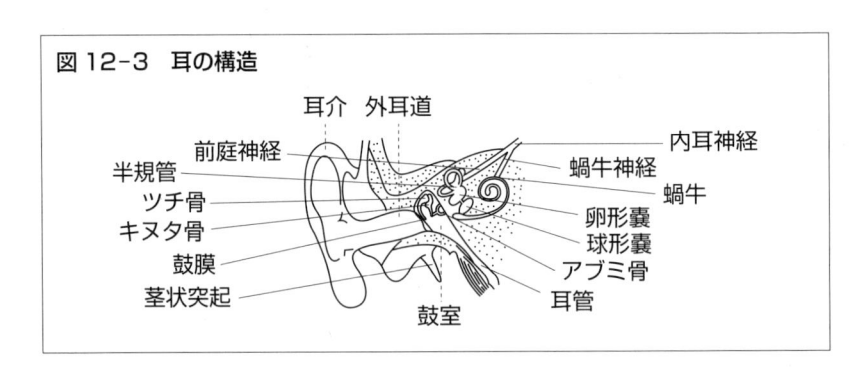

図12-3　耳の構造

耳介　外耳道
前庭神経
半規管
ツチ骨
キヌタ骨
鼓膜
茎状突起
鼓室
内耳神経
蝸牛神経
蝸牛
卵形嚢
球形嚢
アブミ骨
耳管

memo
鼓膜温
鼓膜は内外2層（上皮・内皮）と中間の線維層からなり、線維層には血管・リンパ管が分布し、温度が一定です。そのため最近では体温を迅速に測るのに、幼児などでは鼓膜温が利用されています。

　中耳の鼓室（中耳腔）は、側頭骨の中にある内外、上下、前後の6方の

壁をもつ広い空洞です。耳管により咽頭につながっています。

内側壁（迷路壁）：内耳との隔壁で、中央に蝸牛による隆起である岬角とその上方には鼓膜張筋半管が開いています。また、岬角の後方に、**前庭窓**（アブミ骨底）、後下方に**蝸牛窓**（第二鼓膜）があります。

外側壁（鼓膜壁）：鼓膜とその上方に鼓室上陥凹とがあります。

上壁（室蓋壁）　：鼓室上陥凹の上壁と、側頭骨岩様部の鼓室蓋でつくられます。

下壁（頸静脈壁）：頸静脈窩の上壁にあたります。

前壁（頸動脈壁）：上部に筋耳管（鼓膜張筋半管＋耳管半管）が開き、下部に骨板により頸動脈管と境されています。

後壁（乳突壁）　：側頭骨岩様部の後方で、乳突洞口→乳突洞→乳突蜂巣に続きます。

　鼓室のなかには**ツチ骨**、**キヌタ骨**、**アブミ骨**という3つの耳小骨があり、鼓膜の振動を前庭窓を通して内耳に伝えます（図12-4）。鼓膜と前庭窓の面積比や耳小骨のテコの働きで振動は増幅され、効率よく伝達されています。その際、ツチ骨柄を内側方に引き鼓膜を緊張させる**鼓膜張筋**やアブミ骨につく**アブミ骨筋**は伝音効果を調節しています。

　耳管は、鼓室前壁にある耳管鼓室口から、咽頭鼻部外壁側にある耳管咽頭口につながります。耳管の壁は骨部と軟骨部の領域があり、両者のあいだの狭いところを耳管峡といいます。この部分は狭いので狭窄を起こしやすいのですが、咽頭の炎症が鼓室に波及するのを防ぐのに役立ちます。

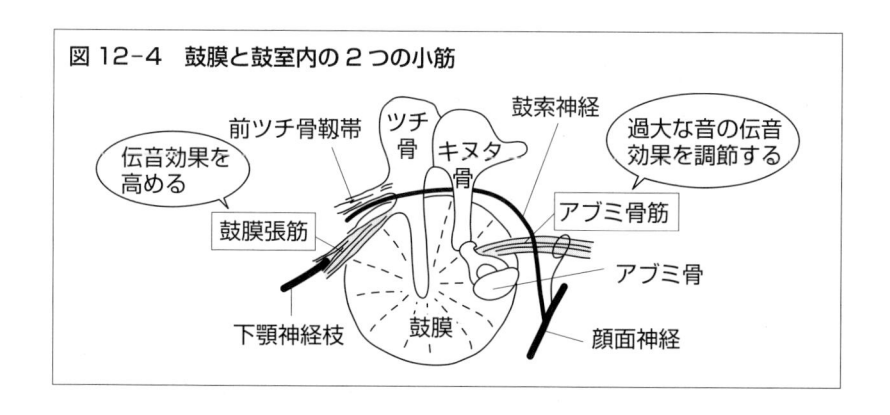

図12-4　鼓膜と鼓室内の2つの小筋

Chapter 12 感覚器

Stage 92 聴覚・平衡覚

内耳による音とからだのバランス調整

内耳—聴覚・平衡覚器

　内耳は、蝸牛、前庭、半規管からなります。その内部には、骨迷路と膜迷路がおさまっています。

骨迷路と**膜迷路**：側頭骨錐体の中にある複雑な形の空洞を骨迷路といい、そのなかにあるほぼ同じ形の膜の袋を膜迷路といいます。骨迷路と膜迷路のあいだは外リンパ、膜迷路のなかは内リンパとよばれる液体がそれぞれ満たしています（図12-5）。

蝸牛：骨迷路の前方にあり、形は2回転半ぐらいまいたカタツムリの殻に似ています。管腔の内部は、外リンパを入れる前庭階と鼓室階と、両者に挟まれた内リンパを入れる蝸牛管の3部に分かれています。蝸牛管の基底膜には音を感知する感覚細胞のある**ラセン器**（コルチ器）があります。

前庭：骨迷路の中央部にあり、耳石器とよばれる2つの膜迷路の袋、**卵形嚢**と**球形嚢**があります。それぞれの袋のなかには**平衡斑**という感覚上皮層があり、そこを平衡砂膜（耳石膜）がおおっています。2方向の直線加速度を感知します。

半規管：骨迷路の後方にあり、前、外、後の3つの半規管がたがいに直角な3平面上にあります。膜半規管の膨大部には膨大部稜という感覚上皮層があり、前庭神経により平衡覚を司ります。

聴覚

音の高低：1秒あたりの振動数で、単位はHz（ヘルツ）で表す。振動数の多いほうが高い音となります。ヒトの感知可能な音の高さは20 Hz～20,000 Hzで、それ以上（超音波）は耳で聞こえません。通常の会話のときの高さは200 Hz～4,000 Hzです。老化とともに、高音域の聴力が低下することが多いようです。

強弱：聞こえる最小の音の強さを基準に、単位はdB（デシベル）で表します。強さが$10(=10^1)$倍になると10 dB、$100(=10^2)$倍になると20 dB、$1000(=10^3)$倍になると30 dBとなります。ほかに、主観的音量レベル（音の大きさ）を表す単位**ホーン** phonがあり、騒音の大きさなどに用いられます。

音質：波形によって決まります。周波数の異なる音が複数加わり、複雑な波形を生じ、独特な音質（音色）となります。

> **memo　難聴**
> 難聴には、中耳炎、耳硬化症など中耳の病変による伝音性難聴と、薬剤による副作用で起こる内耳や中枢の障害による感音性難聴があります。

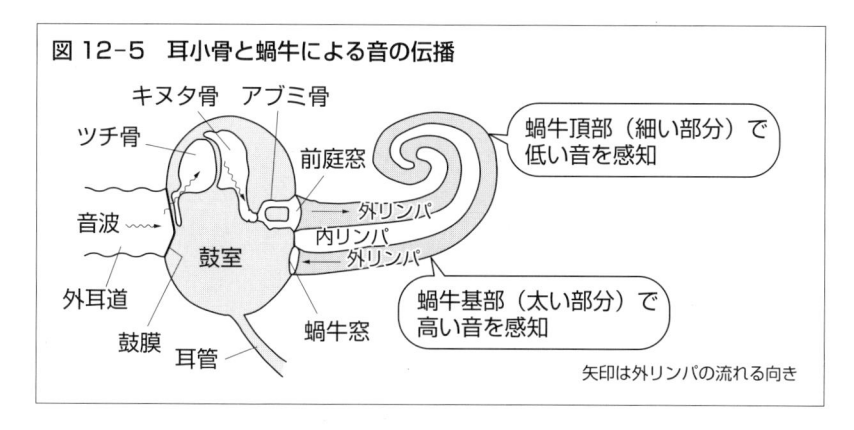

図12-5　耳小骨と蝸牛による音の伝播

（ツチ骨、キヌタ骨、アブミ骨、前庭窓、外リンパ、内リンパ、鼓室、外耳道、鼓膜、耳管、蝸牛窓）
- 蝸牛頂部（細い部分）で低い音を感知
- 蝸牛基部（太い部分）で高い音を感知
- 矢印は外リンパの流れる向き

平衡覚

　前庭の耳石器のなかには有毛細胞とよばれる感覚細胞がゼラチン様の膜におおわれており、その上に耳石があります。加速度が加わると耳石膜が動き、有毛細胞の表面の感覚毛がそれを感知します。回転速度を感知するのは半規管の膨大部稜の上皮の有毛細胞です。前庭と半規管の感覚情報は内耳神経により中枢へ伝えられます。早い回転により半規管が強く刺激されると、めまい、吐き気、眼球の動揺が起きます（迷路反射）。

　眼球のすみやかな周期的動揺を**眼振**（がんしん）といいます。これは回転運動だけでなく、外耳道に冷水・温水を入れても、また電気的刺激でも起きます。めまいの原因の1つは、内耳の障害であり、内リンパの水腫で、めまい・難聴・耳鳴りの発作が反復します（メニエル病）。

Chapter 12　感覚器

Stage 93　視覚
カメラに似た眼のつくり

眼球の形

　眼球 eyeball は、眼窩 orbita のくぼみのなかに埋まっていて、眼瞼でおおわれている球体です。眼窩は前頭骨・頬骨・蝶形骨・上顎骨・篩骨・口蓋骨・涙骨の7つの骨によってつくられています。眼球は、眼球鞘と眼窩脂肪体によって固定されています。眼球鞘は強膜をゆるく包み、眼球との間には鞘間隙がみられます。

　眼球の前後両端（前極・後極）を結ぶ線を**眼球軸**といい、物体と眼球の後部の網膜の**中心窩**という物をよく見る部位とを結ぶ線を**視軸**（視線）といいます（図12-6）。

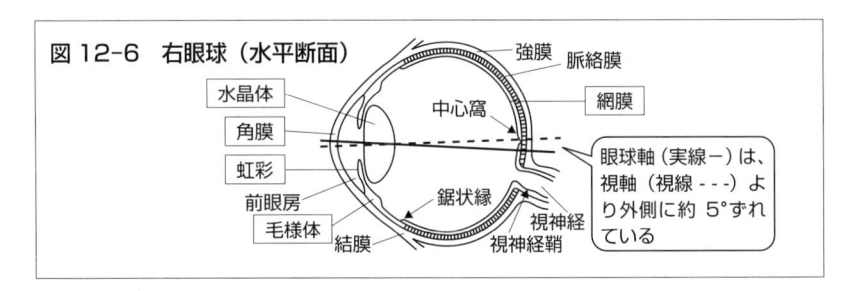

図12-6　右眼球（水平断面）

水晶体／角膜／虹彩／前眼房／毛様体／強膜／脈絡膜／中心窩／網膜／鋸状縁／結膜／視神経／視神経鞘

眼球軸（実線ー）は、視軸（視線---）より外側に約5°ずれている

眼球の壁

　眼球壁は外層・中層・内層の3層から構成されています（表12-1）。
　外層の**眼球線維膜**は、緻密で強靱な結合組織です。眼球の前方1/6を包み、血管を含まない透明な**角膜** cornea と、後方5/6を包み血管に乏しい白い**強膜** sclera からなります。角膜には多数の知覚神経が分布し、死後白濁するのが特徴です。強膜溝で角膜と境される強膜は、眼房圧を調節する**強膜静脈洞**（シュレーム管）が輪状に走ります。
　中層の**眼球血管膜**は軟らかく、血管、色素に富み、**虹彩** iris、**毛様体**

表12-1　眼球壁の3層

眼球壁	位置	前部	中部	後部
外層	眼球線維膜	角膜	強膜	強膜
中層	眼球血管膜	虹彩	毛様体	脈絡膜
内層	眼球神経膜	網膜盲部 網膜虹彩部	網膜盲部 網膜毛様体部	網膜視部

中部と後部のあいだを鋸状縁といいます。

ciliary body、**脈絡膜** choroid からなります。虹彩は、角膜の後方で水晶体の前方にあり、中央にある黒色の円形の孔が**瞳孔** pupil です。**瞳孔括約筋**（縮瞳、副交感神経支配）と**瞳孔散大筋**（散瞳、交感神経支配）が瞳孔の大きさを調節します。毛様体には**毛様体突起**と**毛様体ヒダ**があります。眼球を内面から見ると、網膜毛様体部と網膜視部との境は鋸の歯のように急に厚さが変るので、鋸状縁とよばれます。毛様体にある平滑筋性の**毛様体筋**が収縮して**毛様体小帯**がゆるんで水晶体が厚くなり、近距離を注視できることになります。脈絡膜は、網膜の外側をおおう結合組織で、血管やメラニン色素細胞に富んでいます。

内層の**眼球神経膜**は**色素上皮**と**網膜**からなります。色素上皮は、虹彩、毛様体、脈絡膜の内面をおおっています。網膜は基本的に、①2種類の**視細胞**（**桿状体** rods と **錐状体** cones）、②双極細胞、③神経細胞の3層からなっています。視細胞のうち、桿状体は視紅（**ロドプシン** rhodopsin）といわれる感光色素を含み、光の感度は高いですが、色は区別しません。一方、錐状体は**イオドプシン** iodopsin という感光色素を含み、光の感度は低く、異なる色を感知します。視細胞からの情報は神経細胞に伝わり、その突起（線維）は眼球後方の**視神経円板**（旧名は視神経乳頭）に集まって強膜を貫き、**視神経**となります。眼球の後部、網膜の中央部には**黄斑**という領域があり、その中心には凹んだ中心窩という部位があります。黄斑には桿状体はなく錐状体のみが集まり、最もよく視力を感じます。

眼房水

眼房水は、前眼房と後眼房を満たす透明な液で、血清にくらべてタンパク質量が少なめです。毛様体と虹彩の血管から分泌され、**強膜静脈洞**を介して吸収されます（図12-7）。眼房水が多くなり眼房圧が上昇すると

Chapter 12　感覚器

図 12-7　眼圧と眼房水

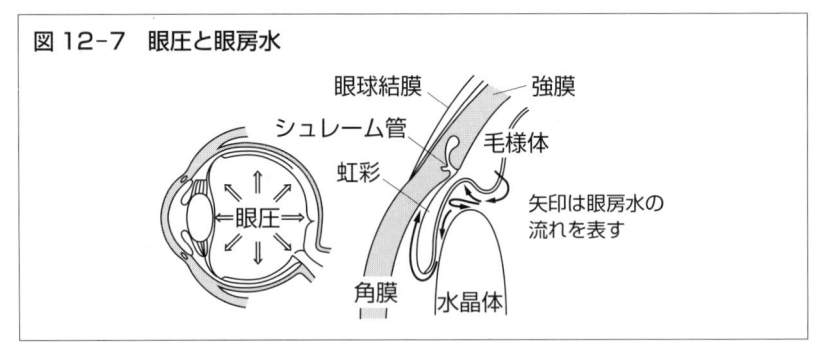

緑内障となります。

硝子体と水晶体

　硝子体は、水晶体の後方にある微細な線維と膠様質からなるゼリー状の物質です。水晶体は直径約 9 mm、前後軸約 4 mm の凸レンズ状の透明体で、毛様体小帯により毛様体に付いています。水晶体の表面は水晶体上皮でおおわれ、内面は水晶体線維で構成されています。水晶体のタンパク質が濁り、光が遮られ網膜にうまく像が結ばれない状態を**白内障**といいます。

眼瞼

　上・下眼瞼は眼球の前をおおい、眼を閉じたときの両者の間を**眼瞼裂**といいます。眼瞼の中には堅い結合組織板からなる**上・下瞼板**があり、そこに上・下瞼板筋（平滑筋）がつきます（図 12-8）。瞼板には瞼板腺（マイボーム腺）という脂腺があり、涙があふれるのを防いでいます。また、上瞼板には**上眼瞼挙筋**の腱膜がつきます。生まれつき眼瞼挙筋が変性/線維化しているため、まぶたが下がった状態（**眼瞼下垂**）があり、重症だと弱視や斜視など視覚機能の障害がおきることがあります。皮膚と瞼板の間には表情筋である**眼輪筋**があります。前眼瞼縁には睫毛があり、**アポクリン汗腺**の睫毛腺が開きます。眼瞼の層は 5 層（眼瞼結膜、皮下組織、眼輪筋、眼瞼筋膜層、眼瞼結膜）にまとめられます。

結膜

　上・下眼瞼の後面をおおう眼瞼結膜と、眼球強膜の前面をおおう眼球結膜があり、両者は上・下結膜円蓋で移行します。眼瞼結膜は眼球結膜より

図 12-8 眼瞼・眼球の前半部断面（矢状断）

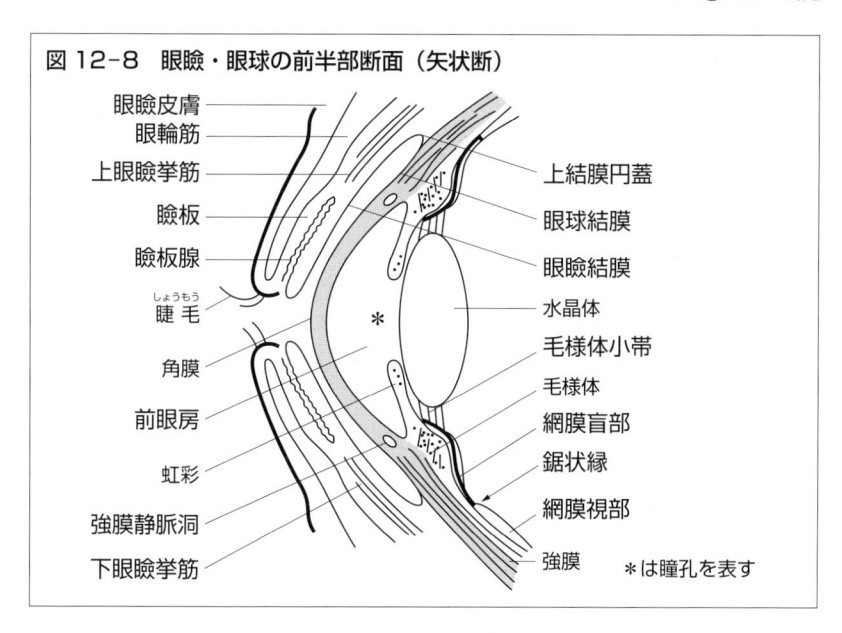

（眼瞼皮膚、眼輪筋、上眼瞼挙筋、瞼板、瞼板腺、睫毛、角膜、前眼房、虹彩、強膜静脈洞、下眼瞼挙筋、上結膜円蓋、眼球結膜、眼瞼結膜、水晶体、毛様体小帯、毛様体、網膜盲部、鋸状縁、網膜視部、強膜　＊は瞳孔を表す）

厚く、血管に富んでいます。眼球結膜は眼球前面中心部で角膜上皮に移行しています（図 12-8）。

涙器

涙腺は眼窩口上縁の外側部付近にあり、分泌される涙は眼瞼と眼球との間に広がり、眼球表面の乾燥を防いでいます。後眼瞼縁の内側部の小さな高まりを涙乳頭、その先端の小孔を涙点といい、**涙点 → 涙小管 → 涙嚢 → 鼻涙管 → 下鼻道**と続きます。このため泣くと鼻水が出るわけです（図 12-9）。

図 12-9 涙器

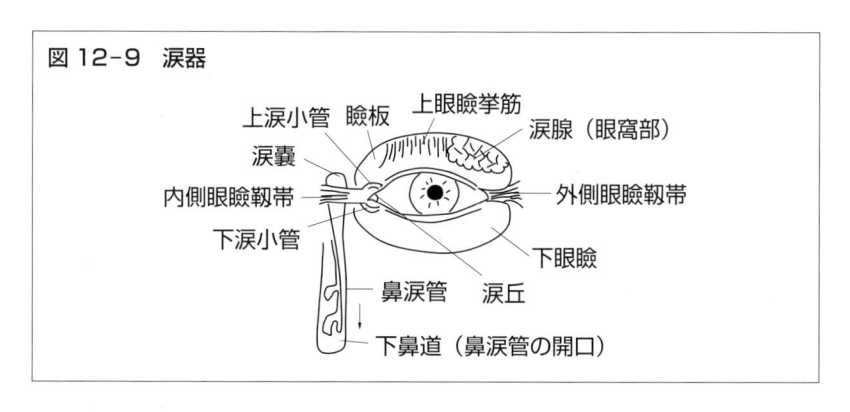

（上涙小管、瞼板、涙嚢、内側眼瞼靱帯、下涙小管、上眼瞼挙筋、涙腺（眼窩部）、外側眼瞼靱帯、下眼瞼、鼻涙管、涙丘、下鼻道（鼻涙管の開口））

Chapter 12 感覚器

Stage 94 視野と視力

眼はこうして物を見ている

視野

視線を固定して注視した状態で見える範囲を**視野**といいます。注視した点から15°外側の位置に、視神経が網膜を貫く視神経円板があり、視細胞が無いので生理的に**盲点**といいます。ヒトは、両眼のあいだの幅だけ離れた2つの視点からものを見ています（**両眼視**）が、網膜上の2つの像は脳で1つの像に統合されて認識されます。その結果、立体視ができるようになりましたが、視野は狭くなりました（両眼視で約200°）。

視力

視力は、眼がものを見分ける能力の良し悪しをいいます。また、分解能とは識別できる最小の距離をいい、その距離が小さいほど「分解能が高い」といいます。分解能は識別できる最小の視角（分単位、1分＝1/60度）の逆数で表します。たとえば視力1.0で識別できる1分の角は、5mの距離から見た1.5mmの長さに相当します。

1. 色覚

ヒトは波長400 nmから800 nmまでの範囲の可視光線を感知できます。色覚には、**色調**（波長やその組み合わせ）、**明度**（色の明るさ）、**彩度**（飽和度：色の混合による白っぽさ、黒っぽさの度合い）の3つの要素があります。

色覚には錐状体細胞が働いています。錐状体細胞に異常があると色の識別ができず、色覚異常の程度により、色弱、部分色盲、全色盲に区別されます。また、通常の錐体に含まれる赤・緑・青色の感光物質に対して、男性の伴性遺伝では、赤色か緑色の色覚異常（区別できない）があります（**赤緑色覚異常**）。

プルキンエPurkinjeの現象（移動）：最大感度の波長が暗所と明所で移動する（異なる）ことをいいます。暗所では緑色（500 nm）で最大感度と

なりますが、明所では黄色（560 nm）で最大感度となります。

2. 遠近調節

毛様体筋の収縮と水晶体の弾力によって焦点距離が調節されます（図12-10）。**近視眼**では、角膜や水晶体の光の屈折力が強すぎたり（**屈折性近視**）、眼球前後の長さ（眼軸）が長すぎたり（**軸性近視**）するため、遠くのものがぼやけて見えます。いっぽう**遠視眼**では、角膜や水晶体の光の屈折力が弱すぎたり（屈折性遠視）、眼軸が短すぎたり（軸性遠視）するため、近くのものがぼやけて見えます。**乱視眼**では、角膜と水晶体の縦軸と横軸での光の屈折差があるため、ものがゆがんで見えます。**老眼**では、水晶体の伸縮力が低下しているため、近くのものがぼやけて見えます。

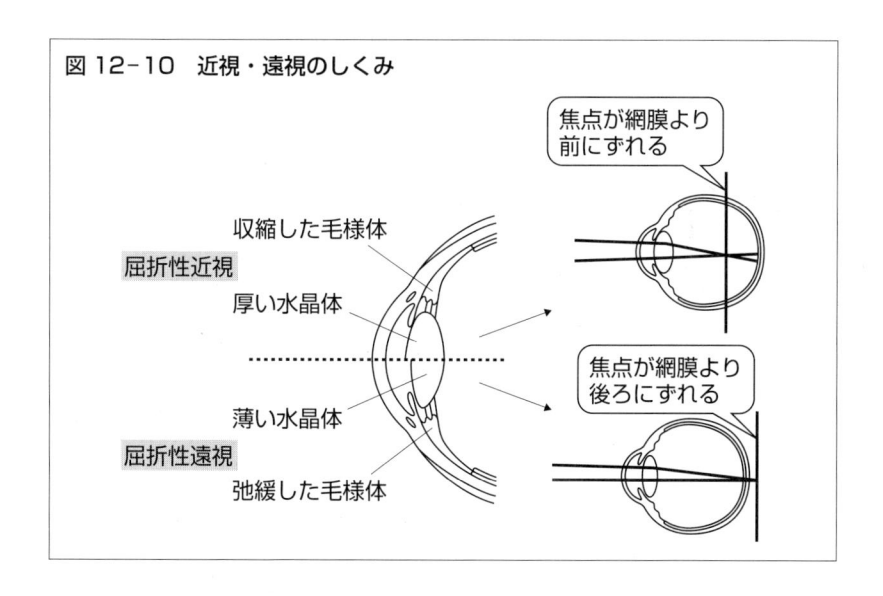

図 12-10 近視・遠視のしくみ

屈折性近視：収縮した毛様体／厚い水晶体 → 焦点が網膜より前にずれる

屈折性遠視：薄い水晶体／弛緩した毛様体 → 焦点が網膜より後ろにずれる

3. 明順応と暗順応

一定の感覚刺激を与えられているとき、時間の経過とともに感覚が弱くなったり、消失したりする現象を**順応** adaptation といいます。暗順応とは明るい所から暗いところへ移ったとき、初めは見えなくても、やがて暗さに慣れてきて見えるようになることです。これは、桿状体がロドプシンの合成を促進させて光感受性を高めるまでにある程度時間を要することを示しています。明順応はその逆の反応です。

明暗順応では網膜の感度が100万倍にも変化（光の明暗に対する受容物

質ロドプシンの分解・再合成）します。ロドプシンは**ビタミンA**からつくられる物質を含むので、ビタミンAが欠乏すると暗所での視力が低下します（**夜盲症、鳥目**）。

4．眼球運動

外眼筋の働きによって眼球が運動します。**前庭動眼反射**とは、頭がある方向へ回転すると、内耳（半規管）からの平衡覚が働いて眼球が反射的に逆方向へ回転し、眼の方向を一定に保つことをいいます。**衝動性眼球運動**とは、視線を移すとき、同時に身体の向きを変えますが、その際に像が解像度のよい中心窩にすみやかに結ばれるように眼球が動くことをいいます。

> **memo　外眼筋の異常による障害**
> **斜視**では、眼球が変異して視線が正しく見る目標に向かいません。6つの外眼筋の収縮調整麻痺により、上・下斜視、内・外斜視がおこります。
> **複視**では、外眼筋の動きが障害され、物が二重にみえます。

5．眼球反射—眼球の瞬時反応

対光反射とは、網膜に入る光の量により、瞳孔の大きさが反射的に調節されることです。輻輳反射とは、近いものを注視するとき、両眼の視軸が鼻側によることをいいます。

角膜反射、瞬目反射とは、眼前に急に物体が近づいたとき、角膜や眼の周囲の皮膚にものが触れたときなど、眼瞼が反射的に閉じる反応です。

Level Up ◆ 関連痛とは？　痛みの局在

内臓痛は皮膚に投射して、皮膚の痛みとして特定の皮膚領域に痛みの局在がみられます。たとえば、胆石の痛みは右肩、狭心症は左前胸壁から左上肢内側、尿路結石は下腹部から下肢へと痛みが放散します。これを**関連痛** refered pain といいます。

関連痛の生じる原因としては、次の2つがあります。
1. 内臓の侵害受容器からと皮膚からの求心性線維がともに、脊髄の痛覚伝達ニューロンとシナプス結合して収束しているため、大脳皮質の体性感覚野から皮膚領域に痛みが投射される（収束促進投射説）。
2. 内臓の侵害受容器から求心性線維が脊髄後角に入る前に、軸索反射によりインパルスが側枝を逆行し伝達され、その終末から伝達物質が放出され、生じた化学物質により同一の神経線維を興奮させるため皮膚に痛みを感じる（軸索反射説）。

Stage 95 触覚・圧覚・温覚・冷覚・痛覚

受容器としての皮膚

皮膚感覚

皮膚 skin には**触覚**、**圧覚**、**温覚**、**冷覚**、**痛覚**を受け持つ**神経終末**があり、それらの神経の一部は血管壁、立毛筋、汗腺に分布する自律神経です。刺激を感知する点（神経終末）は一定の間隔で散在し、その分布密度は、温点、冷点、触点・圧点、痛点の順で大きくなります。

皮膚組織に分布する受容器

機械的受容器：動きや力を感じ、触覚や圧覚を受け持ちます。皮膚には、表皮にメルケル触盤、真皮にマイスネル小体、皮下組織にファーテル・パチニー小体などがあります。

温度受容器：温度を感じます。ルフィニ小体が温覚、クラウゼ小体が冷覚をそれぞれ受け持ちます。

侵害受容器：痛覚を受け持ちます。

痛みの種類

痛みは、からだに生じた異常を知らせる信号であり、生体防御の役割を果たしています。痛みの性質と場所は、疾患を特定するのに役立ちます。痛みの種類には、体性痛と内臓痛があります。

体性痛：①皮膚・粘膜の自由神経終末の刺激による表在痛
　　　　②骨膜・関節・筋におこる深部痛

内臓痛：腸管・胆嚢・尿管など内臓器官に起こる痛み

Chapter 12　感覚器

さらに表在痛には、生理的に速く伝達する痛みと遅く伝達する痛みがあります。

速い痛み：刺激から 0.1 秒以内に起こる急性痛、鋭痛、刺すような痛みです。
有髄の A 線維を伝わります。

遅い痛み：刺激から 1.0 秒以上してから起こり、次第に強さを増す慢性痛、灼熱痛、疼く痛み（拍動痛、たとえば歯痛）です。
無髄の C 線維を伝わります。

たとえばつま先をぶつけたとき、最初に速い痛みの鋭い感覚があり、それから遅い痛みのゆっくりとした疼くような痛みがやってきます。

3 つのステップからなる痛みの発生メカニズム

ステップ 1：痛みの誘因

外界からの侵害刺激、神経系の異常、生体内の病変、精神身体・心因性が原因となり、痛みを誘因します。

ステップ 2：痛みの発生

組織・細胞から生理活性物質のブラジキニン bradykinin が産生され、自由神経終末（侵害受容器）に受け取られると、痛みを生じます。

ステップ 3：痛みの除去（**鎮痛** analgesia）

モルヒネやオピオイド（エンケファリン、エンドルフィン）などの薬剤投与や、神経ブロック（首にある交感神経の中継点である星状神経節のブロックでは、交感神経の興奮が抑えられ、血管の収縮が緩められて血液の循環が良くなり、痛みが軽くなります）によって痛みが除去されます。

かゆみと痛み

皮膚の傷あとが治っていく過程でかゆくなることがあります。また、虫さされ、アレルギー、温度差などでもたまらない独特のかゆみの感覚があります。「かゆみ」も痛覚の一種です。かゆみの原因は、**肥満細胞**から分泌される**ヒスタミン**が、感覚神経末端を刺激するためです。

練習問題

Chapter 1　からだの構成素材と構築
問1　細胞核内の遺伝情報に関係する物質はなにか
問2　細胞内小器官にはどのようなものがあるか
問3　男性と女性の染色体の違いはなにか
問4　分化した細胞がつくる組織はなにか（4つ）
問5　細胞膜にあるタンパク質の機能はなにか（3つ）
問6　結合組織にはどのような種類があるか（6つ）
問7　上皮性の膜にはどのような種類があるか（3つ）
問8　軟骨細胞にはどんな種類があるか（3つ）
問9　骨の発生にはどのような骨化形式があるか（2つ）
問10　骨格筋（横紋筋）の特徴はなにか（4つ）
問11　刺激伝導系の特殊心筋の特徴はなにか
問12　ニューロン（神経元）とはなにか
問13　浸透圧とはなにか
問14　能動輸送とはなにか

Chapter 2　からだの支持と運動
問1　人体の大きな腔所はどんなものがあるか（4つ）
問2　胸郭を構成する骨はどんなものがあるか（3つ）
問3　関節の名称はどんなものがあるか（6つ）
問4　頭の回転運動に働く関節と靱帯はなにか
問5　深頭筋（咀嚼筋）と支配神経はなにか（4つ）
問6　脊柱起立筋にはどんなものがあるか（3つ）
問7　左右の腸骨稜の最高点を結ぶ線（ヤコビー線）は、何番目の腰椎棘突起の高さを通るか
問8　鼠径管は何が通っているか（男女それぞれについて）
問9　骨盤を構成する骨にはどんなものがあるか（3つ）
問10　アキレス腱とはなにか
問11　横隔膜にはどんな裂孔、孔があるか
問12　筋収縮のエネルギーはなにか
問13　大腿三角とはどこか
問14　臍ヘルニアとはどのような現象か

Chapter 3　呼吸と血液のはたらき
問1　副鼻腔にはどんなものがあるか（4つ）
問2　喉頭の高さは頸椎に投射して何番目の位置か
問3　声帯靱帯はどことどこをつなぐか
問4　声門とはどの位置をいうのか
問5　左右の反回神経はどの部を反回するか

解 答

Chapter 1
- 問1　DNA（デオキシリボ核酸）
- 問2　リボソーム、小胞体、ミトコンドリア、リソソーム（ライソソーム）、ゴルジ装置（ゴルジ体）、中心小体→各細胞内小器官の機能を考えよう！
- 問3　性染色体（男性 XY、女性 XX）
- 問4　上皮組織、結合組織、筋組織、神経組織
- 問5　酵素、受容体、輸送体
- 問6　膠様結合組織、細網組織、線維性結合組織、軟骨組織、骨組織、血液・リンパ
- 問7　皮膚、漿膜、粘膜
- 問8　硝子軟骨、弾性軟骨、線維軟骨
- 問9　軟骨性骨化、結合組織性骨化
- 問10　横紋あり、多核、骨格筋に存在、随意的運動
- 問11　心筋線維より太い、筋形質（細胞質）に富む、グリコーゲンを多く含む、筋原線維に乏しい。
- 問12　神経細胞体とその2つの突起（神経突起＝軸索と樹状突起）。
- 問13　半透性膜による水の移動現象を浸透といい、浸透圧とは膜を通して水分を引き入れようとする力のこと。
- 問14　細胞がエネルギーを使って積極的に必要な物質を細胞内に取り入れたり、不要な物質を細胞外に出したりすること。

Chapter 2
- 問1　頭蓋腔、脊柱管、胸腔、腹腔
- 問2　胸骨、肋骨、胸椎
- 問3　球関節、楕円関節、鞍関節、蝶番関節、車軸関節、平面関節
- 問4　正中環軸関節、外側環軸関節、環椎横靱帯
- 問5　前頭筋、咬筋、内側翼突筋、外側翼突筋；下顎神経（三叉神経の枝）
- 問6　板状筋、腸肋筋、最長筋、棘筋
- 問7　ほぼ第4腰椎
- 問8　男性：精索、女性：子宮円索
- 問9　左右の寛骨、仙骨、尾骨
- 問10　踵骨腱＝下腿三頭筋の腓腹筋とヒラメ筋の共通腱
- 問11　大動脈裂孔、食道裂孔、大静脈孔（それぞれ何が通るか考えよう）
- 問12　ATPが分解され、ADPになるときに生じるエネルギー
- 問13　鼠径靱帯と縫工筋の内側縁と長内転筋の外側縁によって囲まれた三角形部位
- 問14　臍を取り巻く臍輪を通して腸が皮下に押し出される現象

Chapter 3
- 問1　上顎洞、前頭洞、蝶形骨洞、篩骨洞
- 問2　第4～6頚椎
- 問3　前方を甲状軟骨、後方は披裂軟骨
- 問4　声帯ヒダの間（声門裂）と声帯ヒダをあわせたところ
- 問5　左：大動脈弓（動脈管索）、右：鎖骨下動脈

問6 　気管はどの位置（高さ）で気管支に分枝するか
問7 　肺の血管系で、機能血管と栄養血管はなにか
問8 　呼吸中枢はどこにあるか
問9 　呼吸の化学的調節のための器官はなにか（2つ）
問10　肺活量とは何をあらわしているのか
問11　血漿と血清とはどう違うか
問12　赤血球の産生と破壊はどこでおこなわれるか
問13　ヘマトクリット値とはなにをあらわしてるか
問14　血液の凝集原と凝集素とはなにか

Chapter 4　血液の循環とその調節
問1 　心臓の位置はどこか
問2 　心臓を取り巻く心膜の構成はどのようになっているか
問3 　胎児の時期に心房中隔にある孔はなにか
問4 　大動脈口にある弁はなにか
問5 　左右の房室弁をそれぞれなんというか
問6 　心臓壁の三層構成をなんというか
問7 　心臓を養う血管をなんというか
問8 　大動脈弓からでる3本の分枝はなにか
問9 　腹腔動脈からでる3本の分枝はなにか
問10　門脈を構成する消化管・脾臓からの静脈はなにか
問11　脳を養う2つの血管系はなにか
問12　生理的な抵抗血管や容量血管はなにか
問13　刺激伝導系の経路をそれぞれなんというか
問14　心拍出量とはなにか

Chapter 5　外部環境からの調節・生体防衛
問1 　皮膚の三層構造とはなにか
問2 　皮膚の神経終末のうち、おもに真皮にあるもの、皮下組織にあるものはそれぞれなにか
問3 　皮膚腺にはどのようなものがあるか
問4 　毛包はどこをおおうか
問5 　リンパの走行について、胸管はどこに注ぐか
問6 　免疫の中枢的器官である胸腺はどこにあるか
問7 　口腔周辺のリンパ咽頭輪とはなにか
問8 　脾臓の働きを4つ答えなさい
問9 　腸管粘膜免疫を司るパイエル板はなんのことか、またどこにあるか
問10　汗腺には2種類あるが、その違いはなにか
問11　リンパ液と血清とタンパク量の違いはどうか
問12　リンパ管と血管を毛細管レベルで比較して、著しい違いはなにか
問13　脾臓に分布する動脈はどこから分枝したものか
問14　リンパ節の働きはなにか

解 答

- 問6 第5胸椎、ちなみに気管の起始は第6頚椎の高さ
- 問7 機能血管：肺動脈、栄養血管：気管支動脈
- 問8 延髄の背側部
- 問9 頚動脈小体、大動脈小体
- 問10 肺活量＝予備呼吸量＋1回の換気量＋予備呼気量
- 問11 血漿：血液の液体成分、血清：血漿からフィブリノーゲンを除いたもの
- 問12 産生は胎生期には肝臓や脾臓で、成人では骨髄
  破壊は脾臓（平均寿命は120日）
- 問13 血液中で細胞（血球）成分が占める容積の割合
- 問14 凝集原：赤血球、凝集素：血清

Chapter 4
- 問1 上端（心底）は第3肋骨（第2肋間隙）、下端（心尖）は第5肋間隙
- 問2 漿膜性心膜（心膜・心外膜）と線維性心膜
- 問3 卵円孔（生後遺残　卵円窩）
- 問4 3つの半月弁よりなる大動脈弁
- 問5 左房室弁＝二尖弁（僧帽弁）、右房室弁＝三尖弁
- 問6 心内膜、心筋層、心外膜
- 問7 冠状動脈
- 問8 腕頭動脈、左総頚動脈、左鎖骨下動脈
- 問9 左胃動脈、総肝動脈、脾動脈
- 問10 上腸間膜静脈、下腸間膜静脈、脾静脈
- 問11 内頚動脈、椎骨動脈
- 問12 抵抗血管：細動脈、容量血管：静脈、毛細血管
- 問13 洞房結節 → 房室結節 → ヒス束 → 右脚・左脚 → プルキンエ線維
- 問14 心室の1回の収縮と弁の開閉により大動脈と肺動脈に拍出される血液量

Chapter 5
- 問1 表皮、真皮、皮下組織
- 問2 真皮：マイスネル小体
  皮下組織：ファーテル・パチニ小体
- 問3 汗腺、皮脂腺、乳腺
- 問4 毛根部をおおう
- 問5 胸管 → 左静脈角（内頚静脈と鎖骨下静脈の合流点）
- 問6 前縦隔
- 問7 咽頭扁桃、口蓋扁桃、舌扁桃
- 問8 血液の濾過、血液の貯留、造血、免疫反応
- 問9 集合リンパ節のこと、おもに回腸壁にある
- 問10 大汗腺（アポクリン汗腺）、小汗腺（エクリン汗腺）
- 問11 リンパ液は血清よりA/G比が高い（グロブリンが少ない）。
- 問12 毛細リンパ管では、基底膜が希薄で、周細胞がない。
- 問13 腹大動脈から出る腹腔動脈の分枝
- 問14 異物（抗原）を認識し、免疫反応を起こし、抗体を産生する。

Chapter 6　栄養の消化と吸収

問1　口蓋はどのような骨から構成されているか
問2　独立した導管を有する大唾液腺にはどのようなものがあるか（3つ）
問3　歯槽にはまり込んでいる歯の3つの区分はなにか
問4　舌の乳頭（4つ）にはどのようなものがあるか
問5　嚥下の3つの過程はなにか（3つ）
問6　肝門から出入りする主なものはなにか
問7　腸間膜をもつ腸はなにか
問8　大腸肛門管壁にある平滑筋と横紋筋はそれぞれなにか
問9　唾液中に含まれる消化酵素はなにか
問10　膵液中に含まれる消化酵素はなにか
問11　胆汁の成分はなにか
問12　小腸の運動の特性（運動方式）を3つ答えなさい
問13　肛門付近の痔帯とはどこをいうのか
問14　肝臓組織の肝細胞索の間の拡大した毛細血管をなんというか

Chapter 7　物質・エネルギー代謝と体温調節

問1　エネルギー代謝とはなにか
問2　同化と異化はどう異なるか
問3　炭水化物（糖質）の種類（分類）
問4　必須アミノ酸はなにか（9つ）
問5　タンパク質の利用用途はなにか（3つ）
問6　脂質にはどのような種類があるか
問7　不感蒸散とはなにか
問8　体熱の放散はどのようしておこなわれるか
問9　体熱の産生部位はどこか
問10　体温の調節部位はどこか
問11　基礎代謝とはなにか
問12　熱中症の原因となるものはなにか
問13　味覚性発汗とはなにか
問14　褐色脂肪組織
問15　体温の日内変動とはなにか

Chapter 8　体液の調節と尿の生成

問1　ネフロン（腎単位）とはなにか
問2　腎機能に関連ある主な2つのホルモンとその働きはなにか
問3　クリアランスとはなにか
問4　尿の比重はいくらか

解 答

Chapter 6
問1　硬口蓋（上顎骨口蓋突起、口蓋骨水平板）と軟口蓋（粘膜、横紋筋）
問2　耳下腺、顎下腺、舌下腺
問3　歯冠、歯頸、歯根
問4　有郭乳頭、葉状乳頭、茸状乳頭、糸状乳頭
問5　口腔相、咽頭相、食道相
問6　固有肝動脈、門脈（入る）、総肝管（出る）
問7　空腸・回腸（小腸）、横行結腸・S状結腸（大腸）
問8　平滑筋─内肛門括約筋、横紋筋─外肛門括約筋
問9　プチアリン
問10　・タンパク分解酵素─トリプシン、キモトリプシン
　　　・脂肪分解酵素─膵リパーゼ
　　　・糖質分解酵素─膵アミラーゼ、マルターゼ、ラクターゼ
問11　アルカリ性液で消化酵素は含まない。胆汁酸、胆汁色素
　　　コレステロール、リン脂質（レシチン）
問12　蠕動運動、分節運動、振子運動
問13　肛門管下端で輪状に隆起した皮膚との境（痔輪）
問14　洞様毛細血管（類洞）

Chapter 7
問1　栄養素の酸化・燃焼により発生したエネルギーの出納
問2　同化：物質を細胞内に取り入れ、新しい物質を合成する
　　　異化：細胞内で物質を分解する
問3　単糖類、二糖類、多糖類
問4　ロイシン、イソロイシン、メチオニン、バリン、リジン
　　　フェニルアラニン、トリプトファン、スレオニン、ヒスチジン
問5　①血漿タンパク質、筋肉タンパク質、ホルモン、酵素、抗体ヘモグロビン、細胞膜の構成、②分解 ATP エネルギー、③グルコース産生
問6　中性脂肪、リン脂質、ステロイド、リポイド物質
問7　絶えず体表面から水分が蒸発していること
問8　放射、対流、伝導、蒸発（全放散量の95%は体表面）
問9　骨格筋（約59%）、肝臓（約22%）、その他（約19%）
問10　視床下部に発熱中枢と放熱中枢がある。
問11　安静時体重1kgあたり1時間に約1kcalの熱を産生すること
問12　体内の熱の蓄積とか、放熱能力を超えた過剰の熱生産
問13　辛味などの味覚刺激によりおこる発汗
問14　ヒト胎児や新生児にみられる褐色脂肪細胞のある熱産生組織
問15　早朝睡眠時：最低体温、朝食後：急激に体温上昇、夕方：最高体温

Chapter 8
問1　腎小体（糸球体と糸球体嚢）＋尿細管
問2　アルドステロン：Na^+と水の吸収、K^+の排出を促進する
　　　抗利尿ホルモン ADH：尿細管・集合管での水の再吸収を刺激する
問3　血中のある物質が毎分何mL清掃されるか、その物質の清掃率のこと
問4　1.012〜1.025

問5　成人（健常人）の1日の尿量はどのくらいか
問6　糸球体濾過量とはなにか
問7　傍糸球体装置の機能はなにか（2つ）
問8　尿の種類にはどのようなものがあるか（4つ）
問9　尿の沈査（遠心分離）にはどのようなものがあるか（5つ）
問10　エリスロポエチンとはなにか
問11　膀胱の出口の部分にある排尿調節の平滑筋をなんというか
問12　アシドーシスとはどういう状態か
問13　レニンとはなにか

Chapter 9　内臓機能の調節

問1　自律神経と密接な関係にある薬物はどのようなものがあるか
問2　壁内腸神経系にはどのようなものがあるか
問3　消化管ホルモンにはどのようなものがあるか
問4　ヒト胎盤から分泌される代表的なホルモンはなにか
問5　概日リズムに従って分泌されるホルモンはなにか
問6　下垂体門脈系とはどんなものか
問7　骨の成長に関係するホルモンはなにか
問8　副腎皮質と副腎髄質のそれぞれからどんなホルモンが分泌されるか
問9　ランゲルハンス島から分泌されるホルモンはなにか（2つ）
問10　松果体ホルモンの名称と働きはなにか
問11　卵巣から分泌される女性ホルモンはなにか（2つ）
問12　卵子形成を促すホルモンはなにか
問13　精子形成を促すホルモンはなにか

Chapter 10　生殖・発生と老化のしくみ

問1　精索は何によって構成されている索状物か
問2　勃起中枢はどこにあるか
問3　陰嚢の壁（皮膚）にある平滑筋をなんというか
問4　男性の付属生殖腺はなにがあるか（3つ）
問5　腟前庭に開くものはなにか
問6　会陰とはどこをいうのか
問7　子宮壁の3層はなにか会陰とはどこをいうか
問8　ダグラス窩とはどこか
問9　乳汁分泌と射乳に関係するホルモンはなにか
問10　胎盤は何によって構成されているか
問11　卵胞期に血中濃度が上昇するホルモンはなにか
問12　生殖細胞をつくるための細胞分裂をなんとよばれるか

解　答

- 問5　約 1.0～1.5 L
- 問6　一定時間（1分間）に糸球体から濾過される尿量
- 問7　①尿細管糸球体フィードバックすなわち過剰な尿生成を防止
　　　②レニンを分泌し、アンギオテンシンⅡを生成し、アルドステロンを介して Na^+ の再吸収、K^+ の排出を促進。循環血液量の増加
- 問8　タンパク尿、血尿、細菌尿、糖尿
- 問9　細胞要素（血球、上皮細胞、精子）、シスチン結晶、チロシン、リン酸塩、シュウ酸カルシウム
- 問10　腎臓皮質尿細管周囲の線維細胞が産生する造血促進物質
- 問11　内尿道括約筋
- 問12　呼吸や代謝の障害による血漿のpHが7.35未満に低下した状態
- 問13　傍糸球体装置から分泌されるタンパク分解酵素で、アンギオテンシンⅠをつくる。血圧の調節に重度な役割を果たす。

Chapter 9
- 問1　アトロピン、フェドリン
- 問2　マイスネル神経叢（粘膜下神経叢）、アウエルバッハ（筋層間神経叢）
- 問3　ガストリン、セクレチン、コレストキニン・パンクレオザイミン
- 問4　ヒト絨毛性ゴナドトロピン（hCG）
- 問5　コルチゾール
- 問6　視床下部からの下垂体静脈が下垂体で再び毛細血管網を形成
- 問7　パラソルモン（上皮小体）、カルシトニン（甲状腺）
- 問8　副腎皮質…電解質コルチコイド（アルドステロン）、糖質コルチコイド（コルチゾール）、副腎アンドロゲン、副腎髄質…アドレナリン、ノルアドレナリン
- 問9　インスリン、グルカゴン
- 問10　名称：メラトニン、働き：性早熟、概日リズムの調整
- 問11　卵胞ホルモン（エストロゲン）、黄体ホルモン（プロゲステロン）
- 問12　卵胞刺激ホルモン（FSH）　→　卵胞成熟・卵子形成
- 問13　男性ホルモン（アンドロゲン）のテストステロン（間細胞から分泌）

Chapter 10
- 問1　血管（精巣動脈・蔓状静脈叢）、神経
- 問2　仙髄（S_1～S_4）
- 問3　肉様膜
- 問4　前立腺、精嚢、尿道球腺
- 問5　外尿道口、腟口、大前庭腺
- 問6　男性では陰嚢の後端、女性では腟前庭の後端から肛門までをいう。
- 問7　子宮内膜、子宮筋層、子宮外膜
- 問8　子宮の後壁と後方の直腸との間（直腸子宮窩）
- 問9　プロラクチン（下垂体前葉）とオキシトシン（下垂体後葉）
- 問10　絨毛膜と脱落膜
- 問11　エストロゲン
- 問12　減数分裂

問 13　排卵後に卵巣から分泌されるホルモンはなにか
問 14　胎児の月齢はどのように数えるか

Chapter 11　神経系
問 1　胎生期の神経管（脳管と脊髄管）から発生するのはなにか
問 2　脳を生理的機能から大きく分類せよ（3つ）
問 3　脳幹とはどこか
問 4　脈絡叢は何で構成されているか
問 5　脳脊髄膜の三層はなにか
問 6　活動電位とはなにか
問 7　神経伝達物質にはどのようなものがあるか
問 8　ベル・マジャンデイーの法則とはなにか
問 9　脊髄円錐は脊柱のどの高さか
問 10　皮膚反射にはどのようなものがあるか（3つ）
問 11　小脳の表層の3つの組織層はなにか
問 12　大脳半球の2つの言語中枢はなにか、またどこにあるか
問 13　大脳基底核にはどのようなものがあるか（3つ）
問 14　三叉神経の3枝はなにか

Chapter 12　感覚器
問 1　眼窩はどのような骨でつくられているか（7つ）
問 2　眼球の眼球軸と視軸との関係はどうか
問 3　前眼房の眼房水を導出する強膜にある洞はなにか
問 4　虹彩の中にある2つ筋肉とその働きはなにか
問 5　2種類の視細胞とその働きはなにか
問 6　白内障と緑内障のそれぞれの原因はなにか
問 7　眼球反射にはどのようなものがあるか（4つ）
問 8　眼振とはなにか
問 9　鼓室には伝音効果を高める筋と、過大な音の伝音効果を調節している筋がある。それぞれなにか。
問 10　ホーン（phon）とはなにか
問 11　味覚を感知する味蕾のある舌乳頭はなにか（3つ）
問 12　関連痛とはなにか
問 13　順応とはどのような現象か
問 14　重力やバランス、回転や加速度はそれぞれどこで感知されるか

解 答

問 13　黄体ホルモン（プロゲステロン）
問 14　最終月経の初日から起算し、4週（28日）をもって1月とし、280日の妊娠期間を10カ月に分ける。

Chapter 11
問 1　脳管からは終脳・間脳・中脳・橋・小脳・延髄、脊髄管からは脊髄
問 2　大脳外套（大脳半球）、脳幹、小脳
問 3　延髄、橋、中脳、間脳の一部を加える
問 4　脈絡組織（軟膜＋上衣細胞層）と血管、結合組織（線維など）
問 5　硬膜、クモ膜、軟膜
問 6　一過性の脱分極の膜電位変化
問 7　アセチルコリン、ノルアドレナリン、ドーパミン、セトロニンなど
問 8　脊髄の前根の線維は運動、後根の線維は知覚に関係すること
問 9　第1腰髄
問 10　腹壁反射、精巣挙筋（挙睾筋）反射、足底反射
問 11　表層より分子層、神経細胞層（プルキンエ細胞層）、顆粒層
問 12　運動性言語中枢（ブローカー中枢）：左半球の外側溝の前方
　　　感覚性言語中枢（ウェルニッケ中枢）：後方1/3の領域
問 13　尾状核、レンズ核、扁桃体
問 14　眼神経、上顎神経、下顎神経

Chapter 12
問 1　前頭骨、頬骨、蝶形骨、上顎骨、篩骨、口蓋骨、涙骨
問 2　眼球軸は視軸より外側に約5°ずれている。
問 3　強膜静脈洞
問 4　瞳孔括約筋は縮瞳に働く、瞳孔散大筋は散瞳に働く
問 5　桿状体は光を感知する、錐状体は異なる色を識別する
問 6　白内障：水晶体の混濁、緑内障：眼房水の貯留による眼圧の上昇
問 7　対光反射、輻輳反射、瞬目反射、角膜反射
問 8　眼球のすみやかな周期的動揺
問 9　伝音効果を高める筋：アブミ骨筋、調節する筋：鼓膜張筋
問 10　主観的音量レベル（音の大きさ）を表す単位
問 11　有郭乳頭、葉状乳頭、茸状乳頭
問 12　内臓痛が皮膚に投射されたために起こる皮膚に局在する痛み
問 13　一定の感覚刺激を与えられているとき、時間の経過とともに感覚が弱くなったり、消失したりする現象
問 14　重力バランスは内耳の前庭にある卵形嚢・球形嚢で感知される。回転や加速度は膜半規管の膨大部稜で感知される。

索引

《欧文》

ADP（アデノシン二リン酸）　5
ATP（アデノシン三リン酸）　5
DNA（デオキシリボ核酸）　2
GFR（糸球体濾過量）　141
RNA（リボ核酸）　2
TCA 回路　43

《和文》

〈あ行〉

アウエルバッハ神経叢　109
アクチン　15
亜脱臼　32
圧覚　227
アデノイド（腺様増殖）　47, 96
アブミ骨　217
アブミ骨筋　217
アポクリン汗腺　84, 222
アルドステロン　147
アレルギー　99
アンドロゲン　164
胃　108
異化　5
閾値　186
胃小窩　108
胃底腺　108
陰茎　168
陰茎海綿体　171
インスリン　165
咽頭　47
咽頭扁桃　47, 95
陰嚢　168
インパルス　16
陰部神経　212
ウイリス動脈輪（大脳動脈輪）　72
うつ熱　136
運動性言語中枢（ブローカー中枢）　199
永久歯　204
栄養血管　75
会厭　177
腋窩　37
エクソサイトーシス　6
エクリン汗腺　84

エストロゲン　164
エナメル質　104
エリスロポエチン　148
遠位尿細管　141
嚥下　106
遠視眼　225
延髄　194
エンドサイトーシス　6
横隔神経　52
横隔膜　34
横舌筋　103
黄斑　221
オトガイ舌筋　103
温覚　227
温熱性発汗　132

〈か行〉

外肛門括約筋　113
概日リズム（サーカディアンリズム）　156, 202
回腸　110
外腸骨動脈　67
外転神経　209
解糖　127
海馬　203
外皮（協同被蓋）　80
外分泌部　121
外膜　106
海綿質　12
下丘　195
蝸牛　218
蝸牛窓　217
角化　80
顎下腺　103
顎関節　30
拡散　7
核酸　5
核小体　2
角膜　220
下垂体　158
ガストリン　109
下腸間膜静脈　69
滑液嚢胞　23
滑液包　22
滑車　22
滑車神経　208
活動電位　186
下鼻道　223
カルシトニン　13
肝円索　116
眼球　219
感覚性言語中枢（ウェルニッケ中枢）　199
肝鎌状間膜　116
眼球血管膜　220
眼球軸　220
眼球線維膜　220
眼瞼下垂　222
冠状静脈　63
桿状体　221
冠状動脈　63
眼振　219
幹神経節　150
関節　24
関節円板　24
関節窩　24
関節腔　24
関節頭　24
関節軟骨　24
関節半月　24
肝臓　116
環椎　26
間脳　194
顔面神経　209
肝門　116
肝門脈　69
関連痛　226
気管　50
気管支　50
気管軟骨　50
気胸　51
起始　20
奇静脈　69
キヌタ骨　217
機能血管　75
機能的終動脈　75
ギャップ結合　7
球形嚢　218
嗅細胞　215
臼歯腺　103
弓状動脈　140
嗅上皮　215
嗅神経　208
求心性神経　184
嗅腺　215
橋　194
胸郭　33
胸管（左リンパ本幹）　85
胸腔　19
胸神経　212
胸腺　90
頬腺　103
強膜　220
胸膜　10

索引

胸膜腔　51
強膜静脈洞　221
近位尿細管　141
筋原線維　15
筋細胞　15
近視眼　225
筋性動脈　74
筋組織　15
筋頭　20
筋尾　20
筋腹　22
空腸　110
クッパー細胞　117
クモ膜　190
クモ膜槽　190
クリアランス　141
グリコーゲン　5
グリソン鞘　116
グルカゴン　165
グルコース　5, 126
頚神経叢　211
頚動脈小体　53
茎突舌筋　103
頚膨大部　192
血圧　76
血液凝固　56
血管粘性　76
月経（初潮）　180
結合組織　10
結合組織性骨化　13
結合組織性膜　12
血漿　55
血清　55
結腸　112
結腸間膜　123
結腸ヒモ　112
血餅　55
解熱　134
ケラチン　80
腱索　62
腱鞘　22
腱鞘炎　23
減数分裂　8, 169
瞼板　222
構音　49
口蓋垂　102
口蓋腺　102
口蓋帆　102
口蓋扁桃　95
交感神経系　150
交換血管　75
口腔　102

広頚筋　29
硬口蓋　102
虹彩　220
拘縮　42
甲状腺　160
口唇腺　103
梗塞　74
高体温　136
硬直　42
喉頭　47
喉頭蓋　47
後腹筋　35
硬膜　190
硬膜静脈洞　73, 190
肛門　112
肛門管　113
肛門挙筋　113
肛門周囲腺　113
抗利尿剤　145
黒質　195
骨格筋線維　15
骨芽細胞　13
骨髄　12
骨層板　12
骨組織　12
骨粗鬆症　14, 181
骨軟化　14
骨迷路　218
鼓膜　216
鼓膜張筋　217
コラーゲン　80
ゴルジ装置　3

〈さ行〉

臍静脈　66, 179
臍帯　178
臍動脈　66, 179
臍ヘルニア　35
細胞骨格　3
細胞周期　8
細胞膜　6
臍輪　35
サーカディアンリズム（概日リズム）　156, 202
鎖骨下動脈　85
坐骨神経　212
三叉神経　209
産熱　135
耳下腺　103
耳管　217
色素上皮　221
色調　224

子宮　176
子宮外膜　176
子宮筋層　176
四丘体　195
糸球体　140
糸球体嚢　140
糸球体濾過量（GFR）　141
子宮内膜　176
軸椎　27
視交叉　205
篩骨洞　46
歯根膜　104
視細胞　221
視軸　220
脂質　5
歯周組織　104
思春期　180
視床　196
視床下部　196
視床下部ホルモン　159
視神経　208, 221
視神経円板　221
歯髄　104
耳石　205, 219
視線　224
歯槽骨　104
歯槽動脈　105
歯槽突起　104
舌　103
痔帯　113
歯痛　105
シナプス　16
歯肉　104
脂肪摂取細胞　117
射精　172
シャーピー線維　104
縦隔　51
集合リンパ節（パイエル板）　96
終糸　193
縦舌筋　103
終動脈　74
十二指腸　110
手根管　23
種子骨　22
樹状突起　16
受動輸送　7
受容体　6
シュワン細胞　16
順応　225
上衣細胞　16, 191
上顎洞　46

松果体　164
上丘　195
上行大動脈　66
常染色体　8
小泉門　26
上大静脈　68
小腸　110
上腸間膜静脈　69
小脳　197
小脳延髄槽　190
小脳横裂　198
小脳半球　194
上皮小体　161
上皮性膜　12
上皮組織　10
小胞体　2
漿膜　10, 123
漿膜性心膜　62
静脈角　85
静脈管索　116
小網　108, 122
小葉間胆管　117
小弯　108
食道腺　106
食道噴門腺　106
初潮（月経）　180
触覚　227
自律神経　184
自律神経系　150
心外膜　62
心筋梗塞　75
心筋線維　15
心筋層　62
神経核　185
深頸筋　29
神経筋接合部　41
神経膠細胞　16
神経細胞　15
神経終板　41
神経終末　227
神経節　184
神経線維　16
神経組織　15
神経頭蓋　26
神経突起　16
神経内分泌　7
腎梗塞　75
腎小体　140
心尖　62
靱帯結合　24
腎単位　140
心底　62

心電図　65
浸透　7
深頭筋　29
腎動脈　140
心内膜　62
心嚢　62
深背筋　35
心拍出量　63
心拍数　63
腎盤　139
真皮　80
真皮乳頭　80
心膜　62
髄鞘　187
錐状体　221
膵臓　120
錐体交叉　207
錐体路　207
垂直舌筋　103
膵島　165
滑り説　41
精液　169
精管　168
精索　171
精子　168
精子形成　169
静止電位　186
精神性発汗　132
性染色体　8
精巣　168
精巣挙筋膜　171
精巣上体　168
声帯　48
声帯筋　48
声帯靱帯　48
声帯ヒダ　48
成長ホルモン　13
正中仙骨動脈　67
精囊　168
声門裂　48
生理活性物質　147
脊髄　192
脊髄円錐　192
脊髄神経節　23
脊髄神経叢　210
脊柱管　19
脊柱起立筋　35
赤緑色覚異常　224
舌咽神経　209
舌下神経　209
舌下腺　103
赤血球　57

舌骨下筋　29
舌骨上筋　29
舌骨舌筋　103
節後ニューロン　151
舌腺　103
節前ニューロン　151
舌扁桃　95
セメント質　104
セルトリ細胞　169
セロトニン　194
線維性結合　24
線維性心膜　62
線維素原（フィブリノーゲン）　55
浅頸筋　29
前障　201
前庭　218
前庭窓　217
前庭ヒダ　48
蠕動　114
浅頭筋　29
前頭洞　46
前頭連合野　199, 204
浅背筋　35
前腹筋　35
腺様増殖（アデノイド）　47, 96
前立腺　168
象牙芽細胞　104
象牙細管　105
造血幹細胞　55
造血成長因子　148
総腸骨動脈　67
側頭連合野　199
側腹筋　35
側副循環路　70, 74
咀嚼　30
咀嚼筋　30
ソマトスタチン　165

〈た行〉
体温調節中枢　134
体幹　18
体腔　19
体肢　18
代謝水　146
大十二指腸乳頭　110
体循環　66
体性神経　184
大前庭腺（バルトリン腺）　177
大泉門　26

241

大腿神経　212
大動脈弓　66
大動脈小体　53
大内臓神経　109
大脳外套（大脳半球）　185
大脳基底核　201
大脳脚　195
大脳縦裂　198
大脳動脈輪（ウイリス動脈輪）　72
胎盤　178
大網　108
大弯　108, 122
唾液　103
唾液アミラーゼ　103
唾液腺　103
ダグラス窩（直腸子宮窩）　176
脱臼　31
脱分極　186
田原結節（房室結節）　64
単収縮　42
短掌筋　29
炭水化物　126
弾性血管　75
弾性動脈　74
胆嚢　119
胆嚢管　119
タンパク質　5
置換骨　13
蓄尿反射　145
腟　173
腟前庭　177
緻密質　12
肘窩　37
中隔欠損　62
中心小体　3
中心リンパ管　110
中心窩　220
虫垂　97
虫垂間膜　123
中枢神経系　184
中脳　194
聴覚野　205
腸間膜　123
腸間膜根　111
蝶形骨洞　46
腸重積症　112
腸絨毛　111
跳躍伝導　187
腸リンパ本幹　86
直腸　112

直腸横ヒダ　113
直腸子宮窩（ダグラス窩）　176
鎮痛　228
椎骨動脈　72
痛覚　227
突き指　32
ツチ骨　217
爪　83
抵抗血管　75
停止　20
釘植　24
低体温　136
デイッセ腔　117
デオキシリボ核酸（DNA）　2
同化　5
頭蓋冠　26
頭蓋底　26
頭蓋腔　19
動眼神経　208
瞳孔　221
瞳孔括約筋　221
瞳孔散大筋　221
糖質　5
等尺性収縮　41
等張性収縮　41
頭頂連合野　199
洞房結節　64
洞様毛細血管　117
トライツ靱帯　110

〈な行〉
内頚静脈　73, 85
内頚動脈　72
内肛門括約筋　113
内耳神経　209
内臓頭蓋　26
内腸骨動脈　67
内尿道括約筋（膀胱括約筋）　143
内皮　10
内分泌　153
内分泌部　121
軟口蓋　102
軟骨基質　12
軟骨細胞　12
軟骨性結合　24
軟骨性骨化　13
軟膜　190
肉様膜　171
二次成長　180

乳歯　104
乳頭筋　62
乳ビ槽　86
乳房　84
ニューロン　16
尿道海綿体　171
尿道括約筋（外尿道括約筋）　144
尿道球腺　168
ネフロン　140
捻挫　32
粘膜　10
脳　184
脳幹　194
脳梗塞　75
脳室　191
能動輸送　7
ノンレム睡眠　202

〈は行〉
肺　50
パイエル板　96
バイオリズム　156
肺胸膜　50
肺循環　66
排尿痛　145
排尿反射　144
排便　115
肺胞　50
排卵　174
白質　184
白線　35
白内障　222
破骨細胞　13
破水　179
白血球　58
発声　48
発熱　134
馬尾　193
パラガングリオン　163
パラソルモン　13
反回神経　49
半規管　218
半奇静脈　69
皮下組織　81
皮筋　29
鼻腔　46
鼻甲介静脈叢　46
皮脂腺　84
皮質延髄路　207
皮質脊髄路　207
尾状核　201

索引

ヒス束（房室束）　64
ヒスタミン　228
脾臓　93
ビタミン　130
ビタミンA　226
ビタミンD　13
左総頸動脈　66
左鎖骨下動脈　66
左リンパ本幹（胸管）　85
ヒト絨毛性ゴナドトロピン　164
泌尿器　138
鼻粘膜　46
皮膚　80
皮膚紋理　81
肥満細胞　228
病原性微生物　98
表情筋　29
標的器官　154
表皮　80
表面活性物質　52
鼻涙管　223
ファーテル・パチニ層板小体　41
フィードバック　156
フィブリノーゲン（線維素原）　55
フィブリン　55
不応期　187
付加骨　13
腹腔　122
副交感神経系　150
副細胞　109
副腎　162
副神経　209
副鼻腔　46
腹膜　122
腹膜腔　122
腹膜後器官　138
不整脈　65
不飽和脂肪酸　129
プルキンエ細胞層　197
プルキンエ線維　64
プルキンエの現象　224
噴門　108
噴門腺　108
平滑筋線維　15
平衡砂　205
閉鎖神経　212
壁細胞　109

ペースメーカー　64
ペプシノゲン　108
ペプシン　109
ヘマトクリット値　55
ヘモグロビン　53
ヘルマン線（輪状線）　113
ヘレンループ　141
扁桃　95
縫合　24
膀胱括約筋（内尿道括約筋）　143
傍糸球体装置　140
房室結節（田原結節）　64
房室束（ヒス束）　64
放熱　135
傍分泌　7
飽和脂肪酸　129
勃起　172
骨の増厚　13
骨の増長　13
ホーン　219

〈ま行〉

マイスネル神経叢　109
末梢神経系　184
ミオシン　15
味覚性発汗　132
ミトコンドリア　3
ミネラル　130
脈拍　65
脈絡叢　191
脈絡膜　221
味蕾　214
無糸分裂　8
無尿　145
迷走神経　209
メッケル憩室　111
メラトニン　202
毛帯交叉　194
盲腸　112
網膜　221
毛様体　220
毛様体筋　221
毛様体小帯　221
毛様体突起　221
門脈　69

〈や行〉

夜盲症　226
有糸分裂　8

幽門　108
幽門括約筋　108
幽門管　108
幽門腺　108
幽門前庭（幽門洞）　108
輸送体　6
腰神経　212
腰椎穿刺　193
腰膀大部　192
容量血管　75

〈ら行〉

ライディッヒ間細胞　169
ラセン器　218
卵円窩　62
卵円孔　62
卵管　175
卵管膨大部　170
卵形嚢　218
ランゲルハンス島　165
乱視眼　225
卵巣　173
ランビイエの紋輪　187
リソソーム　3
リパーゼ　129
リボ核酸（RNA）　2
リボソーム　2
菱形窩　191
菱脳　195
緑内障　221
輪状線（ヘルマン線）　113
輪状ヒダ　111
リンパ節　92
涙小管　223
涙腺　223
涙点　223
涙嚢　223
冷覚　227
レニン　147
レム睡眠　202
レンズ核　201
老眼　225
濾過　7
肋間神経　210
ロドプシン　221, 226

〈わ行〉

腕神経叢　211
腕頭静脈　68
腕頭動脈　66

243

著者紹介

加藤　征治（かとう　せいじ）

1942年生まれ。山口大学文理学部理学科卒、医学博士。
専門は解剖学、組織学、リンパ学、人間生物学。
主な研究テーマ：「リンパ・免疫系の形態科学」
現在：大分大学名誉教授、放送大学大分学習センター　客員教授
　　　大分大学・大分県立芸術文化短期大学（非常勤講師）
　　　学校法人後藤学園藤華医療技術専門学校学校長

NDC 491　　255 p　　21cm

休み時間シリーズ
休み時間の解剖生理学

2010年4月10日　第1刷発行

著　者　　加藤　征治（かとう　せいじ）
発行者　　鈴木　哲
発行所　　株式会社　講談社
　　　　　〒112-8001　東京都文京区音羽2-12-21
　　　　　　　販売部　（03）5395-3622
　　　　　　　業務部　（03）5395-3615
編　集　　株式会社　講談社サイエンティフィク
　　　　　代表　柳田和哉
　　　　　〒162-0814　東京都新宿区新小川町9-25　日商ビル
　　　　　　　編集部　（03）3235-3701
印刷所　　株式会社双文社印刷
製本所　　株式会社国宝社

落丁本・乱丁本は，購入書店名を明記のうえ，講談社業務部宛にお送り下さい．
送料小社負担にてお取替えします．なお，この本の内容についてのお問い合わせは講談社サイエンティフィク編集部宛にお願いいたします．
定価はカバーに表示してあります．
© Seiji Kato, 2010

JCOPY　〈(社)出版者著作権管理機構　委託出版物〉

本書の無断複写は著作権法上での例外を除き禁じられています．複写される場合は，その都度事前に(社)出版者著作権管理機構（電話 03-3513-6969，FAX 03-3513-6979，e-mail : info@jcopy.or.jp）の許諾を得て下さい．

Printed in Japan
ISBN 978-4-06-155711-6